高等卫生职业教育护理专业“双证书”
人才培养纸数融合系列教材
供护理、助产等专业使用

附数字资源增值服务

护理心理学

HULI XINLIXUE

主　编　刘端海　洪珍兰

副主编　赵　洁　鲁婕音　戴小诗

编　委　（以姓氏笔画为序）

任银萍　中国人民解放军总医院第八医学中心
刘端海　枣庄科技职业学院
张　胜　山西老区职业技术学院
赵　洁　枣庄科技职业学院
洪珍兰　山西老区职业技术学院
姚艳绒　太原市中医医院
鲁婕音　湖北职业技术学院
戴小诗　上海思博职业技术学院

華中科技大學出版社
http://www.hustp.com
中国 · 武汉

内容简介

本书是高等卫生职业教育护理专业“双证书”人才培养纸数融合系列教材。

本书有九章内容，包括绪论、心理学基础、心理应激与心身疾病、心理评估、心理干预、心理护理、患者心理及护理、护士心理健康的维护与促进、实训。

本书可供护理、助产等专业使用。

图书在版编目(CIP)数据

护理心理学/刘端海，洪珍兰主编. —武汉：华中科技大学出版社，2020.6
ISBN 978-7-5680-6269-5

Ⅰ. ①护…　Ⅱ. ①刘…　②洪…　Ⅲ. ①护理学-医学心理学-高等职业教育-教材　Ⅳ. ①R471

中国版本图书馆 CIP 数据核字(2020)第 100122 号

护理心理学　　　　刘端海　洪珍兰　主编
Huli Xinlixue

策划编辑：居　颖
责任编辑：郭逸贤
封面设计：刘　婷
责任校对：曾　婷
责任监印：周治超
出版发行：华中科技大学出版社(中国·武汉)　　电话：(027)81321913
　　　　　武汉市东湖新技术开发区华工科技园　　邮编：430223
录　　排：华中科技大学惠友文印中心
印　　刷：武汉市籍缘印刷厂
开　　本：889mm×1194mm　1/16
印　　张：12
字　　数：372 千字
版　　次：2020 年 6 月第 1 版第 1 次印刷
定　　价：39.80 元

华中出版

高等卫生职业教育护理专业“双证书”人才培养纸数融合系列教材

编委会

网络增值服务使用说明

欢迎使用华中科技大学出版社医学资源网

1.教师使用流程

（1）登录网址：http://yixue.hustp.com（注册时请选择教师用户）

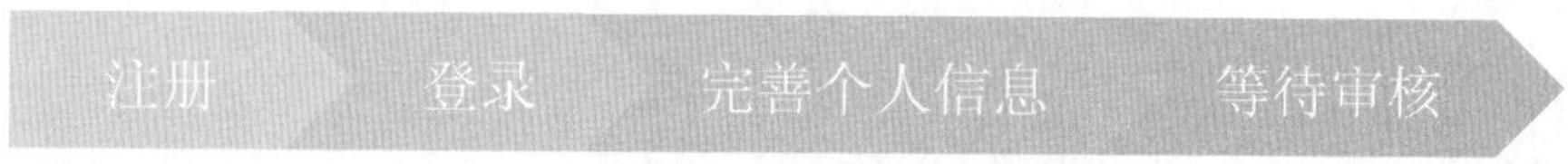

（2）审核通过后，您可以在网站使用以下功能：

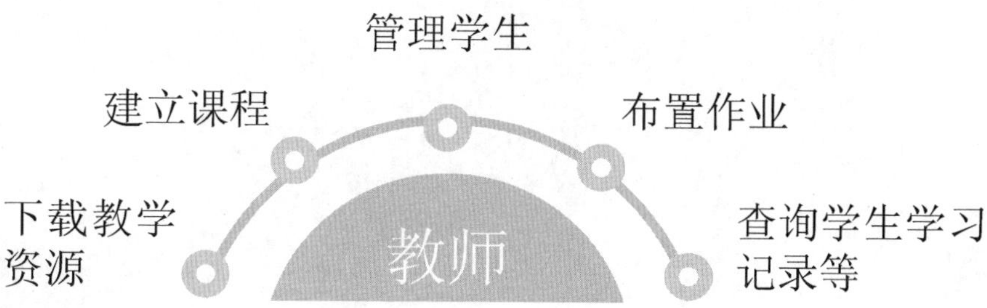

2.学员使用流程

建议学员在PC端完成注册、登录、完善个人信息的操作。

（1） PC端学员操作步骤

①登录网址：http://yixue.hustp.com（注册时请选择普通用户）

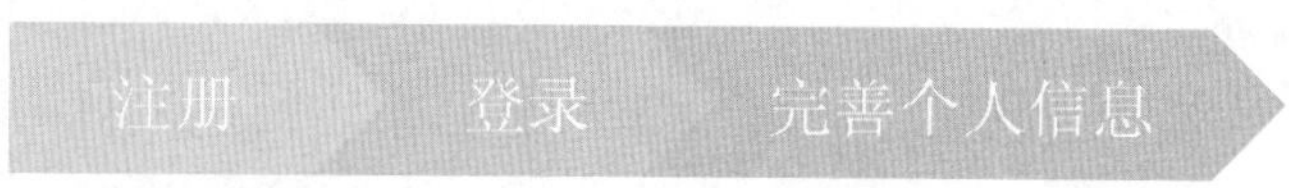

② 查看课程资源

如有学习码，请在个人中心-学习码验证中先验证，再进行操作。

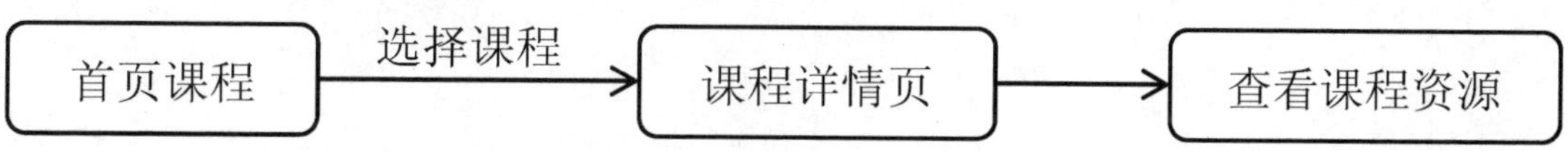

（2） 手机端扫码操作步骤

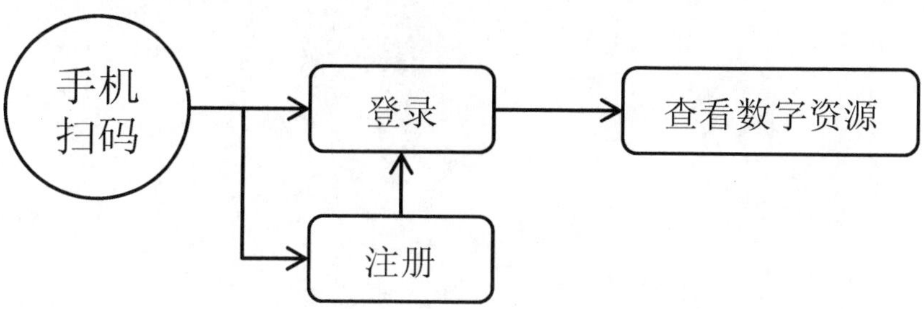

网络增值服务使用说明

总　序

Introduction

近年来，我国将发展职业教育作为重要的国家战略之一，高等职业教育已成为高等教育的重要组成部分，与此同时，作为高等职业教育重要组成部分的高等卫生职业教育的发展也取得了巨大成就，为国家输送了大批高素质技能型、应用型医疗卫生人才。截至 2016 年，我国开设护理专业的高职高专院校已达 400 余所，年招生规模近 20 万人，在校生近 65 万人。

医药卫生体制的改革要求高等卫生职业教育也应顺应形势、调整目标，根据医学发展整体化的趋势，医疗卫生系统需要全方位、多层次、各种专业的医学专门人才。护理专业与临床医学专业互为羽翼，在维护人民群众身体健康、提高生存质量等方面起到了不可替代的作用。当前，我国正处于经济社会发展的关键阶段，护理专业已列入国家紧缺人才专业，根据国家相关机构颁布的《"健康中国 2030"规划纲要》《关于深化医教协同进一步推进医学教育改革与发展的意见》《全国护理事业发展规划(2016—2020年)》等一系列重要文件，到 2020 年我国对护士的需求将增加至约 445 万人，到 2030 年我国对护士的需求将增加至约 681 万人，平均每年净增加 23.6 万人，这为护理专业的毕业生提供了广阔的就业空间，也对高等卫生职业教育如何进行高素质技能型护理人才的培养提出了新的要求。

教育部《关于全面提高高等职业教育教学质量的若干意见》中明确指出，高等职业教育必须"以服务为宗旨，以就业为导向"。《中共中央国务院关于深化教育改革全面推进素质教育的决定》中再次强调"在全社会实行学业证书、职业资格证书并重的制度"。上述文件均为新时期我国职业教育的发展提供了具有战略意义的指导意见。为了全面落实职业教育规划纲要，更好地服务于高等医学职业教育教学，创新编写模式，服务"健康中国"对高素质创新技能型人才培养的需求，变"学科研究"为"学科应用与职业能力需求对接"。2018 年 8 月在全国卫生职业教育教学指导委员会专家和部分高职高专院校领导的指导下，华中科技大学出版社组织全国 30 余所高等卫生职业院校的近 200 位老师编写了本套高等卫生职业教育护理专业"双证书"人才培养纸数融合系列教材。

本套教材充分体现新一轮教学计划的特色，强调以就业为导向、以能力为本位、贴近学生的原则，体现教材的"三基"(基本理论、基本知识、基本实践技能)及"五性"(思想性、科学性、先进性、启发性和适用性)要求，着重突出以下编写特点。

(1) 紧跟教改，接轨"双证书"制度。紧跟教育部教学改革步伐，引领职业教育教材发展趋势，注重学业证书和执业资格证书相结合，紧密围绕执业资格标准和工作岗位需要，提升学生的就业竞争力。

(2) 创新模式，理念先进。创新教材编写体例和内容编写模式，迎合高职高专学生思维活跃的特点，体现"工学结合"特色。教材的编写以纵向深入和横向宽广为原则，突出课程的综合性，淡化学科界限，对课程采取精简、融合、重组、增设等方式进行优化，同时结合各学科特点，加强对学生人文素质的培养。

(3) 优化课程体系，注重能力培养。内容体系整体优化，注重相关教材内容的联系和衔接，避免遗漏和不必要的重复；重视培养学生的创新、获取信息及终身学习的能力，实现高职教材的有机衔接与过渡作用，为中高衔接、高本衔接的贯通人才培养通道做好准备。

(4) 紧扣大纲，直通护考。密切结合最新的护理专业课程标准，紧扣教育部制定的高等卫生职业教育教学大纲和最新护士执业资格考试大纲，随章节配套习题，全面覆盖知识点与考点，有效提高护士执业资格考试通过率。

(5) 全套教材采用全新编写模式，以扫描二维码形式帮助老师及学生在移动终端共享优质配套网络资源，使用华中科技大学出版社提供的数字化平台，将移动互联、网络增值、慕课等新的教学理念和教学技术、学习方式融入教材建设中，全面体现"以学生为中心"的教材开发理念。

这套教材作为秉承"双证书"人才培养编写理念的护理专业教材，得到了各学校的大力支持与高度关注，它将为新时期高等卫生职业教育护理专业的课程体系改革做出应有的贡献。我们衷心希望这套教材能在相关课程的教学中发挥积极作用，并得到读者的青睐。我们也相信这套教材在使用过程中，通过教学实践的检验和实际问题的解决，能不断得到改进、完善和提高。

高等卫生职业教育护理专业"双证书"人才培养
纸数融合系列教材编写委员会

前言

Preface

随着医学模式由生物医学模式向生物-心理-社会医学模式的转变及系统化整体护理模式的普及，护理工作者越来越重视将心理学理论知识和实用技术运用在临床实践中，满足患者治疗和康复的需求，因此，护理心理学是护理专业学生必修的课程之一。

本书编写围绕高职护理专业人才的培养目标，把握内容的深度、广度和侧重点，突出高职护理专业的特点，以"岗位需求和执业资格考试"为原则遴选教材的组成元素。在编写过程中，以现代医学观和整体化护理思想为指导，在教材的编写中体现"工学结合""工作过程导向"的思路，适应"1+X"证书实施和模块化课程建设，按护理工作的实际需要补其所需，力求体现"以健康为中心"的特征，充分体现任务驱动与目标导向，重在提升学生解决临床实际问题的能力。全书由九章构成，主要内容包括心理学基础、心理应激与心身疾病、心理评估、心理干预、心理护理、患者心理及护理、护士心理健康的维护与促进、实验。

本书结合护理专业特点，在每章之前列出学习目标，每章之后增设小结、能力检测、案例分析、实践活动等环节，章节中穿插知识链接拓宽学生视野，插入图表使教学更具直观性，让学生在多种学习形式中更好地掌握知识，并运用于临床实际。本书利用现代科技手段，增加声像图文等传播载体，为教学者灵活开放组织教学和学习者课内外无缝对接学习提供便捷路径。

在本书编写过程中，各位编者竭尽全力将自己的教学、临床护理经验及成果凝练成文字，奉献出来，在此表示诚挚的感谢。由于编者学识水平和编写能力、编写经验有限，恳请护理界学者同仁和读者在使用中多提宝贵意见，对其中的缺点和错误随时加以指正，以便再版时改进。感谢华中科技大学出版社为我们编委提供的机会和各种支持。本书参阅了国内外学者的著作，在此向相关作者表示感谢。

主　编

目录

MULU

第一章　绪　论

学习目标

掌握：心理学、护理心理学的概念、研究的内容和方法。
熟悉：护理心理学与心理护理的关系，医学模式转变与护理心理发展内容。
了解：学习护理心理学的意义。

本章 PPT

第一节　护理心理学概述

案例导入

李某，女，67 岁，退休工人，高血压服药已十多年。最近一个月来，反复出现不规则的右上腹及右后背部疼痛，门诊 B 超检查发现左肺区有一占位性病变而入院，入院后经过 CT 等多项检查，最后确诊为晚期肺癌。当患者得知这一诊断结果时，情绪非常激动，又哭又闹，自行拔下输液针头，说即使治疗也没用了……

问题：

如果你是这位患者的主管护士，遇此情形你如何处理？

一、护理心理学的概念

护理心理学(nursing psychology)是护理学与心理学相结合而形成的一门交叉科学，它既是医学心理学中的一个分支，又是护理学的重要组成部分，护理心理学是研究护理人员和护理对象在护理情境下的心理现象及其心理活动的规律、特点，以解决护理实施中的心理问题，实施最佳护理的一门学科。

二、护理心理学的研究内容

(一) 护理心理学的研究对象

护理心理学是指从护理情境与个体相互作用的观点出发，研究在护理情境这个特定的社会生活条件下个体心理活动发生、发展及其变化规律的学科。此定义中所指的“个体”，即护理心理学的研究对象，包括护理对象和护理人员两个方面。护理对象包括患者、亚健康状态的人和健康人。护理心理学既要研究在护理情境下“患者”个体心理活动的规律，又要研究“护士”个体心理活动的规律，二者不可偏废。

(二) 护理心理学的研究任务

护理心理学是把心理学的基本理论和技术运用于临床护理，指导护士依据患者的心理活动规律做

Note

好心理护理工作。为实现这一任务，护理心理学必须深入研究以下内容。

护理心理学的形成与发展，是与护理工作的不断进步分不开的。随着护士教育的发展与医院临床护理工作水平的提高，一向被认为是一门技艺的护理工作逐步形成了一门学科，工作的内容也由单纯的生活照料发展为既包括专科护理又重视心理关爱，成了医疗系统中必不可少的组成部分。一百多年前，护理学的先驱——弗罗伦斯·南丁格尔(1820—1910)说过：护理工作的对象，不是冷冰冰的石块、木头和纸片，而是有热血和生命的人类。护理科学涉及很多学科的知识和技术。心理学的理论和技术是它的核心部分。护理心理学的任务是把心理学的基本理论和技术运用于临床护理，指导医护人员根据患者的心理活动规律做好心理护理。为实现这一任务，护理心理学必须深入研究如下四个方面的内容。

1. 研究生物-心理-社会医学模式下心理学在护理工作中的应用 随着医学模式由生物医学模式向生物-心理-社会医学模式的转变，医学界对患者的认识亦发生了深刻的变化，在重视躯体因素的同时转向重视患者的心理创伤和反应，由着眼生物学因素分析转向重视社会因素的作用。作为护理人员必须转变护理观念，从"以疾病为中心"到"以患者为中心"，形成整体护理观，将患者视为一个受环境、社会、家庭、生理和心理等全方位影响的个体，深入理解心理在护理工作中的价值与意义。将心理关爱贯穿到护理工作的始终，从患者入院即开始建立良好的护患关系，研究在患者接受服务的整个医疗护理过程中如何将人性关怀落到实处。从挂号、候诊，经由问诊、化验、透视等检查，到医生诊断、确定治疗方案，以及本人遵守医嘱接受治疗，都应加强健康新理念的宣教，使患者改变对自己疾病的看法。

2. 研究患者的心理活动特点 深入研究各类不同年龄阶段、不同疾病及不同性别患者的一般心理活动规律和特殊的心理表现，并依据其心理需要，采取恰当措施，实施最佳心理护理是护理心理学需要研究的一项主要内容。这是一项复杂而又繁重的任务。正如南丁格尔所说：人是各种各样的，由于社会职业、地位、民族、信仰、生活习惯和文化程度不同，所得的疾病与病情也不同，要使千差万别的人都能达到治疗或康复所需要的最佳身心状态，本身就是一项最精细的艺术。

3. 研究干预患者心理活动的理论与技术 护理心理学不仅要研究患者的心理活动规律，还要在此基础上进一步研究干预患者心理活动的理论与技术，例如，权威性的劝说和解释可以改变患者的认知方式；感人肺腑的温暖和热情可以转变患者的情绪状态；热情的鼓励和支持可以使患者焕发斗志，振作精神；巧妙的积极暗示又可以使患者按照医护人员的意志行事，类似这些干预患者心理活动的理论和技术的研究，是护理心理学的又一项十分重要的任务。

知识链接

弗罗伦斯·南丁格尔生平简介

弗罗伦斯·南丁格尔，1820 年 5 月 12 日出生在英国显赫名门贵族的家庭里。她性情温和、心地善良，乐于救助病痛者、帮助邻里。

1851 年，她毅然冲破家庭阻拦和贵族阶层的讥讽，参加了为期四个月护理与伦理学的课程短训班。从此，她作为一名强者在自己理想的道路上开拓着护理工作。1853 年她被聘为英国妇女医院院长。当年克里米亚战争爆发，她立即率领 38 名护士奔赴战地医院进行救护工作，伤员死亡率由 50%下降到 2.2%，被战士们誉为"提灯女神"。1858 年，她写了《医院札记》，1859 年又写了《护理的艺术》，1860 年在英国的圣托马斯医院创办了世界上第一所护士学校，于 1910 年 8 月病逝。为永远纪念她的光辉业绩，红十字国际委员会决定每 2 年颁发一次南丁格尔奖章，以鼓励广大护士热爱护理事业。1912 年，国际护士理事会决定以南丁格尔的生日 5 月 12 日为国际护士节。

4. 研究医护人员应具备的职业心理素质 护士的态度、言行都会直接或间接地影响患者病情的发展。这就要求护士通过护理工作成为一名心理治疗工作者。要做好这项工作，医护人员必须具备一系列良好的职业心理素质即角色人格，比如，对患者要有同情心，尊敬和体贴他们；在工作中要有良好的情绪调节与自控能力；对患者的需求要认真对待，尽量给予满足；在工作中要表现出高度的责任心和精湛

Note

娴熟的医疗护理技术，以增强患者的安全感。医护人员的言谈举止、仪表修饰都应十分讲究，以“白衣天使”的崇高形象，帮助患者在心理上增强战胜疾病的信心和力量。

三、护理心理学的基本研究方法

（一）观察法

观察法是指研究者根据一定的研究目的、研究提纲或观察表，用自己的感官和辅助工具去直接观察被研究对象，从而获得资料的一种方法。科学的观察具有目的性和计划性、系统性和可重复性。常见的观察方法有核对清单法、级别量表法、记叙性描述。观察一般利用眼睛、耳朵等感觉器官去感知观察对象。由于人的感觉器官具有一定的局限性，观察者往往要借助各种现代化的仪器和手段，如照相机、录音机、显微录像机等来辅助观察。

观察法有自然观察法和实验室观察法两种。自然观察法指在自然条件下不向被研究者提问的情况下调研人员对被研究者的行为、反应、感受、特征进行观察记录的一种方法。实验观察法是指人为地改变某些条件、有目的地引发某些行为，以便更好地观察记录研究对象的行为表现。这种方法实际上就是实验法。

观察法得到的资料比较真实、生动，能捕捉到正在发生的现象；但受时间、精力等因素限制，不宜进行大面积观察，且观察结果受观察者本人影响较大。

（二）实验法

实验法是指有目的地控制一定的条件或创设一定的情境，以引起被试者的某些心理活动，并对该活动进行研究的一种方法。实验法包括实验室实验法和自然实验法。

1. 实验室实验法 这是指在实验室内利用一定的设施，控制一定的条件，并借助专门的实验仪器进行研究的一种方法。探索自变量和因变量之间的关系的一种方法。

实验室实验法，便于严格控制各种因素，并通过专门仪器进行测试和记录实验数据，一般具有较高的信度。通常多用于研究心理过程和某些心理活动的生理机制等方面的问题。但对研究个性心理和其他较复杂的心理现象，这种方法仍有一定的局限性。

2. 自然实验法 这是在日常生活等自然条件下，有目的、有计划地创设和控制一定的条件来进行研究的一种方法。自然实验法比较接近人的生活实际，易于实施，又兼有实验法和观察法的优点，所以这种方法被广泛用于研究教育心理学、儿童心理学和社会心理学的大量课题。

（三）调查法

调查法是通过各种途径，间接了解被调查者心理活动的一种研究方法。调查法总体上易于进行，但在调查的过程中往往会因为被调查者记忆不够准确等原因使调查结果的可靠性受到影响。调查的方法与途径是多种多样的，常用的调查法主要有问卷调查法、访谈法、个案法与教育经验总结法等。

1. 问卷调查法 问卷即是书面提问的方式。问卷调查法是指通过收集资料，然后进行定量和定性的研究分析，归纳出调查结论。采用问卷调查法时，最主要的当然是根据需要确定调查的主题，然后围绕它，设立各种明确的问题，进行全面深入的了解。

常用的问卷调查法有四种形式：一是选择法；二是是否法；三是计分法；四是等级排列法。

2. 访谈法 访谈法是研究人员通过与被调查者直接交谈，来探索被调查者的心理状态的研究方法。访谈调查时，研究者与被调查对象面对面交流，针对性强，方式灵活，信息真实可靠，便于深入了解影响人或事件的多种因素和内部原因，但访谈法比较花费人力和时间，调查范围比较窄。

（1）访谈的形式。访谈可以是个别访谈，与被调查者逐个谈话，也可以是集体访谈，即以座谈会的形式展开访谈，还可以是非正式或正式访谈。非正式访谈不必详细设计访谈问题，自由交谈，根据实际情况展开，而正式访谈有预先的较完善的计划，按部就班地进行。

（2）访谈的过程。访谈过程包括以下四个步骤。

访谈开始，应向被调查者说明访谈的目的和基本要求。

Note

逐步提问，倾听回答。对于谈话要收集的内容可以用脑记录，也可以用笔记录，还可以用录音机记录，以备以后整理分析。

访谈结束，要专门对材料进行整理，形成陈述性材料，并进行一定的统计性整理。

最后得出结论。例如，被调查问题的现状、性质，产生问题的原因等，并随之提出建议、意见。

其优点是能在短时间同时调查很多对象，获取大量资料，并能对资料进行量化处理，经济省时。其主要缺点是被调查者由于种种原因可能对问题做出虚假或错误的回答。

（四）测验法

测验法即心理测验法，就是采用标准化的心理测验量表或精密的测验仪器，来测量被调查者有关的心理品质的研究方法，常用的心理测验有能力测验、品格测验、智力测验、个别测验、团体测验等。护理心理测验是护理心理学研究中的一个必不可少的重要环节，常运用行为评定量表、症状评定量表、人格评定量表对患者心理行为进行测评。

第二节　护理心理学的发展

1879年，德国著名心理学家冯特在德国的莱比锡大学建立了世界上第一所心理学实验室，用实验的方法来研究心理现象和规律，这标志着心理学脱离了哲学成为一门独立的学科，科学心理学由此诞生。心理学的诞生为护理心理学的诞生和发展奠定了基础。

一、国外护理心理学发展概况

（一）国外护理心理学的形成和发展

南丁格尔(E. Nightingale)于1860年在英国的圣·托马斯医院创办了世界上第一所护士学校，标志着护理工作走上科学的发展道路。从此，护理事业迅速发展。

从19世纪中叶到20世纪40年代，随着实验科学的发展，科学实验的方法已成为自然科学各领域中的基本研究方法。医学也进入了快速发展的新时期，生理学、生物学、微生物学、病理学等医学基础研究逐渐形成并取得快速发展，其研究成果极大地促进了医学的发展，也促进了生物医学模式的形成。在生物医学模式的影响下，护理学理论和实践都是以疾病为中心，护理工作实行的是功能制护理，主要任务是协助医生诊断和执行医生的医嘱。南丁格尔在开始建立护理学这门学科时，已认识到环境对患者的影响。她认为消极的环境可以影响患者的情绪状态，应通过丰富的刺激让患者从情绪上得到恢复。这些都是护理学中心理护理的最早萌芽。遗憾的是南丁格尔护理思想中所具有的心理护理的萌芽并未茁壮成长、发扬光大，而是在逐渐形成且日益巩固的生物医学模式的强大压力下淹没了。

直至1977年美国纽约州罗彻斯特大学精神和内科教授恩格尔提出，应该用生物-心理-社会医学模式取代生物医学模式。他指出：生物医学模式关注导致疾病的生物化学因素，而忽视社会、心理的维度，是一个简化、近似的观点。恩格尔提出：为理解疾病的决定因素，以及达到合理的治疗和卫生保健模式，医学模式必须考虑到患者、患者生活在其中的环境以及由社会设计来对付疾病的破坏作用的补充系统，即医生的作用和卫生保健制度。

（二）国外护理心理学发展近况

随着单纯生物医学模式向生物-心理-社会医学模式的转变，护理心理学研究不断深入，无论是国内还是国外都取得了许多新的进展。国外护理心理学研究呈现如下几个方面的特点。

1. 强调心身统一，心理学融入护理实践　新医学护理模式的提出，使护理工作的内容不再是单纯的疾病护理，而是以患者为中心或以人的健康为中心的整体护理。把疾病与患者视为一个整体，把“生物学的患者”与“社会、心理学的患者”视为一个整体，把患者与社会及其生存的整个外环境视为一个整

Note

体，把患者从入院到出院视为一个连续的整体，注重对人的研究，进一步认识心理、精神、社会状况和文化对患者病情转归和健康的影响，从而帮助患者最大限度地达到生理与心理、社会的平衡和适应。我国《黄帝内经》最早提出的“天人合一”“形神合一”的心理学观点其实与国外现代整体护理是不谋而合的。

2. 护理人才培养重视心理学教育 为了提高护理专业人才适应人类健康事业蓬勃发展所需要的能力，一些发达国家和地区，在逐步普及高等护理教育的同时，根据现代护理人才的培养目标，对专业教育的课程设置及人才的知识结构进行了大幅度调整，特别强调护士应具有丰富的包括心理学在内的人文学科知识。一些发达国家的护理教育，在课程设置中显著增加了心理学课程的比重。美国四年制本科护理教育的课程计划中，平均每年有近百学时的心理学课程内容，包括普通心理学、发展心理学、生理心理学、社会心理学、变态心理学、临床心理治疗学等，培训中特别强调护患关系及治疗性沟通对患者身心康复的重要性及护士的沟通技能训练。日本的护士入学后首先接受“人间的爱”的教育，使她们懂得爱的内涵及如何去爱别人，然后要学习许多人文科学，包括心理学及社会心理学等课程。

3. 应用心理疗法开展临床心理护理 将心理疗法应用于临床心理护理实践，成为国外护理心理学研究的一个重要特点。国外较常应用于临床心理护理的心理疗法有音乐疗法、松弛训练法、认知行为疗法、森田疗法等。在应用心理疗法进行心理护理的过程中，国外比较突出强调实用与效果，不少研究采用心理量表进行对照测验，确保患者获益。

音乐疗法是一种有效的无创性护理干预，有助于促进患者的康复。美国护理研究人员从中西部地区两所教学医院的 3 个 ICU 病房筛选出 20 例使用机械通气的患者作为研究对象，随机分为实验组（11 例）和对照组（9 例）。实验组患者通过耳机聆听事先选好的古典音乐，对照组患者不听音乐。结果，实验组心理紧张度总平均分由 16.5 降低至 9.9；而对照组该分值由 15.0 上升至 18.4。

4. 开展量性和质性研究 量性研究是国外护理心理学常用的主要研究方法，量性研究是通过数字资料来研究现象的因果关系即患者及其家属和护士自身的心理特点，认为获得数字的研究可达到测量精确，能较客观地描述问题和现象，并用统计学方法分析资料和设对照组来避免研究中的偏差。量性研究的目的是预测和控制，适合心理危机干预策略和心理护理效果评价。此外，近几年国外越来越广泛地将质性研究应用于心理护理理论和实践研究。质性研究是研究者凭借研究对象的主观资料和研究者进入当事人的处境中参与分析资料，找出人类生活过程中不同层次的共同特性和内涵，用文字描述报告结果。它的研究目的在于描述和理解，是用系统的、互动的、主观的方法来描述生活经验和赋予一定的意义。

二、国内护理心理学发展概况

（一）学科建设日趋成熟和完善

在我国，1917 年北京大学开设心理学课程，并首次建立心理学实验室，标志着中国现代心理学进入科学的时代。1920 年南京高等师范学校（东南大学）建立中国第一个心理学系。1921 年中华心理学会在南京正式成立，1922 年中国第一个心理学的杂志《心理》出版。1949 年后，仅有少数医院有专职的医学心理学工作者从事心理诊断和心理治疗工作，个别医学院开设过有关课程。直到 1958 年，中国科学院心理学研究所成立了“医学心理学组”，心理学工作者联系医学实际针对当时众多的神经衰弱患者开展以心理治疗为主的综合快速治疗并获得显著疗效。但在“十年动乱”中，心理学和医学心理学都遭到严重的摧残。1976 年，医学心理学工作才在全国各地陆续开展起来，护理心理学开始作为医学心理学中的一项重要内容。1980 年，在卫计委的督促和支持下，通过举办医学心理学师资培训班，全国许多医学院校开始逐步开设医学心理学课程，同时医学心理学也被纳入必修课。1979 年医学心理学专业委员会成立。1985 年中国心理卫生协会成立。1995 年 11 月，在中国科学技术协会和中国心理卫生协会的指导下，中国心理卫生协会护理心理学专业委员会创立。1996 年在全国高等教育护理学专业教材编审委员会上正式将护理心理学从医学心理学中分离出来，成为护理学专业的一门非常重要的学科，这也标志了我国护理心理学的发展进入一个崭新的时代。

Note

（二）群众性科研活动广泛开展

护理心理学作为一门新兴学科，其主要任务是研究在护理领域这一特定社会条件下个体心理活动以及各种人际交往中的心理现象及其活动规律，心理护理是其研究的重要内容之一。随着医学模式的转变，临床护理已由单纯的生理护理走向心身整体护理，护理心理学的地位和作用日益突显。近年来，广大临床护士开展护理心理学科研活动的积极性日益提高，许多护士通过继续教育途径，较系统地学习和掌握了临床心理护理新技能；一些高学历、高年资的护理骨干，积极开展临床心理护理的应用研究，探索患者心理活动共性规律和个性特征的各类研究设计取代了以往千篇一律的经验总结，前瞻性研究逐渐增多，对心理护理诊断、心理护理程序、心理评估体系以及护士人才选拔和培养的研究也得到了进一步重视和加强。

临床常用心理评定量表的应用，成为当前护理心理学研究的热点。通过心理评定量表对群体或个体的心理和社会现象进行观察，并对观察的结果以数量化的方式进行评价和解释，是心理卫生工作者客观、准确评价被测群体或个体的心理特征和行为特点的手段之一。我国近年来已引进国外很多常用评定量表，有些进行了修订；同时也编制了一些我国自己的评定量表，为我国心理卫生研究提供了一批可靠工具。心理评定量表在心理护理评估中的广泛应用，使心理护理临床工作和理论研究更加快速和简便，研究结论更具科学性。用客观量化替代主观评价并以此作为制订干预对策的依据，关注干预质量与效果，已成为我国临床心理护理的一个发展方向。

（三）临床心理护理突出个性心理特征

随着护理心理学理论及心理护理方法研究的不断深入，近年来逐步开展了临床心理护理的个案研究，特别是认识到了突出个性心理特征在心理护理中的重要性。关于心理护理的个性化问题，有学者指出，作为一类患者，都有某些相似的心理反应和躯体反应。但是，每个人的先天素质不同，后天环境和教育条件的不同，个人实践和主观能动性不同，因而，心理活动又千差万别。

文化水平的差异给疾病及治疗态度带来一定的差异；不同气质、性格的患者，对疾病的承受能力、反应方式以及在病房里的表现又不一样；另外，社会角色和社会经历不同，对待疾病的心理活动规律也有较大的差异。护士的心理护理工作在于把握了一般心理活动规律后，对这种千差万别的患者实施有针对性的个别的心理护理。

第三节　护理心理学相关心理学理论及重要心理学派别

一、护理心理学相关心理学理论

（一）精神分析理论

精神分析理论是奥地利精神科医生弗洛伊德于19世纪末20世纪初创立。精神分析理论是现代心理学的奠基石，它的影响远不是局限于临床心理学领域，对于整个心理学科乃至西方人文学科的各个领域均有深远的影响，它的影响可与达尔文的进化论相提并论。他提出行为的动机源于强大的内在驱力和冲动，如性本能和攻击本能。他还认为成人的行为的根本原因是童年经历所遗留下来的未解决的心理冲突。心理学家需要做的就是理解这种内在驱力，无论它是有意识的还是无意识的，都会赋予行为能量并指导行为。

1. 意识层次论　弗洛伊德认为人的精神活动，包括欲望、冲动、思维、幻想、判断、决定、情感等，会在不同的意识层次里发生和进行。不同的意识层次包括意识、前意识和潜意识（无意识）三个层次，好像深浅不同的地壳层次而存在，故称之为精神层次。人的心理活动有些是能够被自己觉察到的，只要我们集中注意力，就会发觉内心有一个个观念、意象或情感不断流过，这种能够被自己意识到的心理活动叫

Note

作意识。而一些本能冲动、被压抑的欲望或生命力却在不知不觉的潜在境界里发生，因不符合社会道德和本人的理智，无法进入意识被个体所觉察，这种潜伏着的无法被觉察的思想、观念或痛苦的感觉、意念、回忆常被压存在潜意识这个层次，一般情况下不会被个体所觉察，但当个体的控制能力松懈时，比如醉酒、催眠状态或梦境中，偶尔会暂时出现在意识层次里，让个体觉察到。在意识与潜意识之间则是前意识，如同冰山与水面起伏接触的地方，需要通过某些特定的事件或行为才能被唤醒。

2. 人格结构论 弗洛伊德认为人格结构由本我、自我、超我三部分组成。

本我即原我，是指原始的自己，包含生存所需的基本欲望、冲动和生命力。本我是一切心理能量之源，本我按快乐原则行事，它不理会社会道德、外在的行为规范，它唯一的要求是获得快乐，避免痛苦，本我的目标乃是求得个体的舒适，生存及繁殖，它是无意识的，不被个体所觉察。

自我，其德文原意即是指“自己”，是自己可意识到的执行思考、感觉、判断或记忆的部分，自我的机能是寻求“本我”冲动得以满足，而同时保护整个机体不受伤害，它遵循的是“现实原则”，为本我服务。

超我，是人格结构中代表理想的部分，它是个体在成长过程中通过内化道德规范，内化社会及文化环境的价值观念而形成，主要在监督、批判及管束自己的行为，超我的特点是追求完美，所以它与本我一样是非现实的，超我大部分也是无意识的，超我要求自我按社会可接受的方式去满足本我，它所遵循的是“道德原则”。

3. 本能论和性心理发展阶段论 弗洛伊德认为人的精神活动的能量来源于本能，本能是推动个体行为的内在动力。人类基本的本能有两类，一类是生的本能，另一类是死亡本能或攻击本能，生的本能包括性欲本能与个体生存本能，其目的是保持种族的繁衍与个体的生存。弗洛伊德将人的性心理发展划分为五个阶段：①口欲期；②肛门期；③性蕾期；④潜伏期；⑤生殖期。

弗洛伊德认为人格的基本组成部分在前三个发展阶段已基本形成，所以儿童的早年环境、早期经历对其成年后的人格形成起着重要的作用，许多成人的变态心理、心理冲突都可追溯到早年创伤性经历和压抑的情结。

弗洛伊德在后期提出了死亡本能，它是促使人类返回生命前非生命状态的力量。死亡是生命的终结，是生命的最后稳定状态，生命只有在这时才不再需要为满足生理欲望而斗争。只有在此时，生命不再有焦虑和抑郁，所以所有生命的最终目标是死亡。死亡本能派生出攻击、破坏、战争等一切毁灭行为。当它转向机体内部时，导致个体的自责，甚至自伤自杀，当它转向外部世界时，导致对他人的攻击伤害。

4. 心理防御机制 弗洛伊德认为心理防御机制是自我的一种防卫功能。当超我与本我之间，本我与现实之间发生矛盾和冲突时，人就会感到痛苦和焦虑。这时，自我可以在不知不觉中，以某种方式调整冲突双方的关系，使超我的监察可以接受，同时使本我的欲望又可以得到某种形式的满足，从而缓和焦虑，消除痛苦，这就是自我的心理防御机制，它包括压抑、否认、投射、退行、隔离、抵消、转化、合理化、补偿、升华、幽默、反向形成等各种形式。人类在正常和病态情况下都在不自觉地运用，运用得当，可减轻痛苦，帮助渡过难关，防止精神崩溃，运用过度就会表现出焦虑抑郁等病态心理症状。

(1) 压抑：当一个人的某种观念、情感或冲动不能被超我接受时，就被压抑到无意识中去，以使个体不再因之而产生焦虑、痛苦，这是一种不自觉的主动遗忘和抑制。如很多人宁愿相信自己能中六合彩也不愿想象自己出门时遇车祸的危险，其实后一种的概率远比前者大，这是一种压抑机制的不自觉运用，因为当人意识到每次出街都要面临车祸的威胁时就会感到焦虑，人为了避免焦虑故意将其遗忘。

(2) 否认：有意或无意地拒绝承认那些不愉快的现实以保护自我的心理防御机制。

(3) 投射：个体将自己不能容忍的冲动、欲望转移到他人的身上，以免除自责的痛苦。这是自我为了逃避超我的责难，又要满足本我的需要，将自己的欲望投射到别人的身上从而得到一种解脱的心理机制。

(4) 退行：当人受到挫折无法应付时，即放弃已经学会的成熟态度和行为模式，使用以往较幼稚的方式来满足自己的欲望，这叫退行。如某些性变态患者就是如此，成年人遇到性的挫折无法满足时就用幼年性欲的方式来满足非常态的需要，例如在异性面前暴露自己的生殖器等。

(5) 隔离：将一些不快的事实或情感分隔于意识之外，以免引起精神上的不愉快，这种机制叫隔离，如人们来月经很多人都说成“来例假”，人死了叫“仙逝”“归天”，这样说起来可以避免尴尬或悲哀。

(6) 抵消：以象征性的行为来抵消已往发生的痛苦事件，如强迫症患者固定的仪式动作常是用来抵消无意识中乱伦感情和其他痛苦体验。

(7) 转化：精神上的痛苦、焦虑转化为躯体症状表现出来，从而避开了心理焦虑和痛苦，如歇斯底里患者的内心焦虑或心理冲突往往以躯体化的症状表现出来，如瘫痪、失声、抽搐，晕厥、痉挛性斜颈等，患者自己对此完全不自知，转化的动机完全是潜意识的，是患者意识不能承认的。

(8) 补偿：个体利用某种方法来弥补其生理或心理上的缺陷，从而掩盖自己的自卑感和不安全感，所谓“塞翁失马，焉知非福”就是这种作用。

(9) 合理化：个体遭受挫折时用利于自己的理由来为自己辩解，将面临的窘境加以修饰，以隐瞒自己的真实动机，从而让自己解脱的一种心理防御机制，如吃不到葡萄就说葡萄是酸的。

(10) 升华：被压抑的不符合社会规范的原始冲动或欲望用符合社会要求的建设性方式表达出来的一种心理防御机制，如用跳舞、绘画、文学等形式来替代性本能冲动的发泄。

(11) 幽默：以幽默的语言或行为来应付紧张的情境或表达潜意识的欲望。通过幽默来表达攻击性或性欲望，可以不必担心自我或超我的抵制。在人类的幽默中，关于性爱、死亡、淘汰、攻击等话题是受人欢迎的，它们包含着大量的受压抑的思想。

(12) 反向形成：自认为不符合社会道德规范的内心欲望或冲动会引起自我和超我的抵制，表现出来会被社会惩罚或引起内心焦虑，故朝相反的途径释放导致反向形成。如有些社交恐惧症的患者内心是渴望接触异性的，但却偏偏表现出对异性恐惧。

精神分析理论和心理咨询与治疗有着密切的关系，它既是心理咨询的一个重要理论，又给心理咨询与治疗提供了具体的指导和实施的方法。因此，学习和研究精神分析理论有重要的理论价值和实践意义。

(二) 行为主义理论

与生理心理学的研究不同，行为主义的研究主要关心环境对人的行为的作用，而不关心有机体的内在的心理过程和机制。行为主义强调，人是在和环境的交互作用中形成的，正是学习和经验决定了一个人成为什么样的人。行为主义要探索的主要问题如下：在什么条件下某种行为能发生，不同刺激对行为可能有什么作用，行为的结果又怎样影响随后的行为等。

20 世纪 50 年代以后，行为主义的研究在某些应用领域产生了较大的影响，包括程序学习、行为治疗和生物反馈。

将行为主义的学习理论应用于具有心理障碍的儿童或成人的临床环境，帮助人们改变或消除不需要的行为或不适应的行为，代之为需要的或适应性的行为，这就是行为治疗。例如，患者对某种东西产生无缘无故的恐惧，为了消除这种恐惧，行为治疗师可以先让患者处于一种放松的状态，然后按细小的步子逐渐展现让他恐惧的东西，直到他能忍受该物体而不再产生恐惧。这种方法就是著名的系统脱敏法，在行为治疗中使用得很普遍。

生物反馈是通过训练让个体自己控制自己身体的过程，如心率、血压、体温等。这种训练通常借助于生物反馈来进行。个人从仪器上可以读到自己的心率、血压等指数。如果一个人的血压太高，他可以通过放松训练，让自己的血压一点一点降下来，最后达到控制血压、治疗高血压的目的。

(三) 人本主义理论

主要代表人物是马斯洛(1908—1970 年)和罗杰斯(1902—1987 年)。马斯洛的主要观点：对人类的基本需要进行研究和分类，将之与动物的本能加以区别，提出人的需要是分层次发展的；他按照追求目标和满足对象的不同，把人的各种需要从低到高，安排在一个层次序列的系统中，最低级的需要是生理的需要，这是人所感到要优先满足的需要。罗杰斯的主要观点：在心理治疗实践和心理学理论研究中发展出人格的“自我理论”，并倡导了“患者中心疗法”的心理治疗方法。人类有一种天生的“自我实现”的动机，即一个人发展、扩充和成熟的趋力，它是一个人最大限度地实现自身各种潜能的趋向。

人本主义强调爱、创造性、自我表现、自主性、责任心等心理品质和人格特征的培育，对现代教育产生了深刻的影响。马斯洛作为人本主义心理学的创始人，充分肯定人的尊严和价值，积极倡导人的潜能的实现。另一位重要代表人物罗杰斯，同样强调人的自我表现、情感与主体性接纳。他认为教育的目标是要培养健全的人格，因此必须创造出一个积极的成长环境。

(四) 认知理论

认知理论是关于有机体学习的内部加工过程，如信息、知识及经验的获得、记忆，达到顿悟，使观念和概念相互联系以及问题得到解决的各种心理学理论。

认知学派把人的心理功能看作是信息加工系统。认知心理学重视心理内部过程的研究，并以改变患者的适应不良性认知为根本目标，认为认知歪曲是引起情绪不良和非适应行为的根本原因，一旦认知歪曲得到改变或矫正，情感和行为障碍就会相应好转。

认知模式的理论基础是贝克等提出的情绪障碍认知理论。他认为："心理问题"不一定都是由神秘的、不可抗拒的力量所产生的，相反，它可以从平常的事件中产生，例如错误的学习，依据片面的或不正确的信息做出错误的推论，以及不能妥善地区分现实与理想之间的差别等。他提出，每个人的情感和行为在很大程度上是由自身认识世界、处世的方式和方法决定的，也就是说一个人的思想决定了他内心的体验和反应。

二、重要的心理学派别

1879 年冯特建立心理学实验室，标志着科学心理学的诞生，从这时起心理学学派林立，影响遍及世界各地，包括内容心理学派、构造主义心理学派、机能主义心理学派、行为主义心理学派、格式塔心理学派、精神分析心理学派、人本主义心理学派、认知心理学派等。

(一) 内容心理学派

19 世纪 60 年代，内容心理学在德国产生。内容心理学派的代表人物主要有费希纳和冯特。费希纳(1801—1887 年)的心理物理学是关于身心之间或外界刺激和心理现象之间的函数关系或依存关系的严密科学。费希纳是一个唯心主义泛灵论者，他认为凡物都有灵魂，心和物是不可分的，心是主要的，物只是心的外观。他对心与物做了精确的数学测量并试图确定它们的关系。1860 年费希纳的《心理物理学纲要》出版。

(二) 构造主义心理学派

构造主义心理学派由铁钦纳于 1898 年正式创立。这个学派认为心理学的研究对象是意识经验，主张心理学应该采用实验内省法分析意识的内容或构造，找出意识的组成部分以及它们构成复杂心理过程的规律。该学派在 20 世纪初的近 30 年里占有统治地位，而随着铁钦纳的去世，影响急剧衰落。构造主义心理学派虽然消失了，但是它推动了美国心理学的发展，对感觉的研究以及该学派严谨的科学精神给心理学留下了宝贵的财富。

(三) 机能主义心理学派

机能主义心理学派是第一个美国心理学派。机能主义心理学派与格式塔心理学派以及构造主义心理学派这种舶来品不同，该学派在起源、方法和特色上都是美国的。不像构造主义心理学派以铁钦纳为领导，格式塔心理学派以韦特海默、考夫卡和苛勒为倡导者，机能主义心理学派没有单个领导者或者领导集体。

广义的机能主义心理学派从 19 世纪 50 年代中期开始，经历了漫长的历史时期，包括意动心理学派、符茨堡学派、日内瓦学派、行为主义和哥伦比亚机能主义心理学派等。狭义的机能主义心理学派发源于美国的芝加哥大学，该机能主义心理学派(实用主义心理学派)出现在 19 世纪末 20 世纪初。自 1859 年达尔文进化论学说的出现，宗教和神学遭受了致命的打击。詹姆士和杜威等人把主观唯心主义、功利主义哲学和经验批判主义理论合并，并利用达尔文的进化论学说制造出一套实用主义哲学。它的基本观点即"存在就是有用"，没有真理的客观尺度，唯一的标准就是成功。

Note

（四）行为主义心理学派

行为主义心理学派是作为传统心理学派的叛逆，在机械唯物主义和实证主义的哲学基础上，在动物心理学和机能主义心理学的影响下，产生的现代心理学派别。

行为主义心理学的实质是将意识和行为绝对对立起来。行为主义出现在美国不是偶然的。20世纪初，自然科学飞速发展，一些年轻的心理学家对冯特学派不满意，认为心理学不能研究意识，认为心理学和其他自然科学处于同样的地位，应该像其他自然科学一样研究看得见、摸得着的客观东西，也就是行为。

行为主义心理学派认为，人的心理意识、精神活动是不可捉摸的，是不可接近的，心理学应该研究人的行为。行为是有机体适应环境变化的身体反应的组合，这些反应不外是肌肉的收缩和腺体的分泌。心理学研究行为在于查明刺激与反应的关系，以便根据刺激推知反应，根据反应推知刺激，达到预测和控制人的行为的目的。

（五）格式塔心理学派

在美国出现行为主义心理学派的同时，德国出现了另一个心理学派别——格式塔心理学派。1912年，韦特海默发表了论文“似动的实验研究”，标志着这一学派的兴起。

格式塔心理学派反对把意识分析作为元素，而强调一个整体、一种组织的意义。这是和构造主义和行为主义大相径庭的。格式塔心理学派认为整体不能还原为各个部分、各种元素的总和；部分相加不等于全体；整体先于部分而存在，并且制约着部分的性质和意义。格式塔心理学派很重视实验，他们在知觉、学习、思维等方面开展了大量的实验研究。这些研究资料至今仍是心理学的重要财富。

（六）精神分析心理学派

精神分析心理学派产生于1900年，其创始人是奥地利精神病医生、心理学家弗洛伊德。这一学派的理论主要源于治疗精神病的临床经验。

弗洛伊德认为，人的心理可以分为意识与潜意识两部分。潜意识不能被本人所意识，它包括原始的盲目冲动、各种本能以及出生后被压抑的动机与欲望。他强调潜意识的重要性，认为性本能是人的心理的基本动力，是摆布个人命运和决定社会发展的永恒力量。

弗洛伊德把人格分为本我、自我、超我三部分，其中本我与生俱来，包括先天本能与原始欲望；自我由本我分出，处于本我与外部世界之间，对本我进行控制与调节；超我是“道德化了的自我”，包括良心与理想两部分，主要职能是指导自我去限制本我的冲动。三者通常处于平衡状态，平衡被破坏，则导致精神病。

精神分析心理学派重视潜意识与心理治疗，扩大了心理学的研究领域，并获得了某些重要的心理病理规律，但他们的一些主要理论遭到许多人的反对。20世纪30年代中期，以沙利文、霍妮、弗洛姆为代表的一批心理学家反对弗洛伊德的本能说、泛性论和人格结构论，强调文化背景和社会因素对精神病产生和人格发展的影响，在美国形成了新精神分析学。

（七）人本主义心理学派

人本主义心理学派在20世纪50—60年代兴起于美国，是美国当代心理学主要流派之一。以马斯洛、罗杰斯等人为代表的人本主义心理学派，与精神分析心理学派和行为主义心理学派分道扬镳，形成心理学的第三思潮。

该学派着重于人格方面的研究，认为人的本质是好的、善良的，他们不是受无意识欲望的驱使，并未实现这些欲望而挣扎的野兽。人有自由意志，有自我实现的需要。其受现象学和存在主义哲学影响比较明显。反对仅仅以病态人作为研究对象，把人看作本能牺牲品的精神分析心理学派，也反对把人看作是物理、化学的客体的行为主义心理学派。其主张研究对人类进步富有意义的问题，关心人的价值和尊严。

（八）皮亚杰学派

皮亚杰学派又称日内瓦学派，是瑞士日内瓦大学教授、杰出的心理学家、哲学家皮亚杰创建和领导的。西方学者把皮亚杰、巴甫洛夫、弗洛伊德一起奉为当代心理学的三大巨人。

该学派侧重于儿童智力发展的认识活动，皮亚杰以其创造性的研究影响了当代心理学界，他以儿童心智发展为基础，进而研究人类认识的发生和变化，创立了发生认识论。皮亚杰学派认为，心理学研究不仅不能离开生物学而且不能离开逻辑学，皮亚杰用符号逻辑研究儿童智力的发展，在其认知心理学中引入了数理逻辑的概念，并把源于布尔代数的符号逻辑作为一种工具。他将儿童认识的发展分为四个阶段：第一阶段是感知运动阶段（0～2 岁）；第二阶段是前运算阶段（2～7 岁）；第三阶段是具体运算阶段（7～12 岁）；第四阶段是形式运算阶段（11～16 岁）

（九）认知心理学派

1967 年美国心理学家奈塞尔《认知心理学》一书的出版，标志着认知心理学派已成为一个独立的流派。与冯特学派有一脉相承的继承关系。该学派受格式塔心理学派思想影响。

认知心理学派有广义、狭义之分，广义的认知心理学派是指凡是研究人的认识过程的，都属于认知心理学，而目前西方心理学界通常所指的认知心理学派，是指狭义的认知心理学派，也就是所谓的信息加工心理学，它是指用信息加工的观点和术语，通过与计算机相类比、模拟、验证等方法来研究人的认知过程，认为人的认知过程就是信息的接受、编码、储存、交换、操作、检索、提取和使用的过程，并将这一过程归纳为四种系统模式，即感知系统、记忆系统、控制系统和反应系统。强调人已有的知识和知识结构对他的行为和当前的认知活动起决定作用。其最重大的成果是在记忆和思维领域的突破性研究。

现代认知心理学派的基本观点就是把人看成信息传递器和信息加工系统。近年来，认知心理学与神经科学结合产生了认知神经科学，主要研究认知功能的脑机制、认知与神经系统活动的关系、脑发育与认知功能的发展等。

（十）生理心理学

生理心理学是心理学研究的重要组成部分，它探讨的是心理活动的生理基础和脑的机制。它的研究包括脑与行为的演化；脑的解剖与发展及其和行为的关系；认知、运动控制、动机行为、情绪和精神障碍等心理现象和行为的神经过程和神经机制。对心理活动生理基础的研究由来已久，早在 100 多年前，布洛卡通过尸体检查的手段就发现，患者的语言丧失与脑内特定区域的损伤有关。以后越来越多的临床研究发现，对大多数人来说，言语功能主要定位在大脑左半球，而右半球在某些言语功能（如语言理解）中也有重要的作用。生理心理学从解剖学、生理学的研究发现大脑机能定位，到心理活动中脑、物质变化的生化研究，再到脑电波、脑成像技术的应用，历经一百多年，但其迅速发展还是近几十年。

小　结

护理心理学是研究护理人员和护理对象在护理情境下的心理现象及其心理活动规律、特点，解决护理实施中的心理问题，以实施最佳护理的一门学科。护理心理学的研究对象，包括护理对象和护理人员两个方面。护理对象包括患者、亚健康状态的人和健康人。护理心理学的任务是把心理学的基本理论和技术运用于临床护理，指导医护人员根据患者的心理活动规律做好心理护理。护理心理学的研究方法有观察法、实验法、调查法和测验法等。

能力检测

能力检测答案

一、选择题

1. 关于护理心理学表述不正确的是（　　）。

A. 护理学的重要分支　　B. 边缘学科

C. 思想教育学科　　D. 交叉学科

2. 护理心理学的研究对象不包括（　　）。

A. 健康人　　B. 亚健康状态的人　　C. 患者

Note

D. 思想政治工作者　　E. 护士

3. 护理心理学的主要研究任务是（　　）。

A. 研究心理行为的物理基础　　B. 研究心理行为的化学基础

C. 研究心理行为的物理化学基础　　D. 研究心理行为的生物学和社会学基础

E. 研究心理行为的人类学基础

4. 护理心理学研究各种疾病患者的（　　）。

A. 心理行为变化的一般规律　　B. 特殊的心理行为表现

C. 一般规律和特殊的心理行为表现　　D. 各种疾病的临床表现

5. 应用心理评估能有效地帮助护士了解患者（　　）。

A. 认知方面存在的心理问题　　B. 情绪方面存在的心理问题

C. 人格方面存在的心理问题　　D. 行为方面存在的心理问题

E. 以上选项均对

6. 国外护理心理学发展具有的特点（　　）。

A. 强调心身统一　　B. 运用心理疗法开展心理护理

C. 开展量性和质性研究　　D. 增加心理学课程比重

E. 以上选项均对

7. 调查法不包括（　　）。

A. 访谈法　　B. 问卷调查法　　C. 个案法

D. 实验法　　E. 经验教育总结法

8. 下列关于生物-心理-社会医学模式不正确的观点为（　　）。

A. 人是一个完整的系统　　B. 心身是相互联系的

C. 人与环境是紧密联系的　　D. 心理因素在调节和适应中有能动作用

E. 生物因素在疾病发生发展中起主导作用

9. 弗洛伊德认为人的意识不包括（　　）。

A. 意识　　B. 潜意识　　C. 前意识　　D. 有意识

10. 护理心理学技术和方法不包括（　　）。

A. 临床心理护理方法　　B. 临床心理护理评价　　C. 心理健康教育

D. 心理保健策略　　E. 心理治疗技术

二、简答题

1. 护理心理学研究的对象是什么？

2. 国外护理心理学的理论和实践取得的新进展表现出哪四个方面的特点？

（刘端海）

Note

第二章　心理学基础

学习目标

掌握：感觉、知觉、记忆、思维、注意的概念、马斯洛需要层次理论的内涵。

熟悉：情绪、情感、气质、能力和性格的概念及分类。

了解：记忆的基本过程及遗忘规律。

本章 PPT

人类的一切活动都离不开心理活动。我们用感觉、知觉来感受万物、认识世界，我们凭借着记忆找到回家的路、记住重要的人，我们通过思考想象解决问题，我们经历悲欢离合、感受喜怒哀乐，我们为了实现梦想努力奋斗。我们有共同的心理过程，然而，我们也体会到在心理活动时，人与人之间个性的差异显著。人的心理有诸多未解之谜，探究心理活动把握科学规律是心理学的任务。

心理学是研究心理现象和行为规律的科学。一般把心理现象分为心理过程和心理特性两部分。具体来说，心理过程包括认知过程、情绪情感过程和意志过程；心理特性又称个性、人格，包括心理特征、人格倾向性和自我意识(图 2-1)。

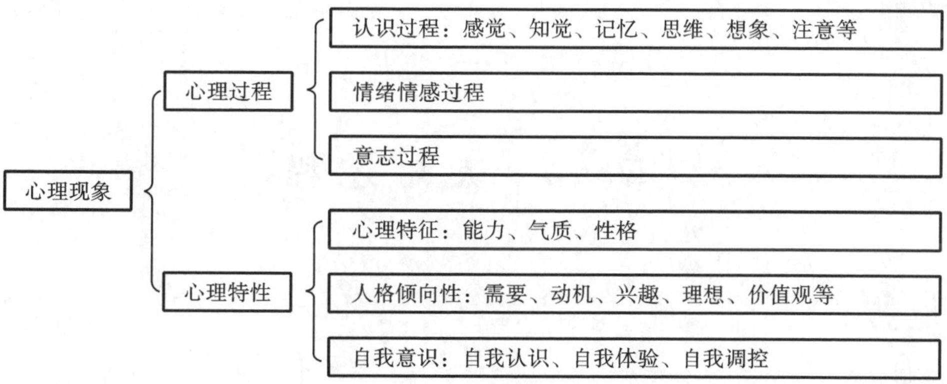

图 2-1　心理现象的组成

科学研究证明人脑是心理活动的器官。心理活动是脑的功能。人的心理发展是以脑的发育为物质基础的。刚出生的新生儿的脑重平均为 390 g，到了 1 岁时，脑的重量为出生时的两倍，达到成人脑重的 50%，2 岁时为成人脑重的 75%。发育正常的成人脑重平均为 1400 g。从脑重量增长的速度可以看出，在最初的 1～2 年内脑发育是最快的。所以，也可以这么说，人出生后 1～2 年是脑发育的关键期。随着脑的发育，个体的心理活动也由简单到复杂、由低级向高级发展。由此可见，人类高度发展的心理活动是以高度发达的大脑为物质基础的。

客观现实是心理活动的源泉。客观现实是人们赖以生存的自然环境和从事实践活动的社会环境。人的心理活动不是凭空产生的，也不是大脑自动产生的，心理活动来源于外界环境的刺激，是客观现实在人脑中的反映。人的大脑就好像一个“加工厂”，客观现实就是它的“原材料”，没有了原材料，工厂就无法生产出任何产品。比如“狼孩”脱离了人类社会生活，就没有发展出人的正常心理活动。人的心理

Note

活动无论是简单还是复杂，其内容都可以从客观事物中找到它的源泉。

心理活动是对客观现实主观能动的反映。人的一切心理活动都是人脑对客观现实的反映，但不同的个体因性别、年龄、阅历、经验、文化水平、社会地位、经济条件、价值观和信念等差异，对同一客观事物会有不同的反映，就是同一个人对同一事物在不同的时间、不同的心理状态下反映也不一定相同。因此，人对客观现实的反映具有主观性。人不仅能反映客观事物的表面特征，而且能够突破感官的局限，通过思维去认知事物的本质特征，能够发现事物之间的相互联系和事物发展的规律性，并利用这些规律指导实践。在改造客观世界的过程中，人们总是主动地把客观事物反映到主观上来，又能通过主观改造客观，使之符合人的需要和意愿。因此，人对客观现实的反映又具有能动性。总之，心理活动是人脑对客观现实主观能动的反映。

知识链接

"狼孩"

1920 年，在印度加尔各答东北的一个名叫米德纳波尔的小城，人们常见到有一种"神秘的生物"出没于附近森林，往往是一到晚上，就有两个用四肢走路的"像人的怪物"尾随在三只大狼后面。后来人们打死了大狼，在狼窝里终于发现这两个"怪物"，原来是两个裸体的女孩。其中大的约七岁，小的约两岁。这两个小女孩被送到米德纳波尔的孤儿院去抚养，还给她们取了名字，大的叫卡玛拉，小的叫阿玛拉。到了第二年阿玛拉死了，而卡玛拉一直活到 1929 年。这就是曾经轰动一时的"狼孩"故事。

"狼孩"刚被发现时，生活习性与狼一样；用四肢行走；白天睡觉，晚上出来活动，怕火、光和水；只知道饿了找吃的，吃饱了就睡；不吃素食而要吃肉（不用手拿，放在地上用牙齿撕开吃）；不会讲话，每到午夜后像狼似的引颈长嚎。卡玛拉经过 7 年的教育，才掌握 4、5 个词，勉强地学几句话，开始朝人的生活习性迈进。她死时估计已有 16 岁左右，但其智力只相当 3、4 岁的孩子。

第一节　认知过程

案例导入

王扬被录取到一所高职院校后，他很期待开学。于是先从网上关注了学校公众号，并加入了新生联盟论坛，向老生请教学习生活的方方面面，很快和新同学打成一片。入校后不久加入了轮滑社，一起分享轮滑经验，课余时间投入到社团工作，很快地适应了大学生活。

问题：

(1) 王扬的主要需要是什么？

(2) 请用马斯洛需要层次理论来解释王扬的行为。

认知过程是指个体认识客观事物的过程，即对信息进行加工处理的过程，包括感觉、知觉、记忆、思维、想象、注意等。

一、感觉

（一）感觉的概念

感觉是人脑对直接作用于感觉器官的客观事物个别属性的反映。它是一切心理活动的基础，是认知过程的初级阶段。任何事物都有多种属性，某一种感觉只能对个别属性进行反映。比如我们品尝一道佳肴，其色、香、味、形就是眼睛、鼻子、嘴巴等感官形成的认识，这些认识就是感官对个别属性的认识，这个过程就是感觉。

知识链接

感觉剥夺试验

感觉剥夺是一种特殊的心理状态，是通过控制或去除使人产生感觉的刺激的试验而获得的。1954 年，加拿大心理学家做了这样的试验，他们让志愿者戴上半透明的塑料眼罩、纸板做的套袖和厚厚的棉手套，躺在一张床上什么也不做(除了吃饭和上厕所)，时间要尽可能长。没过几天，志愿者们就纷纷退出，他们说，他们感到非常难受，根本不能进行清晰思考，哪怕是在很短的时间内，注意力都无法集中，思维活动似乎总是“跳来跳去”，更为可怕的是，有人出现了幻觉，包括视幻觉、听幻觉和触幻觉。视幻觉如出现光的闪烁；听幻觉似乎听到狗叫声、打字声、滴水声等；触幻觉则感到有冰冷的钢板压在前额和面颊，或感到有人从身体下面把床垫抽走。这个试验表明：丰富、多变的环境刺激是人生存的必要条件。人的身心要想保持在正常的状态，就需要不断地从外界获得刺激。在感觉被剥夺后，人会产生难以忍受的痛苦，各种心理功能将受到不同程度的损伤。

(二) 感觉的种类

感觉是由适宜的刺激引起的，按照刺激来源不同，可将感觉分为以下几种。

1. 外部感觉 接受外部刺激，反映外部事物的个别属性的感觉，包括视觉、听觉、嗅觉、味觉、皮肤觉五种基本感觉。其中，皮肤觉又包括触觉、温度觉和压力觉。

2. 内部感觉 接受机体内部刺激，反映机体内部状态和变化的感觉，包括内脏觉、运动觉、平衡觉等。如感到饥饿、肚子疼，是内脏器壁的感受器发出的信号，这就是内脏觉。

(三) 感受性和感觉阈限

感受性是人对适宜刺激的感觉能力。有些刺激我们感受不到，比如我们无法看到可见光范围之外的光线，听不到远处的声音。感受性可以用感觉阈限衡量。

那些刚刚能引起感觉的最小刺激量称为绝对感觉阈限。我们对之的感受能力称之为绝对感受性。比如远处传来的声音，我们刚刚能听到只言片语，这时的分贝就是我们的绝对感觉阈限，而我们对它的感受能力就称之为绝对感受性。刚刚能引起差别的感觉的最小变化量称为差别感觉阈限，我们对它的感受能力称之为差别感受性。感受性越高，感觉阈限越小。感受性越低，感觉阈限越大。德国的生理学家韦伯在 1840 年发现，差别感觉阈限可随着刺激强度的变化而变化，但是差别感觉阈限和原来刺激强度的比例却是一个常数，用公式表示就是$\triangle I/I=K$，$\triangle I$ 是差别感觉阈限，I 是原来的刺激强度，K 是个常数，叫韦伯常数，这就是韦伯定律。韦伯定律适用于中等的刺激强度。

(四) 感觉的基本特性

1. 感觉适应 感觉适应是指在外界刺激的长时间持续作用下，感受性发生变化的现象。“如入芝兰之室，久而不闻其香……如入鲍鱼之肆，久而不闻其臭”，说的就是感觉适应现象。各种感觉都有适应现象，但适应性的高低有很大差别。嗅觉很快产生适应，痛觉则很难适应，有些感觉适应表现为感受性降低，有些感觉适应则表现为感受性提高。眼睛从亮的环境到暗的环境时，一开始看不到东西，后来逐渐看到了东西，这是暗适应；从幽暗的环境到明亮的环境，一开始觉得光线刺得眼睛睁不开，很快就不觉得刺眼了，这是明适应。暗适应是感受性增强的现象。在实际生活中，感觉适应是利弊兼具的一种心理现象。

2. 感觉对比 不同刺激作用于同一感受器时，感受性在强度和性质上发生变化的现象称为感觉对比。如灰色在黑色的背景上要比在白色背景上显得更亮一些(图 2-2)。人们常说“红花还得绿叶扶”，就

Note

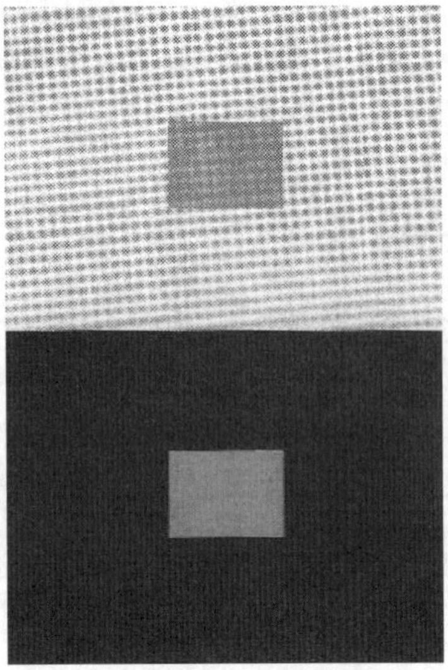

图 2-2 感觉对比

是因为有了绿色的对比，红色看起来更加鲜艳了。除了视觉有对比，嗅觉、味觉和皮肤感觉都有对比现象。如患者喝过苦的药水，再吃甜的东西，会觉得更甜；触摸过冷的东西再摸热的东西，会觉得更热。

3. 感觉的相互作用 当我们听到节奏感很强的音乐时，会觉得灯光也和音乐节奏一起闪动。这种一个刺激不仅引起一种感觉同时还引起另一种感觉的现象，称为联觉。联觉现象在日常生活中非常普遍。教室和病房需要安静，其装饰常常采用冷色调，冷色使人感到清凉平静。电冰箱大多数是白色为主的冷色调，因为红色等暖色调会让人产生制冷效果不好的错觉。

4. 感觉的补偿与发展 在不同的生活实践中，人的感受性发展也不相同。尤其是通过专门的训练可使人的某种感觉比常人敏感，如调音师的听觉比常人灵敏。如果一个人丧失某种感觉，由于生活的需要，会使其他感觉更加敏锐来补偿。如盲人的听觉和触觉更加灵敏。

5. 感觉后像 音乐停止后，声音还在耳边萦绕；电灯熄灭了，灯泡的形象还能在眼前保留一会儿。这种外界刺激停止作用后，感觉形象还能暂时保留一段时间的现象，称为感觉后像。感觉后像有正后像、负后像两类之分。正后像在性质上和原感觉的性质相同，负后像的性质则同原感觉的性质相反。比如，注视电灯一段时间后，关上灯，仍有一种灯好像在那亮着的感觉印象，这是正后像。

知识链接

痛觉

皮肤感觉和内脏感觉中都有痛觉，它们之间的区别在于内脏感觉中的痛的性质不清，定位不准，而且具有放射的作用。皮肤感觉中的痛是扎的痛还是拧的痛很清楚，定位也很准确；内脏感觉中的痛经常难以说清楚是胀的痛还是拧的痛。阑尾的位置在腹部的右下方，阑尾发炎时患者开始可能会觉得上腹部痛；心绞痛有时会放射到肩胛骨的位置。

尽管外部和内部的痛有这些区别，但痛觉对机体具有保护的作用却是共同的。痛觉的产生告诉我们身体的某个部位受到了伤害，发生了病变，给我们一个信号，让我们加以保护。所以，痛觉具有生物学的意义。正是因为这个原因，痛觉最难以适应。人如果没有痛觉，这是很危险的。

人们对痛觉的感受有很大的差别。有的人怕痛，有的人不怕痛。这在很大程度上和一个人对痛的认识、态度以及性格和意志有关系。一般来说，不怕痛反而会减少疼痛带来的痛苦；越怕痛越会觉得痛。

解释痛觉有很多理论，在临床上也有针刺麻醉的实践，说明痛觉对人的重要，也说明对痛觉研究的迫切。

二、知觉

（一）知觉的概念

知觉是人脑对直接作用于感觉器官的客观事物的整体属性的反映。知觉是在感觉的基础上产生的。知觉与感觉都是人脑对直接作用于感觉器官事物的反映，但是感觉只反映事物的个别属性，知觉则反映事物的整体属性；知觉对事物的反映依赖于个人的知识经验，并受人的主观态度影响，而感觉则不依赖于个人的知识和经验。

（二）知觉的种类

（1）根据事物的属性，我们把知觉分为了空间知觉、时间知觉和运动知觉。空间知觉是对物体的形状、大小、深度、方位等空间特性的知觉。时间知觉是对事物的延续性和顺序性的反映。运动知觉是对物体在空间中的位移产生的知觉。

（2）根据在知觉过程起主导作用的感官渠道不同，将知觉分为视知觉、听知觉、嗅知觉、味知觉、触知觉等。

（三）知觉的特性

（1）选择性。每时每刻作用于感觉器官的事物有很多，人不能把所有作用于感觉器官的事物都纳入自己的意识范围，而总是把某一事物作为知觉的对象，周围的事物作为知觉背景。知觉对象清楚突出，而知觉背景模糊不清，这种对外界事物进行选择的知觉特性，称为知觉的选择性。由于知觉选择性，人能集中注意少数重要的刺激或刺激的重要方面，而排除次要刺激的干扰。知觉的对象并不是固定不变的。知觉对象与知觉背景是相对的，可以发生变换，如图 2-3 所示。

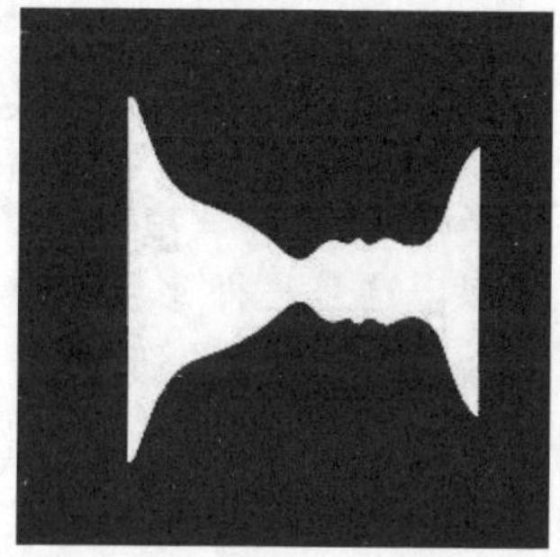

图 2-3 知觉选择性

（2）整体性。知觉的对象由不同的部分组成，有不同的属性，但我们并不把它感知为个别孤立的部分，而总是把它作为具有一定结构的整体来反映，甚至当某些部分被遮盖或抹去时，我们也能够将零散的部分组织成完整的对象，知觉的这种特性称为知觉的整体性或知觉的组织性。格式塔心理学家曾对知觉的整体性进行过许多研究，提出知觉是把组成事物的各个部分，按照一定的规律，以稳定并且连贯的形式组织。知觉整体性见图 2-4。

（3）理解性。知觉的目标之一是以自己的过去经验来解释知觉的对象，并用词汇或概念对其进行命名或归类，即给知觉对象赋予一定的意义，这种人们以已有的知识经验为基础，去理解和解释事物，使

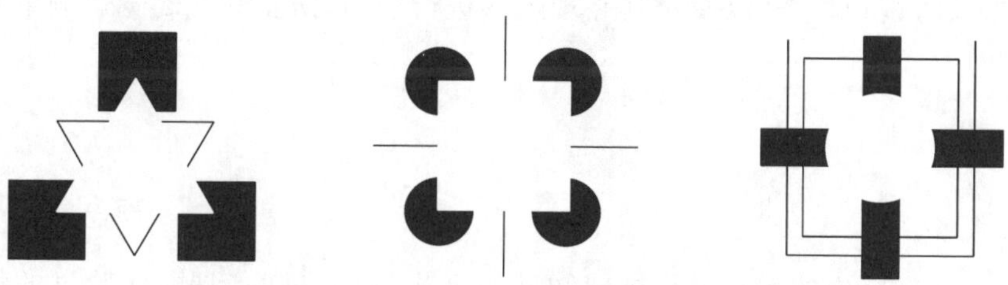

图 2-4 知觉整体性

它具有一定的意义的特性，称为知觉的理解性。即便在非常困难的条件下，人也能够依据特别微小而零散的线索试图对知觉对象命名，并把它归入到熟悉的一类事物之中，知觉的理解性是以知识经验为基础的，有关的知识经验越丰富，对知觉对象的理解就越深刻、越全面，知觉也就越来越迅速、越来越完整、越来越正确，如一个经验丰富的护理工作者对疾病和患者的知觉要比新护理工作者来得更加快速、深刻、完整，另外，言语对人的知觉具有指导作用，言语提示能在环境相当复杂、外部标志不很明显的情况下，唤起人的回忆，运用过去的经验来进行感知，言语提示越准确、越具体，对知觉对象的理解也越深刻、越广泛。知觉理解性见图 2-5。

（4）恒常性。知觉的恒常性是指由于知识和经验的参与，使知觉并不随着知觉条件的变化而变化。知觉恒常性现象在视知觉中表现得很明显、很普遍，主要表现为大小恒常性、形状恒常性、明度恒常性、颜色恒常性。知觉恒常性见图 2-6。

（四）错觉与幻觉

1. 错觉 对刺激的主观歪曲的知觉称为错觉，错觉是客观存在的，通过主观无法克服，有固定的倾向。只要具备条件，错觉就必然产生，这是有规律的。错觉有线条长短的错觉、线条方向的错觉等。电影、电视中的特技镜头、霓虹灯的变换效果等，都是错觉在现实生活中的应用。

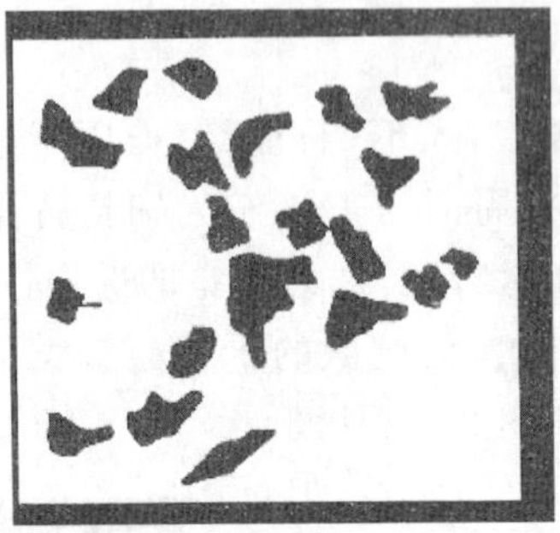

图 2-5　知觉理解性

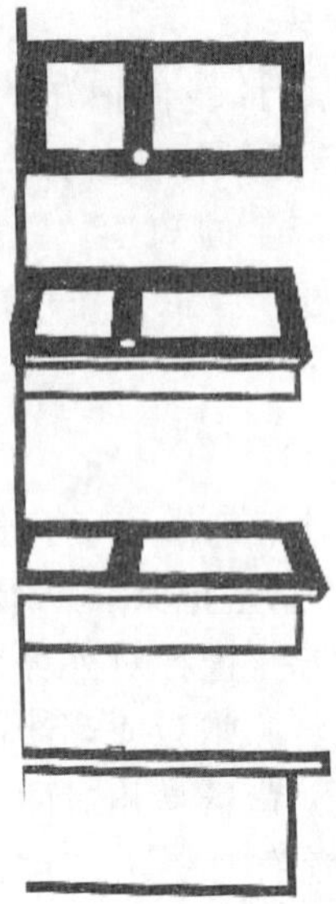

图 2-6　知觉恒常性

2. 幻觉　幻觉是指没有相应的客观刺激时所出现的知觉体验。它是一种主观体验，主体的感受与知觉相似。这是一种比较严重的知觉障碍。幻觉与错觉不同之处在于前者没有客观刺激存在，后者有客观刺激，且大多数人都一样。由于其感受常常逼真生动，可引起愤怒、忧伤、惊恐、逃避乃至产生攻击别人的情绪或行为反应。企图说服出现幻觉体验的人不相信幻觉有时是徒劳的。幻觉偶然也能见于正常人。例如在似睡非睡的时候，出现幻听或幻视，称为入睡前幻觉；将醒而又嗜睡时出现的幻觉，称为睡醒前幻觉。幻觉也能通过暗示方式产生。如过去文献中记载的有些沉溺于宗教狂热的人，声称见到了"观音菩萨"或"耶稣基督"等，并不一定有病理意义。但是，应当说，幻觉大多是病理性的。如果一个人多次出现幻觉，应当及时进行检查，以便对其心理障碍进行诊治，防止其在幻觉影响下发生伤人、出走或自杀等意外。

三、记忆

（一）记忆的概念

记忆是过去经验在人脑中的反映。个体感知过的事物、思考过的问题、体验过的情感、从事过的活动都会在头脑中留下痕迹，并在一定条件下呈现出来，这就是记忆。

（二）记忆的分类

1. 根据记忆内容分类

（1）形象记忆：以被感知事物的形象为内容的记忆。主要通过感觉、知觉获取的记忆，比如看到的美景、听到的旋律、闻过的香味、吃过的美食都属于形象记忆。

（2）逻辑记忆：以概念、公式、规律等为内容的记忆。比如对万有引力公式的记忆属于逻辑记忆。

（3）情绪记忆：以体验过的某种情绪、情感为内容的记忆。俗语"一朝被蛇咬，十年怕井绳"就是描述的情绪记忆。

（4）运动记忆：以过去做的运动或动作为内容的记忆。比如学游泳时对于游泳姿势和动作的记忆就属于运动记忆。

2. 根据记忆材料分类

（1）瞬时记忆：当客观刺激停止作用后，感觉信息在一个极短的时间内被保存下来，存储时间在 0.25～2 s，也叫感觉记忆或感觉登记。形象鲜明，储存容量大，但容易消失，被注意可转入短时记忆。

（2）短时记忆：瞬时记忆的信息被注意后，记忆转入短时记忆，保持时间不超过 1 min。它的容量相当有限，为 7±2 个单位。通过精细加工能转为长时记忆。

(3) 长时记忆：信息保存时间在 1 min 以上，乃至终生的记忆。信息的来源大部分是对短时记忆内容的加工，也有由于印象深刻而一次获得的。长时记忆的容量几乎无限大。

（三）记忆的过程

记忆由识记、保持、再现三个基本环节组成。

1. 识记 识记是记忆的开始，是外界信息输入大脑并进行编码的过程，也是人们学习和取得知识经验的过程。识记可分无意识记和有意识记两种。

无意识记是没有预定目的、也不需要付出努力的识记。一般来说，人们感兴趣的事物、有重大意义的事物、许多知识经验都可以通过无意识记进行记忆。但是无意识记具有片面性、偶然性等特点，不利于系统地学习知识。

有意识记是事先有明确目的、并需要付出努力的识记。如外语单词的记忆。有意识记是系统学习和掌握知识的主要手段，在学习和工作中具有重要意义。根据记忆材料的识记，有意识记还可分为机械识记和意义识记。意义识记比机械识记持久，并且更易于再认或回忆。

2. 保持 知识经验在大脑中储存和巩固的过程叫保持。保持是信息储存的动态过程，因为随着时间的推移，保持的内容在量和质两方面发生变化。由于每个人的知识和经验不同，信息保持的变化也不尽相同，识记获得知识经验，保持把识记的内容储存在大脑中，识记的次数越多，知识和经验保持得就越牢固。

3. 再现 再现又包括再认和回忆，再认和回忆是储存的信息被提取的过程。识记过的材料重现时能够识别出来，就是再认。经历过的事物不在眼前却能在头脑中浮现出来，就是回忆。再认要求记忆牢固程度不高，比如做选择题就是再认。回忆要求记忆牢固程度较高，比如做填空题时就是回忆。再认和回忆都是从大脑中提取已经储存的信息，只是形式不一样。

记忆的过程是一个完整的过程，这个过程的三个环节是密不可分的，缺少任何一个环节记忆都不能完成。识记是保持和再现的前提，没有识记就没有保持，更不会有再现；识记了没有保持，就不会有再现，保持是识记和再现的中间环节；再现是识记和保持的结果，有助于所学知识的巩固或经验的获得。

不能将识记过的事物再现就是发生了遗忘。

（四）遗忘

遗忘是对识记过的事物不能再认或回忆，或者表现为错误的再认或回忆。德国心理学家艾宾浩斯对遗忘规律做了系统研究，绘成遗忘曲线，称为艾宾浩斯遗忘曲线。它描述了两条遗忘规律：一是遗忘的进程先快后慢、先多后少；二是遗忘与时间呈正相关，时间越长，遗忘的越多。艾宾浩斯遗忘曲线见图 2-7。

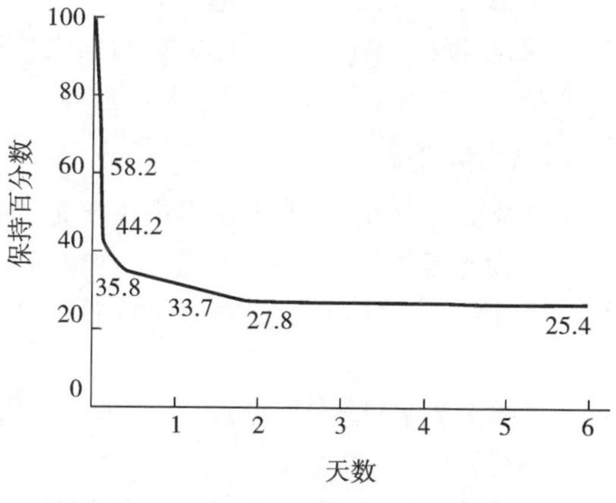

图 2-7 艾宾浩斯遗忘曲线

艾宾浩斯遗忘曲线表明遗忘的进程是先快后慢，因此，我们在学习时应注意及时复习，科学记忆。

四、思维

（一）思维的概念

思维指人脑对客观事物的本质和事物之间内在联系的认识。思维和感觉、知觉一样都是人脑对客观事物的反映，但感觉、知觉是对事物的直接反映，主要反映事物的外部特征和外部联系，属于认识的低级阶段；思维是认识的高级阶段，反映的是客观事物共同的、本质的特征和内部联系。

（二）思维的特性

思维具有间接性和概括性两个特征。

1. 间接性　间接性是指人们借助于已有的知识经验或媒介，来理解和认识另一些没有被直接感知或不可能被直接感知的事物。例如，医生通过观察询问患者的症状来诊断疾病。

2. 概括性　概括性是指在大量感性材料的基础上，把一类事物共同的特征和规律抽取出来，加以概括。例如，苹果、桃、梨都是水果。

（三）思维的种类

1. 根据解决问题的方式来分类。

（1）动作思维：通过实际动作来解决问题的思维过程。如护士扎针，是一边操作一边思考的，其操作的动作就是思维的形式。

（2）形象思维：利用头脑中的具体形象来解决问题的思维过程。如装修设计师在装修设计时，要在头脑里先构思，这里放沙发、那里放书架、中间放桌子，这就是形象思维。

（3）抽象思维：用概念、理论来推理解决问题的过程，如数学公式的证明过程。抽象思维以词为中介反映现实，是思维本质的特征。

2. 根据思维探索答案的方向不同进行分类

（1）聚合思维：把各种信息聚合起来，朝一个方向聚拢，形成唯一答案的思维。又叫求同思维。例如请概括猕猴桃、火龙果、牛油果的共同特点。

（2）发散思维：从一个目标出发，沿不同的路径，探索多个答案的开放性思维。又叫求异思维。发散思维更具有创造性。

3. 根据思维是否具有创造性来分类

（1）常规性思维：用已知的方法来解决问题的思维。

（2）创造性思维：用独创的方法来解决问题的思维。

（四）思维的过程

思维是外界事物的信息通过大脑进行复杂加工的过程，包括分析与综合、抽象与概括。

1. 分析与综合　分析指在头脑中把事物分解为各个部分或各种属性的过程。综合是在头脑中把事物的各个部分、各种属性结合起来，形成一个整体的过程。

2. 抽象与概括　在头脑中把事物的本质特征抽取出来，并舍弃其非本质的属性和特征的过程即为抽象。概括是把抽象出来共同属性和本质特征综合在一起的过程。

（五）思维的品质

（1）思维的广阔性：在思维过程中善于把握事物之间的联系，全面而细致地思考问题、分析问题，而不是孤立片面地考虑问题，只见局部，不见整体。

（2）思维的深刻性：在思维过程中能透过现象看本质，而不是对事物的认识仅仅在表面现象和外部联系上。

（3）思维的灵活性：在思维过程中，善于根据客观条件的发展变化灵活机智地解决问题，而不是机械呆板、墨守成规。

（4）思维的敏捷性：在思维过程中能够迅速地发现问题和及时地解决问题，而不是遇事优柔寡断、犹豫不决、束手无策等。

（5）思维的独立性：在思维过程中善于独立地分析问题和解决问题，而不是遇事缺乏主见、盲从附和、人云亦云等。

（6）思维的逻辑性：在思维过程中善于遵循逻辑规律。提出问题明确，论证问题条理清楚、有理有据、有说服力，结论确实可靠，有依据。

五、想象

（一）想象的概念

想象是人脑对已有表象进行加工改造，形成新形象的心理过程。表象是曾经感知过的事物在头脑

Note

中留下的印象，而想象是在表象的基础上，是对头脑中存储的表象进行加工改造、重新组合，创造出新形象的过程。

（二）想象的种类

1. 无意想象 没有预定目的、不自觉地产生的想象称为无意想象。例如，人们看到天上的白云不自觉地会想到柔软的棉花、雪白的羊群等各种各样的形象就属于无意想象。梦是在睡眠中产生的想象活动，是典型的无意想象。

2. 有意想象 按一定目的、自觉进行的想象叫有意想象。根据想象内容的新颖程度和形成方式的不同，有意想象可分为再造想象、创造想象和幻想。

（1）再造想象：根据言语的描述或图样的示意在头脑中形成相应的新形象的过程。例如，读毛泽东的诗词《沁园春·雪》时，头脑中会出现北国冬日长城内外的壮丽雪景；学习时通过解剖挂图想象实体的形象等，都是再造想象。

（2）创造想象：根据一定的目的、任务，在头脑中独立地创造出前所未有的新形象的过程。在科学发明、文艺创作、新产品设计时，脑中构成的新形象都属于创造想象。

（3）幻想：与个人的生活愿望相联系并指向未来的想象。积极的幻想，符合事物的发展规律，并具有一定的社会价值和实现的可能性，一般称为理想。消极的幻想，违背客观事物的发展规律，且毫无实现的可能，一般称为空想。例如，有人幻想长生不老，到处寻找灵丹妙药，就是空想。

知识链接

睡眠

人们正常的睡眠结构周期分两个时相：非快速眼动睡眠期（NREM）和快速眼动睡眠期（REM）。NREM 与 REM 交替出现，交替一次称为一个睡眠周期，两种循环往复，每夜通常有 4～5 个睡眠周期，每个周期 90～110 min，经历 5 个不同阶段，国际睡眠医学将睡眠阶段分为五期：入睡期、浅睡期、熟睡期、深睡期、快速动眼期。

人类不同年龄的睡眠时间是不同的，婴儿的睡眠时间为 20 h，幼儿需要 9～12 h，学童需要 9～10 h，成人需要 7～9 h，老年人需要 6～8 h，大于 80 岁的老年人需要 9～10 h。

在快速眼动期，脑波迅速改变，出现与清醒状态时的脑波相似的高频率、低波幅脑波，但其中会有特点鲜明的锯齿状波。睡眠者通常会有翻身的动作，并很容易惊醒，似乎又进入下一阶段的睡眠，但实际上是进入了一个被称为快速眼动睡眠期（rapid eye movement sleep，REM）的睡眠阶段。因为，此时除了脑波的改变之外，睡眠者的眼球会呈现快速跳动现象。如果此时将其唤醒，大部分人报告说正在做梦。因此，REM 就成为睡眠第五个阶段的重要特征，也成为心理学家研究做梦的重要根据。

六、注意

（一）注意的概念

注意是指心理活动对一定对象的指向和集中，注意具有指向性和集中性两个特点。指向性是指心理活动有选择地指向某些对象，集中性是将心理活动聚集在所选择的事物上，排除各种干扰，以保证对象得到鲜明、清晰的反映。

注意不是独立的心理过程，而是一种伴随状态，它总是通过感觉、知觉、记忆、思维、想象、意志等心理过程表现出来，并且贯穿于心理过程的始终，一旦注意终止，心理过程将偏离目标，甚至终止。脱离心理活动的注意不能独立存在，离开注意，也没有心理活动。

（二）注意的分类

根据注意有无目的性及是否需要意志努力，可把注意分为无意注意、有意注意和有意后注意。

Note

(1) 无意注意:没有预定目的,也不需要付出意志努力的注意。注意的引起与维持不是依靠意志的努力,而是取决于刺激物本身的性质。对于突然出现、新颖、对比鲜明、强度大的刺激,容易引起无意注意。例如,上课时,突然从教室外闯进一个人来,这时大家会不约而同地把目光朝向他,并不由自主注意他。

(2) 有意注意:有预定目的并需意志努力的注意。例如上课听讲就是一种有预定目的、需要一定意志努力的注意。人类只有依靠有意注意才能获得系统的科学知识和从事有意义的实践活动。

(3) 有意后注意:有预定目的,但不需要意志努力的注意。它是在有意注意的基础上发展起来的。例如,儿童学钢琴是有意注意,当熟练后再演奏就是一种有意后注意。

(三) 注意的品质

(1) 注意的广度:又称注意的范围,指在同一时间内清楚把握的对象数量。人在同一时间内能清楚注意到东西的数量是有限的,同一时间内注意的对象越多,注意的范围就越大。许多职业都需要有较大的注意范围,如体育裁判员、汽车驾驶员、飞行员等。

(2) 注意的稳定性:注意能否长时间保持在某种事物或从事的某种活动上。维持的时间越长,注意越稳定。注意的稳定性是衡量注意品质的一个重要指标,它在人们的生活和工作中具有重要的意义。实际上,人的注意很难长时间保持固定不变,经常会有起伏的现象。注意的起伏不会影响注意的稳定性。和稳定性相反的特性为注意的分散,是一种不良的注意品质。外科医生手术时聚精会神地工作,才能保证手术的成功。

(3) 注意的分配:在同一时间内把注意指向不同的对象和活动。例如,汽车驾驶员开车时,需要一边观察路况、路标、来往行人、车辆等,又要注意操作方向盘和监视各种仪表。所谓"眼观六路""耳听八方",指的就是注意的分配。

(4) 注意的转移:根据一定的目的,主动地把注意从一个对象转移到另一个对象上去。例如门诊医生在给一个患者诊治结束后,将注意力集中到下一个患者身上。灵活而又正确的转移是提高工作效率的基础。

七、认知与临床

(一) 认知心理学

在临床上,认知心理学的相关知识得到了广泛的推广和应用,促进了认知心理生理学、认知神经心理学的发展。认知心理生理学是指心理学与生理学交叉的学科。从心理学和生理学角度研究人的认知过程及其机制。其研究常借助电子技术解决传统的"心理"问题。其基本论点是人的认知过程均发生在某些躯体系统相互作用之时,可采用一些精密仪器直接进行测量。这些躯体系统包括感受器(眼、耳等)、中枢神经系统(主要是脑)、骨骼肌肉系统、自主系统(胃肠道、心血管系统等)及其神经。

各系统之间是相互作用的,其中某一系统通过复杂的控制回路影响其他系统而发生变化。对研究资料的分析和理论探讨常从心理学、医学和生物医学工程等方面来进行。

认知神经心理学是近年来兴起的一门交叉学科,属于心理学、认知科学、神经科学的交叉领域。认知神经心理学是认知心理学的分支,它是在传统的认知心理学和神经心理学的基础上逐渐发展起来的。

认知神经心理学属于认知心理学的一个分支,它是以有特定认知过程受损或未能正常获得某些认知能力的患者为研究对象,来推知人类正常的认知结构和心理信息加工方式的学科,是揭示认知过程及其脑机制的核心研究手段之一。

认知神经心理学的目的是探讨当人们执行认知活动的时候,心理信息加工过程是怎样的,所采用的手段是研究这些认知功能受损的患者。研究认知神经心理学的方法也可以用于研究发展性认知障碍,如阅读障碍,或者特殊的言语损伤,这就是发展性认知神经心理学。这些方法还可以用于高级认知方面的研究,如信念形成和心理理论。这些高级认知方面的障碍是精神病学的范畴,因此这类研究错觉、幻想或虚构等的认知神经心理学叫作认知神经精神病学。认知神经心理学的典型特征:①研究症状,而不是并发症;②采用个案研究,而不是群体研究;③主要数据来源是症状间的双分离;④致力于模块化认知模型的建立。

认知神经心理学的研究思路：通过脑损伤造成的选择性认知功能的障碍和保留的认知环节，推测正常人大脑的认知机制。具有较强的选择性，认知功能障碍的患者为认知神经心理学研究特定认知功能的研究对象。

（二）认知疗法

认知疗法用于治疗许多疾病和心理障碍，如抑郁症、焦虑症、神经性厌食、性功能障碍、药物依赖、慢性疼痛、精神病的康复期治疗等。其中最主要的是治疗情绪抑郁患者，尤其对于单相抑郁症的成年患者来说是一种有效的短期治疗方法。根据美国宾夕法尼亚大学的报道，认知疗法主要适用于治疗单相抑郁症门诊患者，抑郁症一般经过12周的认知疗法，80%的患者有显著改善，疗效优于用丙咪嗪药物治疗的对照组，随访一年，疗效稳定。另外，爱丁堡大学，哥伦比亚大学和匹兹堡大学的研究组也分别报道了认知疗法可以取得像抗抑郁药物一样的疗效。

认知疗法还可作为神经性厌食、性功能障碍和酒精中毒等患者的治疗方法之一。在对神经性厌食患者的治疗中，除了药物治疗、饮食治疗和家庭治疗外，主要改变患者的歪曲认知，因为这些患者往往存在着对自身外形、面庞等方面的认知异常，因此必须矫正他们的错误认知。要求患者完成一定热量食物的摄入，并自我监察体重、情绪和自动化思维，逐步改变不良认知。

另外，认知疗法还适用于治疗广泛性焦虑、社交恐惧、人格障碍、偏头痛、考试前紧张焦虑、情绪的易激惹以及慢性疼痛患者。对于海洛因成瘾患者，认知疗法可以作为辅助治疗手段，加强治疗作用。近年来有些报道认为，认知疗法与药物治疗合用，可治疗某些精神分裂症患者的妄想。

（三）常见心理障碍的认知解释

心理障碍是生理、心理与环境等多因素交互作用的结果。认知疗法认为当事人的认知起着重要的作用，贝克认为每一种神经症障碍都有特定的认知内容，了解这些可以对认知干预提供有益的帮助。

（1）抑郁症患者出现的认知主题：剥夺、挫败、失落。抑郁症患者受挫后会无端地自罪自责，夸大自己的缺点，缩小自己的优点，还会把全部责任归咎于他们自己，表现出一种认知上的不合逻辑性和不切实际性。抑郁症患者对自己的评价总是很消极。这种消极的思维，使其眼中的自己和未来，都蒙上了一层厚厚的灰色，他常常坚信自己是一个失败者，并且失败的原因全在于自己。他坚信自己低人一等、不够聪明、不够称职、不够漂亮、不够富有等。总之干什么都不会成功，都没有希望。抑郁症患者的这些观点常常是扭曲的，与现实不相符合的。

抑郁症患者消极的认知方式来源于其深层的认知图式，而个体的认知图式又与他的个人经历、对重要人物的认同以及对别人态度的感知等因素有关，遗传因素的作用也是不可忽视的方面。认知图式形成后，会潜在影响人们的思维和行为。一般不会被个体主观意识到。如童年有过重大丧失体验的人，成年后遇到人际关系破裂的打击，可能触发其潜在的丧失感；考试成绩不佳、患病、遇到严重困难，会诱发失败、失落的强烈体验。随着不良体验的加深，其想法逐渐充满抑郁的内容，而不考虑现实情况，将会逐步失去客观判断的能力。

（2）焦虑症患者出现的认知主题：危险，对自己意识到的危险过度夸大；对事物的失控做灾祸性的解释。其认知的内容大部分都围绕着身体或心理、社会的危险，如怕死去、怕发疯、怕失控、怕晕倒、怕被人注视、怕出错、怕发生意外等，他们会有选择性地注意筛查身体或心理的威胁性信息。例如，当事人的一个亲友患心肌梗死死去，她在目睹抢救过程之后，头脑中出现了“要是患心脏病就太可怕了”的想法，当夜睡梦中惊醒，感到心跳、胸闷，于是认为自己已经得了心脏病了，这种灾难性的想法和解释将焦虑推向了高峰，甚至可能形成惊恐发作。

焦虑症患者的认知图式具有倾向于对通常情境做威胁性甚至灾难性的解释，他们或者缺乏信心，认为自己无能，或者期望过高，而实际情况常常与他们的期望不一致。当出现这种认知不协调时，或者维持原有的信念，否定或排斥现实经验，或者转变自己的信念，加之又缺乏积极的应对策略，焦虑的发生就在所难免了。我国学者的研究证实了焦虑的认知内容是以“危险”为主题的，躯体感觉和认知错误在焦虑发生发展中起重要作用。

Note

综上所述，认知与临床的关系密切，护士在掌握了认知相关知识后，能够更好地理解患者的病情，尤其是具有认知障碍患者的病情特点，从而能够更加有效地开展针对性的护理措施。

第二节　情绪与情感过程

一、概述

（一）情绪和情感的概念

情绪和情感是指人对客观事物是否符合自身需要而产生的态度体验。情绪和情感是人对外界客观事物的态度体验，是人脑对外界客观事物与主观需要之间关系的反映。

首先，情绪和情感是以人的需要为中介的一种心理活动，它反映的是外界客观事物与主体需要之间的关系。外界客观事物符合主体的需要，就会引起积极的情绪体验；否则便会引起消极的情绪体验，这种体验构成了情绪和情感的心理内容。

其次，情绪和情感是主体的一种主观感受，或者说是一种内在的体验。它不同于认识过程，因为认识过程是以形象或概念的形式来反映外界事物的。

再次，情绪和情感有其外部表现形式，即人的表情。表情包括面部表情、身段表情和言语表情。面部表情是面部肌肉活动所组成的模式，它能比较精细地表现出人的不同的情绪和情感，是鉴别人的情绪和情感的主要标志；身段表情是指身体动作上的变化，包括手势和身体的姿势；言语表情是情绪和情感在说话的音调、速度、节奏等方面的表现。表情既有先天的、不学而会的性质；又有后天模仿学习获得的性质。

最后，情绪和情感会引起一定的生理上的变化，包括心率、血压、呼吸和血管容积上的变化。如愉快时面部微血管舒张，害怕时脸变白、血压升高、心跳加快、呼吸减慢等。

（二）情绪与情感的区别与联系

情绪和情感是既有区别又有联系的两个概念。情绪和情感的区别见表2-1。

表2-1　情绪与情感的区别

情　绪	情　感
与生理需要相联系	与社会需要相联系
发生早，与生俱来，共有性	发生晚，人类独有
情境性、暂时性、冲动性、外显性	稳定性、持久性、深刻性、内隐性

情绪和情感是同一类心理过程，因而存在着密切的联系。一方面，情感离不开情绪，稳定的情感是在情绪的基础上形成的，同时又通过情绪反应得以表达，离开情绪的情感是不存在的。另一方面，情绪也离不开情感，情绪变化往往反映内在的情感，在情绪发生的过程中常常深含着情感。因此情绪和情感是不可分割的。情绪是情感的基础和外部表现，情感是情绪的深化和本质内容。

（三）情绪情感的功能

1. 适应功能　情绪和情感是有机体生存、发展和适应环境的重要手段。有机体通过情绪和情感所引起的生理反应能够发动其身体的能量，使机体处于适宜的活动状态，便于机体适应环境的变化。同时，情绪和情感还可以通过表情表现出来，以便得到别人的同情和帮助。例如，在危险的情况下，人的情绪反应使机体处于高度紧张的状态，身体能量的调动可以让人进行搏斗，也可以呼救，求得别人的帮助。

情绪和情感的适应功能从根本上来说，就是服务于改善人的生存和生活的条件。婴儿通过情绪反应与成人交流，以便得到成人的抚爱；成人也要通过情绪表现来反映他的处境是好还是坏。在社会生活

Note

中，人们用微笑表示友好，用示威表示反对；人们还可以通过察言观色了解对方的情绪状态，以利于决定自己的对策，维护正常的人际关系。这些都是为了更好地适应社会需要，求得更好的生存和发展的条件。

2. 动机功能 情绪和情感构成一个基本的动机系统，它可以驱动有机体从事活动，提高人的活动的效率。一般来说，内驱力是激活有机体行动的动力，但是，情绪和情感可以对内驱力提供的信号产生放大和增强的作用，从而能更有力地激发有机体的行动。例如，缺水使血液变浓，引起了有机体对水的生理需要。但是只是这种生理需要还不足以驱动人的行为活动，如果意识到缺水会给身体带来危害，因而产生了紧迫感和心理上的恐惧，这时，情绪和情感就放大和增强了内驱力提供的信号，从而驱动了人的取水行为，成了人的行为活动的动机。

情绪和情感的动机作用还表现在对认识活动的驱动上。认识的对象并不具有驱动活动的性质，但是，兴趣却可以作为认识活动的动机，起着驱动人的认识和探究活动的作用。

3. 组织功能 情绪和情感对其他心理活动具有组织的作用，它表现在积极的情绪和情感对活动起着协调和促进的作用；消极的情绪和情感对活动起着瓦解和破坏的作用。这种作用的大小还和情绪情感的强度有关，一般来说，中等强度的愉快情绪有利于人的认识活动和操作的效果；痛苦、恐惧这样的消极情绪则降低操作的效果，而且强度越大，效果越差。

情绪和情感对记忆的影响表现在愉快的情绪状态下，容易记住带有愉快色彩的材料；在某种情绪状态下记住的材料，在同样的情绪状态下也容易回忆起来。

情绪和情感对行为的影响表现在当人处于积极的情绪状态时，他容易注意事物美好的一面，态度变得和善，也乐于助人，勇于承担重任；在消极情绪状态下，人看问题容易悲观，懒于追求，但更容易产生攻击性行为。

4. 信号功能 情绪和情感具有传递信息、沟通思想的功能。情绪和情感都有外部的表现，这就是表情。情绪和情感的信号功能是通过表情来实现的，如微笑表示友好，点头表示同意等。表情还和身体的健康状况有关，医生常把表情作为诊断的指标之一，中医的望闻问切中的“望”包括对表情的观察。此外，表情既是思想的信号，又是言语交流的重要补充手段，在信息的交流中起着重要的作用。从发生时间上来说，表情的交流比言语的交流出现早。

（四）情绪理论

1. 情绪的外周理论 美国心理学家詹姆斯和丹麦生理学家兰格分别于 1884 年和 1885 年提出了观点相同的情绪理论，后人称为詹姆斯-兰格情绪理论。

詹姆斯认为，情绪是对身体变化的知觉，即当外界刺激引起身体上的变化时，我们对这些变化的知觉便是情绪。照他的说法，人并不是因为愁了才哭、生气了才打、怕了才发抖，而是相反，人是因为哭了才悲伤、因为动手打了才生气、因为发抖才害怕。

兰格强调血液系统的变化和情绪发生的关系，他说自主神经系统的支配作用加强，血管扩张，结果便产生愉快的情绪；自主神经系统活动减弱，血管收缩，器官痉挛，结果便产生消极的情绪。

詹姆斯和兰格都强调情绪与机体变化的关系及自主神经系统在情绪发生中的作用，所以被称作情绪的外周理论。这种理论虽然荒谬，也遭到了很多人的反对，但它强调了情绪和自主神经系统活动的关系，引起了人们对情绪机制研究的广泛兴趣，对推动情绪机制的研究起到了重要的作用，所以在情绪心理学的发展中还是有一定地位的。

2. 情绪的丘脑理论 美国心理学家坎农反对詹姆斯、兰格的情绪理论，提出了很多质疑，如坎农认为情绪变化快而生理上的变化慢；同样的内脏器官活动的变化可以引起极不相同的情绪体验；切断动物内脏器官和中枢神经系统的联系，情绪反应并不完全消失；用药物可以引起和某种情绪相同的身体的变化，但却并不产生相应的情绪变化。坎农认为，情绪的生理机制不在外周，而在中枢神经系统的丘脑。激发情绪的刺激由丘脑进行加工，丘脑所产生的神经冲动向上传至大脑皮层，引起情绪的主观体验；向下传至交感神经系统，引起机体的生理变化，所以，身体变化和情绪体验是同时发生的。

3. 情绪的认知理论 美国心理学家沙赫特提出，任何一种情绪的产生，都是外界环境刺激、机体的

Note

生理变化和对外界环境刺激的认识过程三者相互作用的结果，而认知过程又起着决定性作用。1962 年他又和辛格共同设计了一个试验来证明他的理论。他让不同组的被试者产生相同的生理变化，又接受相同的环境刺激，但由于各组被试者对生理变化的认识不同，他们所产生的情绪体验就不相同。

4. 情绪的动机分化理论 汤姆金斯和伊扎德认为，情绪并不是伴随着其他心理活动产生的一种副现象，而是一种独立的心理过程，情绪有其独特的机制，并在人的心理生活中起着独特的作用。

汤姆金斯直接把情绪看作是动机。他认为内驱力的信号需要通过一种放大的媒介才能激发有机体去行动，而情绪正是起着这种放大作用的心理过程。不仅如此，情绪本身可以离开内驱力的信号而起到动机的作用。

伊扎德进一步指出，情绪的主观成分，即体验就是起动机作用，各种情绪体验是驱动有机体采取行动的动机力量。伊扎德还认为情绪是新皮质发展的产物，随着新皮质体积的增长和功能的分化，情绪的种类不断增加，面部肌肉的分化也越来越精细。情绪的分化是生命进化过程的产物，只有情绪的分化，才使得情绪具有了多种多样的适应功能，也只有这样情绪在生存和适应中才起到了核心的作用。

二、情绪与情感的分类

（一）按照生物进化的角度把情绪分为基本情绪和复合情绪

1. 基本情绪 人和动物共有的、不学即会的，与本能活动相联系的情绪。包括快乐、愤怒、悲哀和恐惧四种类型。

2. 复合情绪 由基本情绪的不同组合派生出来的情绪。如：由恐惧、内疚、痛苦、愤怒组合起来的复合情绪为焦虑；由愤怒、厌恶、轻蔑组合的复合情绪为敌意。

（二）情绪状态

根据情绪发生的速度、强度和持续时间，可以把情绪状态分为心境、激情和应激。

1. 心境 心境是一种微弱、持久而又具有弥漫性的情绪体验状态，通常叫作心情。心境并不是对某一事件的特定体验，而是以同样的态度对待所有的事件，让所遇到的事件都产生和当时的心境同样的色调。心境所持续的时间，短的只有几小时，长的可到几周、几个月，甚至更长时间。心境往往由对人有重要意义的事件引起，但人们并不是对引起某种心境的原因都能意识得到，而这种原因肯定是存在的。心境对人的生活、工作和健康会产生重要的影响，积极乐观的心境会提高人的活动效率，增强克服困难的信心，有益于健康；消极悲观的心境会降低人活动的效率，使人消沉，长期的焦虑会有损于健康。

2. 激情 激情是一种强烈、持续时间较短的情绪状态，这种情绪状态具有明显的生理反应和外部行为表现。激情往往由重大、突如其来的事件或激烈的意向冲突引起。激情既有积极的，也有消极的。在激情状态下，人的认识范围变得狭窄，分析能力和自我控制能力降低，因而在激情状态下人的行为可能失控，甚至会发生鲁莽的行为。人应该善于控制自己的激情，学会做自己情绪的主人。

3. 应激 应激是在出现意外事件和在危险情况下所出现的高度紧张的情绪状态。应激状态可通过机体生理机能的变化和调节来进行适应性的防御，以应付外界突如其来的刺激和高度紧张的环境。如果应激状态长期持续，机体的适应能力将会受到损害，结果会导致疾病的产生。

（三）情感种类

1. 道德感 道德感是按照一定的道德标准评价人的思想、观念和行为时所产生的主观体验。包括热爱祖国、热爱人民、热爱社会的情感、集体荣誉感、责任感、同情感等都是同道德评价相联系的情感。

2. 美感 美感是按照一定的审美标准评价自然界、社会生活及文学艺术品时所产生的情感体验。人的审美标准既反映事物的客观属性，又受个人的思想观点和价值观念的影响，所以美感既是客观的，又是主观的，是主客观的对立统一。优美的自然环境可以陶冶人的情操；善良、纯朴的人格特征，公止无私、舍己救人的高贵品质给人以美的感受；奸诈狡猾、徇私舞弊、损人利己的行为则让人厌恶和憎恨。美感体验的强度受人的审美能力和知识经验的制约，对美感的培养和进行美的教育是精神文明建设的重要组成部分。

3. 理智感 理智感是在智力活动过程中所产生的情感体验。例如，对未知事物的好奇心、求知欲和认知的兴趣；在解决问题过程中表现出来的怀疑、自信、惊讶，以及问题解决时的喜悦等都是理智感。理智感不仅产生于智力活动，而且对推动人学习科学知识，探索科学奥秘有积极的作用。

三、情绪的表现

情绪表现是有机体情绪状态的外部表现，亦称"表情"。它包括面部表情、身段表情和言语表情。人类的基本表情有愉快、惊奇、悲伤、愤怒、厌恶和惧怕等。

情绪是高级神经大脑活动的表现形式之一，伴随情绪活动整个神经系统、内分泌系统均有相应的变化，机体器官组织等活动亦发生相应的变化。如情绪平稳、快活、舒畅则呼吸平稳、心搏适中、代谢正常；如情绪呈高亢兴奋状态，则心搏与呼吸加快、代谢增强、体温升高、血管紧张度增加、血压上升、肌肉紧张度增加；如情绪低沉愁楚，则心搏减慢、呼吸低弱、代谢下降、血压与体温下降、肌肉松弛无力等。

人类表情除具有先天性、共同性、习得性、可控性等特性外，还有独特的功能，如适应功能、信息传递功能。因而表情成为人际交往的重要工具和艺术表现的有力手段。它可辅助和替代言语，甚至超越言语。面部表情除额眉、眼鼻和口唇部的肌肉变化外还有自主神经活动。言语表情是情绪在音调和语言的节奏速度等方面的表现；身段表情是情绪在身体动作上的表现，尤其以手势为主。表情比言语更细致、传神，有时唯有运用表情才能将人物复杂而难言的内心活动表达得淋漓尽致，产生此时无声胜有声的效果。

现代研究发现，面部表情还具有生理反馈功能。伍德沃斯提出辨认面部表情的量表，列出 6 种基本情绪的表情。施洛斯贝格进而提出面部表情的识别维度。伊扎德和埃克曼进一步提出了特定的基本情绪的面部模式和标定的标准。

知识链接

微表情

Haggard 和 Isaacs(1966)率先发现微表情，认为微表情与自我防御机制有关，表达了被压抑的情绪。他们的研究当时并未引起其他研究者的重视。因一个偶然的机会，Ekman 和 Friesen(1969)也独立地发现了微表情。他俩受一位精神病学家的委托，对一段抑郁症患者撒谎以掩盖其自杀意图的录像进行检测。然而，Ekman 和 Friesen 起初并未从这段视频中发现该患者有任何异常表现，该患者显得很乐观，表面上没有表现出任何企图自杀的迹象。但当对该录像进行慢速播放并逐帧进行检查时，他们发现在回答医生提出的关于未来计划的问题时，该患者出现了一个强烈的痛苦的表情。在整段视频中，这个表情只占据了两帧的画面，持续时间仅为 1/12 s，Ekman 和 Friesen 称之为微表情。

微表情与普通表情有所不同，它是一种非常快速的表情，持续时间仅为 1/25～1/5 s。因此，大多数人往往难以觉察到它的存在。Ekman 认为，微表情既可能包含普通表情的全部肌肉动作，也可能只包含普通表情肌肉动作的一部分；它往往在人撒谎时出现，表达了人试图压抑与隐藏的真正情感；它是一种自发性的表情动作，表达基本表情。

四、情绪的调控

情绪使我们的生活多姿多彩，同时也影响着我们的生活及行为。当出现消极的情绪时，最好加以调节，不要使情绪给自己的生活及身体带来坏的影响。

情绪调控是指用心理学的方法有意识地调适、缓解、激发情绪，以保持适当的情绪体验与行为反应，避免或缓解不当情绪与行为反应的实践活动。包括认知调适、合理宣泄、积极防御、理智控制、及时求助等方式。具体包括以下几点。

知识链接

情商

情商(emotional quotient),又称情绪智力,简称EQ,主要是指人在情绪、意志、耐受挫折等方面的品质,其包括导商(LQ)等。总的来讲,人与人之间的情商并无明显的先天差别,更多与后天的培养息息相关。它是近年来心理学家们提出的与智商相对应的概念。从最简单的层次上下定义,提高情商是把不能控制情绪的部分变为可以控制的情绪,从而增强理解他人及与他人相处的能力。

戈尔曼和其他研究者认为,这种情绪是由五种特征构成的:自我意识、控制情绪、自我激励、认知他人情绪和处理相互关系。

情商越来越多地被应用在企业管理学上。对于组织管理者而言,情商是领导力的重要构成部分。

1. 用表情调节情绪 有研究发现,愤怒和快乐的面部肌肉使个体产生相应的体验,愤怒的表情可以带来愤怒的情绪体验,所以当我们烦恼时,用微笑来调节自己的情绪可能是个很好的选择。

2. 人际调节 人与动物的区别在于社会属性,当情绪不好时,可以向周围的人求助,与朋友聊天、倾诉、娱乐可以使你暂时忘记烦恼,而与曾经有过共同愉快经历的人则能引起你愉快的感觉。

3. 换个环境 美丽的风景使人心情愉悦,而肮脏的环境会使人烦躁。当情绪不好时,可以选择一个环境优美的地方,在完美的大自然中,心情自然而然会得到放松。还可以去那些曾经开心过的地方,记忆会促使你想起愉快的事情。

4. 认知调节 对于某件事情,不同的人观点不同,做出的解释不同,产生的情绪反应就会不同。所以,我们可以通过改变我们的认知,来改变我们的情绪。比如说在为了某件事烦躁时,可以对事情进行重新评价,从另外一个角度来看问题,改变我们刻板看问题的方式。

知识链接

不合理信念

情绪ABC理论的创始者艾利斯认为,正是由于我们常有的一些不合理的信念才使我们产生情绪困扰,甚至引起情绪障碍。情绪ABC理论中:A表示诱发性事件,B表示个体针对此诱发性事件产生的一些信念,即对这件事的一些看法、解释。C表示自己产生的情绪和行为的结果。不合理信念常常具有以下三个特征。

(1) 绝对化的要求:人们常常以自己的意愿为出发点,认为某事物必定发生或不发生的想法。它常常表现为将“希望”“想要”等绝对化为“必须”“应该”或“一定要”等。例如,“我必须成功”“别人必须对我好”等。这种绝对化的要求之所以不合理,是因为每一客观事物都有其自身的发展规律,不可能以个人的意志为转移。

(2) 过分概括化的评价:这是一种以偏概全的不合理思维方式的表现,它常常把“有时”“某些”过分概括化为“总是”“所有”等。用艾利斯的话来说,这就好像凭一本书的封面来判定它的好坏一样。它具体体现于人们对自己或他人的不合理评价上,典型特征是以某一件或某几件事来评价自身或他人的整体价值。

(3) 糟糕至极的结果:这种观念认为如果一件不好的事情发生,那将是非常可怕和糟糕。例如,“我没考上大学,一切都完了”“我没当上处长,不会有前途了。”这种想法是非理性的,因为对任何一件事情来说,都会有比之更坏的情况发生,所以没有一件事情可被定义为最糟糕。

5. 转移注意力 回避引起消极情绪的问题,如果有些引起消极情绪的问题我们既不能改变自己的观点又不能解决,可以选择先暂时避开问题,不去想它,待情绪稳定时,再去解决问题,而且有时候问题

Note

的解决方案会在做其他事情时不经意地想出来。

五、情绪与临床

临床医学研究证明人的健康与情绪有密切关系。人的情绪是对人与事物的心身反应。情绪分为积极情绪和消极情绪两大类。积极情绪对健康有益，消极情绪会影响心身健康。我国自古就有喜伤心、怒伤肝、思伤脾、忧伤肺、恐伤肾之说，古代医学非常重视人的情绪与健康的关系。当人情绪变化时，往往伴随着生理变化。例如，人在恐惧时，会出现瞳孔变大、口渴、出汗、脸色发白等一系列变化。虽然主观体验并不美好，但这些生理变化在正常的情况下具有积极的作用，可以使身体各部分积极地动员起来，以适应外界环境变化的需要。

过度的消极情绪，长期不愉快、恐惧、失望，会抑制胃肠运动，从而影响消化机能。情绪消极、低落或过于紧张的人，往往容易患各种疾病。因此，只有保持乐观的情绪，才有利于身体健康。

适度的情绪宣泄对健康有益。72 位患有风湿性关节炎的患者参加了这一研究。这种疾病会导致周边关节的慢性炎症，并伴有疼痛和残疾。研究者假定情绪宣泄可以帮助缓解和疾病有关的压力，因此，可以减轻一些日常功能上的问题。一半患者被安排到宣泄组，在连续 4 天里每天用 15 min 向录音机倾诉心灵最深处的感受，身边充满压力的生活事件。控制组则将同样多的时间用在中性任务上，描述彩色风景画。在短期内，宣泄组的患者情况更糟一点——因为任务引发了许多消极的情绪。然而，治疗 3 个月后，在行走和弯腰时宣泄组患者比控制组患者持续体验到了更少的生理机能不良、更少的问题。宣泄组患者独自对录音机进行相对简单的释放，就可以带来可观的改进。

第三节　意 志 过 程

一、概述

意志是指有意识地支配、调节行为，通过克服困难和挫折，以实现预定目的的心理过程。受意志支配的行动叫意志行动。

二、意志的特征

1. 意志行动是有目的的行动　意志的首要特征是具有明确的目的性，这是意志活动的前提。人不是消极被动地适应环境，而是积极能动地改造世界，成为现实的主人。人为了满足某种需要而预先确定目的，并有计划地组织行动来实现这一目的。人在从事活动之前，活动的结果已经把行动的目的以观念的形式存在于头脑中，并用这个观念来指导自己的行动。人的这种自觉的目的性还表现在能发动符合目的的一些行动，同时还能制止不符合目的的另一些行动。

2. 意志行动总是与克服困难相联系　这是意识活动的核心。在实际生活中，并不是人的所有目的的行动都是意志的表现，有的行动虽然也有明确的目的，但如果不与克服困难相联系，就不属于意志行动。所以，个体的行动需要克服的困难越大，意志的特征就显得越充分、越鲜明。

3. 意志行动是以随意运动为基础　随意运动是指可以由人的主观意识控制的运动，主要是由支配躯体骨骼肌的体神经控制躯干四肢的运动。意志行动是有目的的行动，这就决定了意志行动是受人的主观意识调节和控制的。

三、意志的品质

意志品质是指人在意志行动过程中所表现出的比较稳定的意志特点。主要表现在四个方面。

1. 自觉性　自觉性是指一个人在行动中有明确的目的性，能充分认识行动的意义，使之服从于活

Note

动目的和社会要求的品质。具有自觉性品质的人能独立地支配自己的行动，不随波逐流。与自觉性相反的品质是盲目性和独断性。

2. 果断性　果断性是指善于明辨是非，迅速地、不失时机地做出决定的品质。具有意志果断性的人，遇到机会能够当机立断，不失时机地抓住。与果断性相反的品质是优柔寡断和武断。

3. 坚韧性　坚韧性是指在执行决定时能顽强地克服一切困难，坚决地实现预定目标的品质。具有坚韧性的人不会因困难而退缩，不会因压力而屈服，也不会因诱惑而动摇。与坚韧性相反的品质是虎头蛇尾和执拗。

4. 自制性　自制性是指一个人善于管理和控制自己的情绪和行为的品质。自制性表现在意志行动的过程中，主要表现为善于促使自己去周密思考和做出合理的决策，并克服不利因素执行已经做出的决定。与自制性相反的品质是怯懦和任性。

四、意志与临床

研究人员在研究C型性格时发现，斗志有助于减慢癌症或其他严重疾病进程。研究者已经发现了斗志的作用，比如说，对于那些被诊断患上了艾滋病的人；那些不愿意接受他们注定会死亡的现实的个体，通常要比那些认命了的个体生存的时间长。

与意志力强有关的乐观因素也对身体健康有一定影响。乐观的个体将失败进行外部归因，归于事件的不稳定和变动。这种应对风格对于乐观者的健康有很大影响。研究者已经证明，乐观对免疫系统有影响。乐观的人通常更加健康，寿命更长。积极的态度可以减少躯体体验到的慢性应激，并更有可能做出健康的行为。

但集中注意力、权衡目标、缓解压力、克制欲望等所有这些脑力工作都需要身体能量。从而导致个体处于应激状态。如果长时间处于压力状态下，身体就会不停地把能量转移到应对突发状况上。这些能量本应服务于更长期的需求，比如消化、繁殖、治愈创伤、对抗疾病。因此长期的慢性压力会诱发心血管疾病、糖尿病、慢性背痛、不孕不育、感冒和流感。

为了能够保持健康、维持幸福生活，应当放弃对意志力的完美控制。即便人可以增强自己的意志力，也不可能完全控制自己想什么、感觉什么、说什么或者做什么。因此，需要明智地使用意志力的能量。研究表明，每天拿出时间来放松一下，能保护身体，同时增强意志力储备。

综上所述，适度的压力是有意义的健康生活不可缺少的一部分，适当的自控也是必需的。只有明智地使用意志力才能维护我们的心身健康。

第四节　人　　格

一、概述

（一）人格的概念

人格是各种心理特性的总和，即具有一定倾向性的、稳定的心理特征的总和。它主要包括人格心理特征、人格倾向性和自我意识三者构成。

（二）人格的特性

1. 独特性　每一个人都有不同的遗传素质，又在不同的环境条件下发育成长起来，因而每个人都有自己独特的心理特点，这就构成了人格的独特性。心理学家着重于个体差异的研究，但也承认，生活在同一社会群体中的人，也会有一些相同的人格特征。心理学家同样重视对这些共同特征的探讨。人格特征的独特性和共同性的关系就是共性和个性的关系，个性中包含着共性，共性又通过个性表现出来。

2. 整体性 人格的整体性是说，包含在人格中的各种心理特征构成了一个有机的整体，它虽然不能直接观察得到，但却表现在行为中，让人的各种行为所表现出来的特征是一个整体，体现了他独特的精神风貌。

3. 稳定性 由各种心理特征构成的人格结构是比较稳定的，它对人的行为的影响是一贯的，是不受时间和地点的限制的，这就是人格的稳定性。那些在行为中偶然表现出来的，属于一时性的心理特性不能称其为人格特征。例如，性格内向的人因为喝了些酒比较兴奋，一时话多了点，并不表明这个人具有活泼好动的性格特点。所谓江山易改，禀性难移就是说的人格具有稳定性。人格的稳定性并不是说它不会发生变化，实际上随着社会生活条件的变化和一个人的发育成熟，他的人格特点也会发生或多或少的变化。

4. 功能性 外界环境的刺激是通过人格的中介才起作用的，因而，一个人的行为总会打上他的人格烙印。同样面对挫折，性格坚强的人不会灰心；怯懦的人则会一蹶不振。所以，人格能决定一个人的生活方式，甚至能决定一个人的成败。

5. 自然性和社会性的统一 人格是在一定的社会环境中形成的，因而，一个人的人格必然会反映出他所生活的社会环境中文化的特点，以及他受到的教育程度。这说明人格的社会制约性。但是，人的心理，包括人格，又是大脑的机能，人格的形成必然要以神经系统的成熟为基础。所以，人格又是人的自然性和社会性的统一。

知识链接

人格

人格也称个性，源于希腊语 persona，主要是指演员在舞台上戴的面具，不同面具代表舞台人物的不同个性，类似于中国京剧中的脸谱。心理学家借用这个术语用来说明：在人生的大舞台上，人也会根据社会角色的不同来换面具，这些面具就是人格的外在表现。面具后面还有一个实实在在的真我，即真实的自我，它可能和外在的面具相同，也可能截然不同。不管如何，人格描述的都是人的行为模式和特点。

（三）人格的结构

人格是一个复杂的结构系统，它包含着各种成分。主要包括人格心理特征、人格倾向性和自我意识。其中，人格心理特征包括气质、能力、性格，人格倾向性主要是人格的动力特征，包括需要、动机、兴趣、价值观等。

需要和动机是人格的动力，它表现了人格的倾向，是人格中活跃的因素，是人格积极性的源泉。人格的倾向决定着人对现实的态度，决定着人对认识对象的趋向和选择。

知识链接

家庭教养方式与儿童人格特征

研究者把家庭教养方式分成三类。一是权威型，父母过分支配，控制孩子的一切。此类孩子容易消极、被动、依赖、服从、懦弱，做事缺乏主动性，甚至会形成不诚实的人格特征。二是放纵型，父母对孩子过于溺爱，让孩子随心所欲，教育达到失控状态。这类孩子多表现为任性、幼稚、自私、野蛮、无礼、独立性差、唯我独尊、蛮横胡闹等。三是民主型，父母尊重孩子，给孩子一定的自主权，并给孩子以积极正确的指导。这类孩子会形成一些积极的人格品质，如活泼、快乐、直爽、自立、彬彬有礼、善于交往、容易合作、思想活跃等。由此可见，家庭确实是“人类人格的工厂”，它塑造了人们不同的人格特征。

人格心理特征是人的多种心理特点的独特的结合，构成了一个人心理面貌的独特性，说明了心理面貌的个体差异。人格的心理特征包括人的能力、气质和性格。能力是顺利有效地完成某种活动所必须

Note

具备的一种心理特征。气质是表现在心理活动的强度、速度和灵活性等动力特点方面的心理特征。性格则是表现在人对客观事物的态度和与这种态度相适应的行为方式上的人格特征。

二、人格心理特征

（一）能力

1. 能力的概念 能力是完成一项目标或者任务所体现出来的综合素质。人们在完成活动中表现出来的能力有所不同。能力是直接影响活动效率，并使活动顺利完成的个性心理特征。它总是和人完成一定的实践活动相联系在一起的。离开了具体实践既不能表现人的能力，也不能发展人的能力。能力就是掌握和运用知识技能所需的心理特征，达成一个目的所具备的条件和水平。

2. 能力的分类

（1）一般能力和特殊能力。

一般能力是指在进行各种活动中必须具备的基本能力，也称智力。它保证人们有效地认识世界。智力包括个体在认识活动中所必须具备的各种能力，如感知能力（观察力）、记忆力、想象力、思维能力、注意力等，其中抽象思维能力是核心，因为抽象思维能力支配着智力的诸多因素，并制约着能力发展的水平。

特殊能力又称专门能力，它是顺利完成某种专门活动所必备的能力，如音乐能力、绘画能力、数学能力、运动能力等。各种特殊能力都有自己的独特结构。如音乐能力就是由四种基本要素构成：音乐的感知能力、音乐的记忆和想象能力、音乐的情感能力、音乐的动作能力。这些要素的不同结合，构成了不同音乐家独特的音乐能力。

一般能力和特殊能力相互关联。一方面，一般能力在某种特殊活动领域得到特别发展时，就可能成为特殊能力的重要组成部分。例如人的一般听觉能力既存在于音乐能力之中，也存在于言语能力中；另一方面，在特殊能力发展的同时，也发展了一般能力。观察力属一般能力，但在画家的身上，由于绘画能力的特殊发展，对事物一般的观察力也相应增强起来。人在完成某种活动时，常需要一般能力和特殊能力的共同参与。总之，一般能力的发展为特殊能力的发展提供了更好的内部条件，特殊能力的发展也会积极地促进一般能力的发展。

（2）再造能力和创造能力。

再造能力是指在活动中顺利地掌握前人所积累的知识、技能，并按现成的模式进行活动的能力。这种能力有利于学习活动。人们在学习活动中的认知、记忆、操作与熟练能力多属于再造能力。

创造能力是指在活动中创造出独特、新颖、有社会价值的产品的能力。它具有独特性、变通性、流畅性的特点。

再造能力和创造能力是相互联系的。再造能力是创造能力的基础，任何创造活动都不可能凭空产生。因此，为了发展创造能力，首先应虚心学习、模仿、再造。在实际活动中，这两种能力是相互渗透的。

3. 能力的差异 能力是个性心理特征之一，不同的人在能力方面存在差异，其差异一般表现在以下几个方面。

（1）能力类型的差异。

每个人所具有的能力都不仅仅是一种，而是多方面的。对于一个人来说，在他所具有的多种能力中，总有相对来说较强的能力，也有一般的能力和较差的能力，即每个人的能力都是多种能力以特定的结构结合在一起的。由于不同人的能力结构不同，因而能力在类型上便形成差异。如果进一步分析，每一种能力也有类型的差别。如记忆能力，有的人属于视觉型，即视觉识记效果较好；有的人属于听觉型，即听觉识记效果较好；有的人则属于运动型，即有动作参加时识记效果较好等。

由于能力类型的差异，人们在实践活动中处理和解决问题的方式方法常常各不相同，完成相同的任务，往往可以通过不同能力的综合来实现。例如，两个管理者都很好地完成了管理工作，都表现出了良好的组织能力，甲可能是通过综合个人的技术能力、人际交往能力和演说能力从而较好地实施了管理；乙可能是通过综合调查的能力、分析的能力和正确决策的能力，从而圆满地完成了管理任务。

(2) 能力水平的差异。

它是指人与人之间各种能力的发展程度不同,所具有的水平不同。例如,正常的人均具有记忆能力,人与人之间的记忆力强度不同;正常的人也都有思维能力,但思维的广度和深度也不同。在心理学的研究中,有人把能力水平的差异分为四个等级。

①能力低下,轻者只能从事一些较简单的活动,重者丧失活动能力,甚至连生活也不能自理。

②能力一般,即所谓"中庸之才",拥有一定的专长,只限于完成一般的活动。

③才能,即具有较高水平的某种专长,具有一定的创造力,能较好地完成活动。

④天才,即具有高水平的专长,善于在活动中进行创造性思维,取得突出而优异的活动成果,达到常人难以达到的程度和水平。

据调查,能力水平在人群中的分布为能力低下者和天才极少,能力一般者占绝大多数,有才能者较少。

(3) 能力表现的差异:人们的能力表现在时间上是存在差异的。有些人在童年时期就表现出某些方面的优异能力,即所谓的"早熟"。例如,我国唐初的王勃,10 岁能赋,少年时写了著名的《滕王阁序》。也有些人的才能一直到很晚才表现出来,这就是所谓的大器晚成。例如,我国画家齐白石 40 岁才表现出他的绘画才能;达尔文在 50 多岁时才开始有研究成果,写出名著《物种起源》一书。造成这种现象的原因是多方面的,可能是由于这些人在早期没有学习或表现自己能力的机会;也可能是早期智力平常,但经过长期的勤奋努力,能力有了明显的提高。另外,人们能力表现的方式也存在着差异。有些人所具有的某方面能力很容易表现出来,很容易为别人所了解;相反,有些人虽然具有某方面能力,但在他们从事这类活动之前,人们较难发现。造成这种情况的原因主要是人的气质和性格,一般来说,外向型的人所具有的能力较易被人发现;内向型的人所具有的能力则较难被人发现。

知识链接

多元智能理论

多元智能理论是由美国哈佛大学教育研究院的心理学家霍华德·加德纳(Howard Gardner)在 1983 年提出的。加德纳从研究脑部受创伤的患者身上发觉到他们在学习能力上的差异,从而提出本理论。

加德纳认为过去对智力的定义过于狭窄,未能正确反映一个人的真实能力。他认为,人的智力应该是一个量度他的解题能力的指标。根据这个定义,他在《心智的架构》这本书里提出,人类的智能至少可以分成七个范畴(后来增加至九个)。

(1) 语言(verbal/linguistic);

(2) 数理逻辑(logical/mathematical);

(3) 空间(visual/spatial);

(4) 身体-运动(bodily/kinesthetic);

(5) 音乐(musical/rhythmic);

(6) 人际(inter-personal/social);

(7) 内省(intra-personal/introspective);

(8) 自然探索(naturalist,加德纳在 1995 年补充);

(9) 存在(existentialist intelligence,加德纳后来又补充)。

(二) 气质

1. 气质的概念 气质是心理活动表现在强度、速度、稳定性和灵活性等方面动力性质的心理特征。气质相当于我们日常生活中所说的脾气、秉性或性情。心理活动的动力特征既表现在人的感觉、知觉、记忆、思维等认识活动中,也表现在人的情感和意志活动中,特别是在情感活动中表现得更为明显。例如,一个人言谈举止的敏捷性、注意力集中的程度、思维的灵活性,以及他的情绪产生的快慢、强弱程度,

Note

情绪的稳定性和变化的速度，意志努力的强度等，都是他的心理活动的动力特征的表现。

2. 气质类型学说 气质有很多的特征，按这些特征的不同组合，可把人的气质分为几种不同的类型。古希腊医生希波克拉底就观察到人的心理活动的这种现象，他根据自己的观察将人划分为胆汁质、多血质、黏液质和抑郁质四种体质类型。罗马医生盖伦在希波克拉底类型划分的基础上，提出了气质这一概念。所以，希波克拉底是最早划分气质类型并提出气质类型学说的人。在希波克拉底之后出现过多种气质类型的学说，比较有影响的包括希波克拉底的学说在内，有以下几种。

(1) 体液说：希波克拉底提出，人体内有四种液体，即血液、黏液、黄胆汁和黑胆汁。每一种液体和一种气质类型相对应。黄胆汁相对于胆汁质，血液相对于多血质，黏液相对于黏液质，黑胆汁相对于抑郁质。一个人身上哪种液体占的比例比较大，他就具有和这种液体相对应的那种气质类型。希波克拉底所划分的这四种气质类型比较切合实际，所以至今仍沿用着他提出来的名称。但是，希波克拉底的学说是缺乏科学根据的，是一种朴素的唯物主义。

(2) 体型说：20 世纪 20 年代德国精神病医生克雷奇米尔根据自己的临床观察发现，患者所犯精神病的种类和他的体型有关。躁狂抑郁症的患者多是矮胖型的；精神分裂症的患者多是瘦弱型或强壮型、发育异常型的。他认为正常人和精神病患者之间只有量的区别，没有质的区别，所以，可以根据一个人的体型特征来预见他的气质的特点。美国医生谢尔顿和心理学家斯蒂文斯在 20 世纪 40 年代提出，人的体型是由胚叶决定的，因此，胎儿的胚叶发育就已经决定了他的气质类型。体型说或胚叶说想从生理的因素来说明气质的根源，但是，两种学说都没有提出生理因素和气质类型之间的因果联系的根据。

(3) 血型说：血型说在日本比较有影响，这种学说是古川竹二提出来的。古川竹二认为 A 型血的人消极保守、焦虑多疑、冷静但缺乏果断，富于情感；B 型血的人积极进取，灵活好动，善于交际，爱说寡信，多管闲事；O 型血的人胆大好胜，自信，意志坚强，爱支配人；AB 型血的人，其外表像 B 型血的人，内在却像 A 型血的人。其实，人的血型不止这几种，而且在实际生活中血型相同而气质类型不同，或者气质相同而血型不同的现象并不少见，所以血型说也是缺乏科学根据的。

(4) 激素说：美国心理学家伯曼把人分为四种内分泌腺的类型，即甲状腺型、垂体腺型、肾上腺型和性腺型，并认为内分泌腺类型不同的人气质也不相同。例如，甲状腺型的人，甲状腺分泌过多者精神饱满、意志坚强、感知灵敏；甲状腺分泌不足者迟缓、冷淡、痴呆、被动。垂体腺型的人智慧聪颖；肾上腺型的人情绪容易激动；性腺型的人性别角色突出等。虽然内分泌腺的活动影响了人的行为和心理，但是，内分泌腺的活动并不是孤立的，因为内分泌腺的活动也受神经系统的支配。所以，不能把气质只认为是由内分泌腺决定的。

3. 巴甫洛夫高级神经活动类型学说 巴甫洛夫运用动物条件反射实验的方法建立了高级神经活动学说，巴甫洛夫的学生又运用条件反射的方法在人身上做了大量印证性的实验，证明巴甫洛夫的高级神经活动学说也适用于人。这一学说中的高级神经活动类型学说，较好地解释了气质的生理基础，得到了广泛的认同。

(1) 高级神经活动过程的基本特性：巴甫洛夫认为高级神经活动的基本过程有两个，即兴奋和抑制。所谓兴奋是指神经活动由静息状态或较弱的状态转为活动或较强的状态；所谓抑制是指神经活动由活动的状态或较强的状态转为静息的状态或较弱的状态。不能简单地把兴奋看作是活动，把抑制看作是静止的状态。兴奋和抑制都是一种神经活动的过程，它们指的是这种活动所指向的方向。

巴甫洛夫指出，高级神经活动的两个基本神经过程有三个基本特性，这就是它们的强度、平衡性和灵活性。神经过程的强度是指神经细胞能接受的刺激的强弱程度，以及神经细胞持久工作的能力。神经过程的强度有强弱之分，兴奋过程强者，在强烈刺激的作用下仍能形成条件反射，并能保持已经形成的条件反射；兴奋过程弱者，在强刺激作用下难以形成条件反射，甚至会使已经形成的条件反射受到抑制或遭到破坏。抑制过程强者可长时间忍受持续不断的内抑制，抑制过程弱者只能忍受较短时间的内抑制。神经过程的平衡性是指兴奋和抑制两种过程的力量是否平衡，所以神经过程的平衡性有平衡和不平衡之分，且不平衡又有兴奋占优势和抑制占优势两种情况。神经过程的灵活性是指兴奋和抑制两种过程相互转化的难易程度，有灵活和不灵活之分。

（2）高级神经活动类型：巴甫洛夫指出，两个基本神经过程的三个特性之间的不同组合，构成了高级神经活动的不同类型。从理论上讲可以组合成 12 种不同的高级神经活动类型，但是，有些类型在现实生活中是不存在的。例如，神经过程不平衡的人，不管他是兴奋过程占优势还是抑制过程占优势，两种神经过程之间的转化都是不灵活的。因而，强、不平衡、灵活或弱、不平衡、灵活的组合是不存在的。

巴甫洛夫根据大量的实验，确定了四种高级神经活动类型，即兴奋型、活泼型、安静型和抑制型。这四种高级神经活动类型的神经过程的特点，以及与之相对应的气质类型见表 2-2。

表 2-2　气质类型与高级神经活动类型对应表

气质类型	神经过程基本特征			高级神经活动类型
	强度	平衡性	灵活性	
胆汁质	强	不平衡	——	兴奋型
多血质	强	平衡	灵活	活泼型
黏液质	强	平衡	不灵活	安静型
抑郁质	弱	——	——	抑制型

巴甫洛夫的高级神经活动类型和气质类型之间有着对应的关系，可以把高级神经活动类型看作是气质类型的生理基础。但是，胆汁质、多血质、黏液质和抑郁质这四种气质类型是典型的气质类型，真正属于这四种气质类型的人并不太多，大多数人是介于两种气质类型之间的中间型或混合型。

4. 气质的特性　气质作为一种人格的特征表现在人的行为和活动中，它的特性表现在感受性和耐受性、反应的敏捷性、可塑性、情绪的兴奋性和指向性等方面。

感受性是人的感觉器官对外界刺激的感觉能力，它是用感觉阈限的大小来度量的。耐受性是指神经系统能够忍受外界刺激的强度和持续的时间，感受性强者，很弱的刺激他也能感受到，因而他对较强刺激的耐受性就比较低；相反，感受性弱者，较强的刺激他才能感受得到，因而他对较强的刺激的耐受性就比较高。

反应的敏捷性：反应的敏捷性是神经过程灵活性的外在表现，反应时的快慢、动作、言语、思维、记忆、注意转移的速度等都反映了敏捷性。

可塑性：根据环境的变化改变自己行为以适应外界环境的可塑程度，它也是神经过程灵活性的表现。

情绪的兴奋性：情绪表现的强弱程度。有的人情绪兴奋性高而抑制能力低；有的人情绪兴奋性低但其对情绪的控制能力较强。情绪的兴奋性是神经过程的平衡性的表现。

指向性：人的言语、思维和情感常指向于外还是常指向于内，常指向于外者为外向，常指向于内者为内向。指向性和情绪的兴奋性有密切的联系，兴奋性高者外向，兴奋性低者内向。同时，指向性也表明兴奋和抑制哪种过程占优势，兴奋占优势者外向，抑制占优势者内向。

5. 气质类型的外在表现　根据气质的特性和每种气质类型神经过程的特点，我们不难发现几种典型的气质类型的主要外在表现。

（1）胆汁质：胆汁质的神经过程的特征是强但不平衡。和这种神经过程的特点相适应，胆汁质的人一般是感受性低而耐受性高，他能忍受强的刺激，能坚持长时间的工作而不知疲劳，显得精力旺盛，行为外向，直爽热情，情绪兴奋性高，但心境变化剧烈，脾气暴躁，难以自我克制。

（2）多血质：多血质的神经过程的特点是强、平衡且灵活。和这种神经过程的特点相适应，多血质的人的感受性低而耐受性高；活泼好动，言语行动敏捷，反应速度、注意转移的速度都比较快，行为外向；容易适应外界环境的变化，善交际，不怯生，容易接受新事物；注意力容易分散，兴趣多变，情绪不稳定。

（3）黏液质：黏液质神经过程的特点是强、平衡但不灵活。和这种神经过程的特点相适应，黏液质的人感受性低而耐受性高，反应速度慢，情绪兴奋性低但很平稳；举止平和，行为内向；头脑清醒，做事有条不紊，踏踏实实，但容易循规蹈矩；注意力容易集中，稳定性强；不善言谈，交际适度。

（4）抑郁质：抑郁质的神经过程的特点是弱，而且兴奋过程更弱。和这种神经过程的特点相适应，

Note

抑郁质的人感受性高而耐受性低；多疑多虑，内心体验极为深刻，行为极端内向；敏感机智，别人没有注意到的事情他能注意得到；胆小，孤僻，情绪兴奋性弱，寡欢，爱独处，不爱交往；做事认真仔细，动作迟缓，防御反应明显。

既然上述四种气质类型是典型的类型，大多数人是中间型的或混合型的，所以，不要对任何人都对号入座，应该从实际出发，认真分析，区别对待。气质的类型及主要特征见表2-3。

表2-3　气质的类型及主要特征

气质类型	主要特征
多血质	活泼好动、兴趣多样、善于交际、好谈吐、外向
黏液质	安静沉着、情绪稳定不外露、忍耐、固执、内向
胆汁质	精力充沛、反应快、情绪外露、易冲动、严重外向
抑郁质	敏感、多愁善感、情感深厚、行动迟缓、严重内向

6. 如何看待气质类型

（1）气质的稳定性与可塑性：气质类型是由神经过程的特点决定的，而神经过程的特点主要是先天形成的，所以，遗传素质相同或相近的人气质类型也比较接近。一个人的气质类型在一生中是比较稳定的，但又是变化的。如果在童年时期生活条件极为恶劣，或者在成年时期遇到了重大的生活事件，可以导致人的气质发生显著变化。但是，这种变化过程是很缓慢的，甚至当条件适宜的话，原来的面貌还会得到恢复。所以，有人说气质的变化可能只是一种被掩盖的现象，江山易改，禀性难移就是这个道理。

（2）气质类型没有好坏之分：气质仅使人的行为带有某种动力的特征，就动力特征而言无所谓好坏。同时，每一种气质类型都有其积极的方面，也有消极的方面，没法比较哪一种气质类型更好。例如，胆汁质的人精力旺盛，热情豪爽，但脾气暴躁；多血质的人活泼敏捷，善于交往，但却难于全神贯注，缺乏耐心；黏液质的人做事有条有理，认认真真，但却缺乏激情；抑郁质的人非常敏锐，却容易多疑多虑。气质对一个人来说没有选择的余地，重要的是了解自己，自觉地发扬自己气质中的积极方面，努力克服气质中的消极方面。

（3）气质类型不决定一个人成就的高低，但能影响工作的效率。

气质类型并不能决定一个人成就的高低，这在现实生活中有大量的事例，不胜枚举。例如，俄国著名文学家中，普希金是胆汁质的，赫尔岑是多血质的，克雷洛夫是黏液质的，果戈理是抑郁质的。可见，气质类型不决定一个人智力发展的水平，也不会决定一个人成就的大小。

但是，社会实践的领域众多，不同领域的工作对人的要求是不同的，因而就有了气质类型对工作适宜性的问题。在因事择人（人事选拔）或因人择事（选择职业）的时候，都应该考虑这个问题。例如，多血质的人宜于从事环境多变，要求反应迅速，交往繁多的工作，难于从事较为单调，需要持久耐心的工作；黏液质的人则相反，他们适合于从事耐心细致，相对稳定的工作。如果一个人的气质类型正好适合工作的要求，他会感到工作得心应手，对工作有浓厚的兴趣。如果不考虑气质类型对工作适宜性，将会增加心理负担，给他带来烦恼，也会影响到他的工作效率。

（4）气质类型影响性格特征形成的难易和对环境的适应。

性格主要是在后天生活环境中形成的，它包含着多种特征。不同气质类型的人在形成这些性格特征的时候有些比较容易，有些就比较难。例如胆汁质的人容易形成勇敢、果断、坚毅的性格特征，但却难以形成善于克制自己情绪的性格特征。多血质的人容易形成热情好客，机智开朗的性格特征，却难以形成耐心细致的性格特征。

环境是在不断变化的，遇到变化的环境，一个人怎样应付，能否自如，这是对一个人适应环境能力的检验。一般来说，多血质的人机智灵敏，容易用很巧妙的办法应付环境的变化；黏液质的人常用克己忍耐的方法应付环境，也能达到目的；胆汁质的人脾气暴躁，在不顺心的时候容易产生攻击行为，造成不良的后果；抑郁质的人过于敏感，比较脆弱，容易受到伤害，感受到挫折。后两种类型的人适应环境的能力

Note

都不强。

(5) 气质类型能影响健康。

心身医学告诉我们，心理和身体是相互联系、相互影响、相互制约、相互转化的。所谓健康，不仅是没有疾病和衰弱，而是在生理、心理和社会适应能力方面有良好的状态。这说明心理在维护健康中的作用很重要。一般来说，积极愉快的情绪能够提高人的大脑和神经系统的活动能力，增强人对生活和工作的兴趣和信心；消极不良的情绪会使人的心理活动失去平衡，甚至会造成身体器官及其生理生化过程的异常。

不同气质类型的人情绪兴奋性的强度不同，适应环境的能力不同，这会直接影响到人的健康。一般来说，气质类型极端的人情绪兴奋性或太强或太弱，适应环境的能力也比较差，容易影响到身体的健康，我们对这种极端类型的人应该给予特别的照顾，具有极端气质的人也应该学会更好地保护自己，尽量避免强烈的刺激和大起大落的情绪变化。

（三）性格

1. 性格的概念 性格是一个人在对现实的稳定的态度和习惯化了的行为方式中所表现出来的人格特征。态度是一个人对人、物或思想观念的一种反应倾向性，它是在后天生活中习得的，由认知、情感和行为倾向三个因素组成。一个人对现实的态度表现在他在生活中追求什么、拒绝什么，即表现在他都做了些什么，而一个人怎样去做则表明了他的行为方式。一个人对现实的稳定的态度决定了他的行为方式，而习惯化了的行为方式又体现了他对现实的态度。性格是在社会生活实践中逐渐形成的，一经形成便比较稳定，它会在不同的时间和情况下表现出来。性格的稳定性并不是说它是一成不变的，性格也是可塑的。性格是在生活中形成的，一个人生活环境的重大变化，也一定会带来他性格特征的显著变化。

性格不同于气质，它受社会历史文化的影响，有明显的社会道德评价的意义，直接反映了一个人的道德风貌。所以，气质更多地体现了人格的生物属性，性格则更多地体现了人格的社会属性，个体之间的人格差异核心的是性格的差异。苏联心理学界习惯于区分气质和性格，强调它们之间的性质不同；西方心理学界则更多看到它们在行为中的融合，即强调它们之间的共同性。尽管如此，大家都把气质和性格视为是人格的组成部分，这一点是没有分歧的。

2. 性格的结构 客观事物是多种多样的，人们对客观事物的态度及行为方式也会是各不相同的。性格在一个人身上表现出来的是一个有机的整体，但为了仔细了解性格，又可以把它分解为不同的方面。一般来说，可以把性格分解为以下四个组成部分。

(1) 性格的态度特征：性格的态度特征主要指的是一个人如何处理社会各方面的关系的性格特征，即他对社会、对集体、对他人以及对待自己的态度的性格特征。

性格的态度特征，好的表现是忠于祖国、热爱集体、关心他人、乐于助人、大公无私、正直、诚恳、文明礼貌、勤劳节俭、认真负责、谦虚谨慎等；不好的表现是没有民族气节、对集体和他人漠不关心、自私自利、损人利己、奸诈狡猾、蛮横粗暴、懒惰挥霍、敷衍了事、不负责任、狂妄自大等。

(2) 性格的意志特征：性格的意志特征指的是一个人对自己的行为自觉地进行调节的特征。按照意志的品质，良好的意志特征是有远大理想、行动有计划、独立自主、不受别人左右、果断、勇敢、坚忍不拔、有毅力、自制力强；不良的意志特征是鼠目寸光、盲目性强、随大流、易受暗示、优柔寡断、放任自流或固执己见、怯懦或任性等。

(3) 性格的情绪特征：性格的情绪特征指的是一个人的情绪对活动的影响，以及他对自己情绪的控制能力。良好的情绪特征是善于控制自己的情绪，情绪稳定，常常处于积极乐观的心境状态；不良的情绪特征是事无大小，都容易引起情绪反应，而且情绪对身体、工作和生活的影响较大，意志对情绪的控制能力又比较薄弱，情绪波动，心境又容易消极悲观。

(4) 性格的理智特征：性格的理智特征是指一个人在认知活动中的性格特征。如认知活动中的独立性和依存性：独立性者能根据自己的任务和兴趣主动地进行观察，善于独立思考；依存性者则容易受到无关因素的干扰，愿意借用现成的答案。想象中的现实性：有人现实感强，有人则富于幻想。思维活动的精确性：有人能深思熟虑，看问题全面；有人则缺乏主见，人云亦云或钻牛角尖等。

性格的上述特征并不是相互分离的，而是彼此关联、相互制约的。一般来说，性格的态度特征是性格的核心，因为态度直接表现出了一个人对事物所特有的倾向，同时它也决定了性格的其他特征。例如，一个对社会、对集体有高度责任感的人，他对工作、对学习也一定是认真负责、兢兢业业的，他对别人也会是诚恳、热情的，对自己也是能严格要求的。

这一点告诉我们，在分析一个人的性格时，一定要抓住他性格的主要特征，由此可预见到他的其他的性格特征。

另外，性格的各种特征并不是一成不变的机械组合，常常是在不同的场合下会显露出一个人性格的不同侧面。横眉冷对千夫指，俯首甘为孺子牛，充分表现了他性格的完美，又说明了性格的丰富性和统一性。

3. 人格理论

（1）荣格的内-外向人格类型理论：人格类型理论是按照某些标准或特性，将人划分成几种不同的类型，每一种类型的人有相似的人格特征，不同类型的人的人格特征是有差异的。人格类型的理论有多种，较为著名的是瑞士新精神分析学家容格在《心理类型论》一书中提出的内-外向人格类型理论。

荣格认为，一个人的兴趣和关注可以指向内部，也可以指向外部，指向内部叫内向，指向外部叫外向，而且每个人都有内向和外向两种特征。根据一个人是内向还是外向占优势，可将人格分为内向型的和外向型的。内向型的人格特点是心理活动常指向自己的内心世界，好沉思，谨慎、多虑，爱独处，交际面较窄，有时难以适应环境的变化。外向型的人格特点是关心外部事物，活泼开朗，不拘小节，善交际，情感外露，独立、果断，容易适应环境的变化。极端内向或外向的人很少，多为中间型的。

荣格的内-外向人格类型理论虽然过于简单，但比较切合实际，也容易了解使用，所以流传广泛，影响较大。

（2）奥尔波特的人格特质理论：人格特质理论把特质看作是决定个体行为的基本特性，是构成人格的基本元素，也是评价人格的基本单位。

奥尔波特是人格特质理论的创始人。他把人格特质分为两类，即共同特质和个人特质。共同特质是同一文化形态下的人们所共有、相同的特质；个人特质是个人所独有的特质，它代表着个体之间的人格差异。

按照个人特质在生活中的作用，又可将个人特质分为三种，即首要特质、中心特质和次要特质。首要特质是影响个体各方面行为的特质，它最典型，最具概括性，在个人特质中处于支配的地位。例如，在罗贯中笔下，足智多谋是诸葛亮的首要特质；奸诈狡猾则是曹操的首要特质。中心特质是决定一个人的一类行为而不是全部行为，能够代表一个人的主要行为倾向的特质。一个人身上可以有 5～10 个中心特质。例如，忠君、清高、善谋略、才华出众、沉着冷静、温文尔雅是诸葛亮的中心特质；狠毒、无情无义、诡计多端、权欲熏心、猜疑妒忌则是曹操的中心特质。次要特质是只在特殊场合下才表现出来的个体的一些不太重要的特质。例如，一个人在工作中可能很霸道，但在家里却怕老婆。怕老婆就是他的次要特质。

（3）卡特尔的人格特质理论：卡特尔用因素分析的方法对人格特质进行了分析，提出了一个基于人格特质的理论模型。卡特尔认为，在构成人格的特质中，有些是人皆有之的共同特质；有些是个人独有的个别特质。有的是遗传决定的；有的则受环境的影响。卡特尔还把人格特质分为表面特质和根源特质。表面特质是通过外部行为表现出来的能够观察到的特质；根源特质是指那些对人的行为具有决定作用的特质。表面特质是从根源特质中派生出来的，一个根源特质可以影响多种表面特质，所以根源特质使人的行为看似不同，却具有共同的原因。经过多年研究，卡特尔找出了 16 种相互独立的根源特质，并据此编制了卡特尔 16 项人格因素问卷。卡特尔认为每个人身上都有这 16 种人格特质，只是表现的程度上有差异。用这个调查表所确定的人格特质，可以预测一个人的行为反应。

（4）艾森克的人格结构的维度理论：艾森克用两个维度来描述复杂的人格。这两个维度是内、外向和情绪的稳定性。用内、外向和情绪稳定、不稳定这两个维度作为坐标轴，可以构成一个直角坐标系，形

Note

成四个象限。每个维度上不同程度表现的结合，又构成了四种不同类型的人格，这四种类型正好对应于坐标的四个象限。

艾森克发现，虽然可以区分出用以描述人格的特质，但却很难找出绝对独立的特质来，因为一些特质是连续变化的，它们之间存在着一定的联系。所以艾森克主张用特征群，而不是散在的特质去描述人格，也因此他主张采用类型的概念。实际上艾森克是把人格的类型模式和特质模式有机地结合了起来，充分发挥了两种模式的特点，使得对人格的描述能够更加全面、更加系统，也更加富有层次性。有趣的是，艾森克划分出来的四种人格类型正好和希波克拉底的四种气质类型相吻合。艾森克和巴甫洛夫的理论都支持了四种气质类型的划分，说明四种气质类型的划分是比较符合实际的。

三、人格心理倾向性

人格心理倾向性，又称个性心理倾向性，反映个体对事物的态度、行为和积极性的心理倾向和行为趋向的个性成分。个性心理倾向性是推动人进行活动的动力系统，是个性结构中最活跃的因素，决定着人对周围世界认识和态度的选择和趋向，决定人追求什么。包括需要、动机、兴趣和价值观。它是个性中的一部分，个性可分为个性倾向性和个性心理特征两大部分。个性倾向性体现了人对社会环境的态度和行为的积极特征。

（一）需要

1. 需要的概念 需要是对有机体内部不平衡状态的反映，表现为有机体对内外环境条件的欲求。有机体的内部平衡状态经常会被打破，这时有机体就会要求恢复平衡，如渴了就需要喝水，冷了就需要穿衣御寒等，这就引起了人们的需要。需要都有对象，没有对象的需要是不存在的。需要又是不断发展的，人的需要永远不会停留在一个水平上。当旧的需要得到满足，不平衡消除之后，新的不平衡又会产生，人们又会为满足新的需要去追求新的对象，所以，需要是推动有机体活动的动力和源泉。

2. 需要的种类

（1）自然需要和社会需要：自然需要是由生理的不平衡引起的需要，它与有机体的生存和种族的延续有着密切的关系，如饮食、休息、求偶等的需要，又叫生理需要或生物需要。社会需要是反映社会要求而产生的需要，如求知、交往等的需要。社会需要是人所特有的，是通过学习得来的，所以又叫获得性需要。

自然需要动物和人都有，但无论就满足需要的对象，还是就满足需要的方式，人和动物都有着本质的区别。因为人不仅要吃，而且要吃美味佳肴；人不管有多饥饿，在宴席上他也不会狼吞虎咽。

（2）物质需要和精神需要：就满足需要的对象而言，可把需要分为物质需要和精神需要。物质需要是对社会物质产品的需要，如对食品的需要，对工作和生活条件的需要等；精神需要是对各种社会精神产品的需要，如对文化科学知识的需要，对美的欣赏的需要等。物质需要和精神需要之间有着密切的关系，对物质产品的要求不仅要满足人的生理的需要，而且还要符合人审美的观念；为了满足人的精神需要，还得有一定的物质条件来保证。

3. 需要层次理论 美国心理学家马斯洛1943年提出了需要层次理论。他认为可把人的需要分为五个层次，即生理的需要、安全的需要、爱和归属的需要、尊重的需要、自我实现的需要。

生理需要即人对食物、空气、水、性和休息的需要。

安全的需要是人对生命财产的安全、秩序、稳定、免除恐惧和焦虑的需要。

爱和归属的需要是人要求与他人建立情感联系，如结交朋友、追求爱情的需要，隶属于某一群体并在群体中享有地位的需求。

尊重的需要包括自尊和受到别人尊重需要，这种需要得到满足会使人体验到自己的力量和价值，增强他的信心。这种需要得不到满足会使人产生自卑和失去信心。

自我实现的需要是指人希望最大限度发挥自己的潜能，不断完善自己，实现自己理想的需要。自我实现的需要是人类最高层次的需要，但各人达到自我实现的途径和方式可以是各不相同的。

马斯洛认为，无论从进化的角度来看，还是从个体发展的角度来看，都是层次越高的需要出现得越

Note

晚，层次越低的需要力量越强，它们能否得到满足直接关系到个体的生存，因而又叫缺失性需要。只有当低层次的需要得到满足或部分满足之后，较高层次的需要才会出现。高层次的需要得到满足有益于健康、长寿和精力的旺盛，所以这些需要又叫生长需要。

已经满足了的需要不再是人的活动的动力，只有尚未满足的需要才是当前推动人活动的动力。当所有较低层次的需要都得到持续不断满足时，人才受到自我实现需要的支配。但真正达到自我实现境界、成为自我实现的人还是少数。马斯洛认为人的需要是天生的、与生俱来的，只有满足低层次需要才有高层次需要的产生。需要层次越低，力量越强。马斯洛需要层次理论见图 2-8。

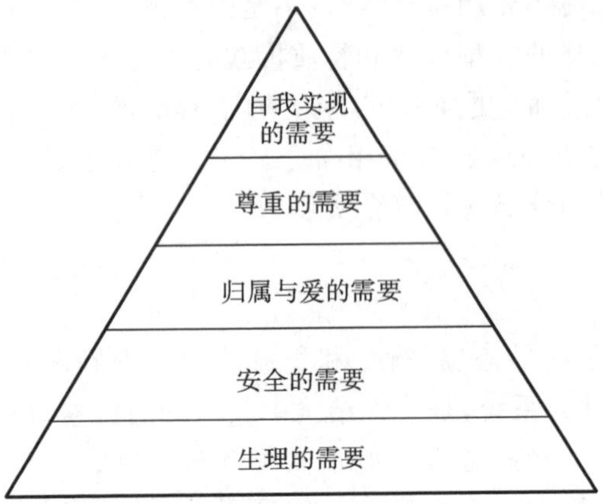

图 2-8　马斯洛需要层次理论

（二）动机

1. 动机的概念　动机是激发个体朝着一定目标活动，并维持这种活动的一种内在的心理过程或内部的动力。动机不能进行直接观察，但可根据个体的外部的行为表现加以推断。动机是在需要的基础上产生的。当人意识到自己的需要时，它就会推动人去寻找满足需要的对象，这时活动的动机便产生了。除需要之外，内驱力、诱因和情绪也都可激发活动的动机。当有机体内部处于不平衡状态时，便会激活有机体，让他采取某种活动来恢复机体的平衡，这就产生了活动的动机。内驱力就是由生理需要引起来的，推动有机体去追求需要满足的唤醒状态。诱因是指能引起有机体的定向活动，并能满足某种需要的外部条件。有了这种条件，即使有机体内部并没有失去平衡，也会引起活动的动机。积极的情绪会推动人去设法获得某个对象；消极的情绪会促使人远离某个对象，所以情绪也具有动机的作用。

动机和行为之间有着复杂的关系，同一行为可以由不同的动机引起；不同的活动也可由相同的或相似的动机引起。一个人的活动动机也是多种多样的，有些动机起着主导的作用；有些动机则处于从属的地位。动机和效果之间一般来说是一致的，即良好的动机会产生积极的效果；不良的动机会产生消极的结果。但是，在实际生活中，由于某种因素的作用，动机和效果也会出现不一致的情况。

2. 动机的种类

（1）生理性动机和社会性动机：由有机体的生理需要产生的动机叫生理性动机，这种动机又叫驱力或内驱力，如吃饭、穿衣、休息、性欲等的动机。以人类的社会文化需要为基础而产生的动机属于社会性动机，如交往的需要引起交往动机，成就的需要产生成就动机，权利的需要产生权利动机，以及人的兴趣、爱好等都是社会性动机。

兴趣是人认识某种事物或从事某种活动的心理倾向，它是以认识和探索外界事物的需要为基础的，是推动人认识事物，探索真理的重要动机。兴趣可分为直接兴趣和间接兴趣，直接兴趣是由认识事物本身的需要引起的兴趣；间接兴趣是由认识事物的目的和结果引起的兴趣。兴趣的范围叫兴趣的广度；处于中心地位，更浓厚、更强烈的兴趣是中心兴趣；兴趣的持续时间长短叫兴趣的稳定性；兴趣所产生的推动人的活动的力量叫兴趣的效能。当人的兴趣不是指向对某个对象的认识，而是指向某种活动时，人的动机便成为人的爱好了。兴趣和爱好都和人的积极情感相联系，培养良好的兴趣和爱好是推动人努力学习、积极工作的有效途径。

（2）原始动机和习得动机：生而具有，以人的本能为基础的动机称为原始动机，一般生理性的动机都是原始动机。通过学习产生和发展起来的动机，即后天获得的动机属于习得动机。

（3）有意识的动机和无意识的动机：能意识到自己行为活动动机，即能意识到自己活动的目的的动机叫有意识的动机；没有意识到或没有清楚意识到的动机叫无意识动机。无意识的动机在自我意识没有发展起来的婴幼儿身上存在，在成人身上也存在，例如定势作用人们是往往意识不到的。

所谓定势是指人的一种心理活动的预先准备状态，它对人的知觉、记忆、思维、行为和态度都起到重

Note

要的作用。例如,13放在阿拉伯数字中间,你会把它读为数字13;如果把它放在英文字母中间,你会把它读为英文字母B,这就是一种知觉的定势作用。你认为某个学生好,评分时你会不自觉地给他高分;你认为某个学生差,评分时你会不自觉地给他低分,这就是一种思维习惯的定势作用。

(4) 内在动机和外在动机:人在外部环境影响下所产生的动机叫外在动机,由个体内在需要引起的动机叫内在动机。为获得奖励而学习的动机是外在动机;由于认识到学习的重要意义而努力学习的动机是内在动机。

3. 动机的功能

(1) 激活功能:动机激发个体行为,具有推动作用。

(2) 指向功能:个体行为总是指向一定目标,因而具有目的性。在达到目标之前,行为不会停止。

(3) 调节功能:个体行为在达到目标前,动机起维持作用;如果行为受阻,某一动机可能被其他动机所置换,这是动机的调节作用。

4. 动机的冲突 人有多种需要,就会形成多种动机,若这些动机相互矛盾、难以取舍时,就会陷入动机冲突状态。常见的动机冲突有以下三种。

(1) 双趋冲突:两个目标对个体具有相同的吸引力,但必须选择其中之一放弃另一个时所面临的冲突。

(2) 双避冲突:两个事物对个体产生威胁,必须接受一个才能避开另一个时所面临的冲突。

(3) 趋避冲突:个体对某一目标产生两种相反的动机所面临的心理冲突。一面希望接近,另一面厌恶回避。

5. 动机强度与活动效率的关系 一般说来,动机强度与活动效率之间呈倒U形曲线,即中等强度的动机水平,活动效率最高,动机水平过低与过高,均可导致活动效率下降。根据研究,每种活动都存在动机的最佳水平,这种最佳水平随活动的性质不同而有所不同:在比较简单的工作任务中,工作效率随动机的提高而上升;当任务难度增加时,动机水平有逐渐下降的趋势。

(三) 兴趣

1. 兴趣的概念 兴趣是人认识某种事物或从事某种活动的心理倾向,它是以认识和探索外界事物的需要为基础的,是推动人认识事物、探索真理的重要动机。

2. 兴趣的分类 人的兴趣是多种多样的,但概括起来又可以分为三大类。

(1) 物质兴趣和精神兴趣。物质兴趣主要指人们对舒适的物质生活,(如衣、食、住、行方面)的兴趣和追求;精神兴趣主要指人们对精神生活(如学习、研究、文学艺术、知识)的兴趣和追求。就中学生来说,由于人生观和世界观尚未完全形成,无论物质兴趣还是精神兴趣都需要师长进行积极的引导,以防止在物质兴趣方面的畸形发展,在精神兴趣方面的消极发展和追求。

(2) 直接兴趣和间接兴趣。直接兴趣是指对活动过程的兴趣。例如,有的中学生想象力丰富,富于创造性,喜欢制作各种模型,在制作过程中,全神贯注,表现出浓厚的兴趣;间接兴趣主要指对活动过程所产生的结果的兴趣。有的中学生业余喜欢绘画,每当完成一幅画时,他都会对自己取得的成果表现极大兴趣。直接兴趣和间接兴趣是相互联系、相互促进的,如果没有直接兴趣,制作各种模型的过程就很乏味、枯燥;而没有间接兴趣的支持,也就没有目标,过程就很难持久下去,因此,只有把直接兴趣和间接兴趣有机结合起来,才能充分发挥一个人的积极性和创造性,才能持之以恒,目标明确,取得成功。

(3) 个人兴趣和社会兴趣。个人兴趣是个体以特定的事物、活动及人为对象所产生的积极的和带有倾向性、选择性的态度和情绪。社会兴趣指社会成员对某一领域的普遍兴趣,或社会某一领域对社会成员的普遍需求。

3. 兴趣的品质

(1) 兴趣的倾向性:兴趣所指向的内容,是指向物质的,还是指向精神的;是指向高尚的,还是指向卑劣的内容。

(2) 兴趣的广度:兴趣的范围大小。有人兴趣广泛,有人兴趣狭窄。一般说来,兴趣广泛的人能获得广博的知识。

Note

(3) 兴趣的稳定性:兴趣长时间保持在某一个或某些对象上。只有具备了稳定性,一个人才可能在兴趣广泛的背景上形成中心兴趣,使兴趣获得深度。

(4) 兴趣的效能:兴趣对活动发生作用的大小。凡是对实际活动发生作用大的兴趣其效能作用也大,反之,对实际活动发生作用小的兴趣其效能作用也小。

4. 兴趣的培养

(1) 增加知识储备,培养兴趣的基础。

知识是兴趣产生的基础条件,因而要培养某种兴趣,就应有某种知识的积累,如要培养写诗的兴趣,就应先接触一些诗歌作品,体验一下诗歌美的意境,了解一点写诗的基本技能,这样就可能诱发出诗歌习作的兴趣来。可以说,知识越丰富的人,兴趣也越广泛;而知识贫乏的人,兴趣也会是贫乏的。

(2) 开展有趣活动,培养直接兴趣。

所谓直接兴趣就是人对事物或活动本身的外部特征发生的兴趣,是学生对新鲜的事物或内容在感官上产生的一种新异的刺激。这种刺激反应表现强烈但比较短暂。

(3) 明确目的意义,培养间接兴趣。

所谓间接兴趣就是人对活动的结果及其重要意义有着明确认识之后所产生的兴趣。这种兴趣是由于认识到学习的意义和价值而引起了求学的状态,即对事物本身没兴趣,但由于对它的意义和价值有明确认识,所以会努力克服困难去参与。

(4) 根据自身的兴趣特点,培养优良的兴趣品质。

由于每个人所处的环境、所受的教育及主体条件各不相同,所以兴趣都带有个性特点,因而要根据自身条件进行兴趣爱好的自我培养。例如,有人兴趣广泛而不集中,就应加强中心兴趣的培养;有人兴趣单一而不广泛,就应加强兴趣广泛性的培养;有人兴趣短暂易变,就应加强兴趣稳定性的培养;有人兴趣消极被动,就应加强兴趣效能性的培养;有人兴趣在网络世界,容易沉迷,那么就要加强引导,同时又要注意培养这些年轻人的高尚的人格。

(四) 价值观

1. 价值观的概念 价值观是基于人的一定的思维感官之上而做出的认知、理解、判断或抉择,也就是人认定事物、辨别是非的一种思维或取向,从而体现出人、事、物一定的价值或作用;在阶级社会中,不同阶级有不同的价值观念。价值观具有稳定性和持久性、历史性与选择性、主观性的特点。价值观对动机有导向的作用,同时反映人们的认知和需求状况。

2. 价值观的特性

(1) 稳定性和持久性:价值观具有相对的稳定性和持久性。在特定的时间、地点、条件下,人们的价值观总是相对稳定和持久的。比如,对某种人或事物的好坏总有一个看法和评价,在条件不变的情况下这种看法不会改变。

(2) 历史性与选择性:在不同时代、不同社会生活环境中形成的价值观是不同的。一个人的价值观是从出生开始,在家庭和社会的影响下,逐步形成的。一个人所处的社会生产方式及其所处的经济地位,对其价值观的形成有决定性的影响。当然,报刊、电视和广播等宣传的观点以及父母、老师、朋友和公众名人的观点与行为,对一个人的价值观也有不可忽视的影响。

(3) 主观性:用以区分好与坏的标准,根据个人内心的尺度进行衡量和评价,这些标准都可以称为价值观。

3. 价值观的作用 价值观对人们自身行为的定向和调节起着非常重要的作用。价值观决定人的自我认识,它直接影响和决定一个人的理想、信念、生活目标和追求方向的性质。价值观的作用大致体现在以下两个方面。

(1) 价值观对动机有导向的作用,人们行为的动机受价值观的支配和制约,价值观对动机模式有重要影响,在同样的客观条件下,具有不同价值观的人,其动机模式不同,产生的行为也不相同,动机的目的方向受价值观的支配,只有那些经过价值判断被认为是可取的,才能转换为行为的动机,并以此为目标引导人们的行为。

Note

（2）价值观反映人们的认知和需求状况，价值观是人们对客观世界及行为结果的评价和看法，因而，它从某个方面反映了人们的人生观和世界观，反映了人的主观认知世界。

四、自我意识

（一）自我意识的概念

自我意识是对自己心身活动的觉察，即自己对自己的认识，具体包括认识自己的生理状况（如身高、体重、体态等）、心理特征（如兴趣、能力、气质、性格等）以及自己与他人的关系（如自己与周围人们相处的关系，自己在集体中的位置与作用等）。自我意识是具有意识性、社会性、能动性、同一性等特点。自我意识的结构是从自我意识的三层次，即知、情、意三方面分析的，是由自我认知、自我体验和自我调节（或自我控制）三个子系统构成。

（二）自我意识的结构

自我意识的结构是从自我意识的三层次，即从知、情、意三方面分析的，是由自我认知、自我体验和自我调节（或自我控制）三个子系统构成的。因此，自我意识也叫自我调节系统。

（1）自我认识是自我意识的认知成分。它是自我意识的首要成分，也是自我调节控制的心理基础，它又包括自我感觉、自我概念、自我观察、自我分析和自我评价。自我分析是在自我观察的基础上对自身状况的反思。自我评价是对自己能力、品德、行为等方面社会价值的评估，它最能代表一个人自我认识的水平。

（2）自我体验是自我意识在情感方面的表现。自尊心、自信心是自我体验的具体内容。自尊心是指个体在社会比较过程中所获得的有关自我价值的积极的评价与体验。自信心是对自己的能力是否适合所承担的任务而产生的自我体验。自信心与自尊心都是和自我评价紧密联系在一起的。

（3）自我调节是自我意识的意志成分。自我调节主要表现为个人对自己的行为、活动和态度的调控。它包括自我检查、自我监督、自我控制等。自我检查是主体在头脑中将自己的活动结果与活动目的加以比较、对照的过程。自我监督是一个人以其良心或内在的行为准则对自己的言行实行监督的过程。自我控制是主体对自身心理与行为的主动的掌握。自我调节是自我意识中直接作用于个体行为的环节，它是一个人自我教育、自我发展的重要机制，自我调节的实现是自我意识的能动性质的表现。自我意识的调节作用表现如下：启动或制止行为；心理活动的转移；心理过程的加速或减速；积极性的加强或减弱；动机的协调；根据所拟订的计划监督检查行动；动作的协调一致等。

（三）自我意识的形成与发展

心理学研究表明，个体自我意识从发生、发展到相对稳定和成熟，大约需要20年。个体自我意识的发展经历两次飞跃：第一次飞跃在1～3岁。主要以儿童学会用代词“我”来代表自己为重要特点；第二次飞跃是在初中阶段。

国外有人将儿童自我意识的发展划分为三个阶段。

第一阶段为自我中心期(8个月到3岁)。刚出生的婴儿是没有自我意识的，他们甚至无法意识到自己与外界事物的区别。婴儿经常吸吮自己的手指，而且津津有味，只因他把母亲当作自己的一部分。这时，他还生活在主体与客体尚未分化的状态之中，到了8个月左右，生理自我开始萌生，这是自我意识的最初形态。到了1岁左右，儿童开始能够把自己的动作和对象区别开来，能够初步意识到自己是动作的主体。周岁后，儿童逐渐认识自己的身体，开始能够意识到自己身体的感觉，但还只是把自己当作客体来认识。到了两岁左右，儿童逐步学会用“我”来代表自己，3岁左右，儿童的自我意识呈现新的发展，主要表现：第一人称我的使用频率提高，许多事情都要求我自己来，开始有自立的要求，出现羞愧感和疑虑感。做错事时，他会感到羞愧，碰到问题或矛盾时，他会感到疑虑，产生占有欲和嫉妒感。当他看到自己喜欢的东西（如食物、玩具、衣物等）时，就想独自占有，不愿与他人（尤其是同龄人）共享。应该说3岁儿童的自我意识已经有了一定的发展，但其行为的中心仍然是自我，他们按照自己的想法去解释外部世界，并把自己的想法、情感投射到外界事物上去。

第二阶段为客观化时期(3岁到青春期),这一时期是个体社会化最深的时期,也是学习角色与获得社会自我的重要时期。个体在家庭、幼儿园、学校、邻里中游戏、学习、劳动中通过模仿、认同、练习等方式,逐渐形成各种角色观念,个体开始能意识到自己在人际关系和社会关系中的作用和地位。然而这一时期能够引起他们注意的还是外部世界。对于自己的内在心理状态,他们并不了解。他们并不明白情绪是一种主观感觉,而常以为是由某种客观原因造成的,也不太善于用自己的视角去解释事物、认识社会,更多是参考甚至模拟成人的相关观点。

第三阶段为主观化时期(青春期到成年)。这一时期的自我意识开始成熟、进入心理自我,个性逐渐形成,从青春期到成年,个体的自我意识趋于成熟,并逐渐获得心理自我。儿童自我意识发展形成的过程中还是很容易发生问题的,如自我认识失实、自我调节失控等。那么,如何促使儿童拥有一种良好的自我意识呢?

(1) 鼓励儿童多参与各种活动,多与同龄伙伴交往。在与同伴的交往过程中儿童要必须放弃"自我中心",站在他人角度思考问题,关心理解他人的心情;他们必须学会自我控制、宽容忍让,重新认识、评价自己,调整自己的言行,否则,他们很难处理好同伴之间的关系。儿童的自我意识正是借助于一次次的误会、争吵、和好、共享而得到不断改进的。

(2) 让儿童自己评价自己,提高正确认识自己的能力。无论儿童对或错、进步或退步,都可以让他自己做出反思,从而培养良好的自我意识。

(3) 培养儿童积极的自我意识。儿童对自己的看法来源于他人的评价,尤其是父母的评价。成人对孩子的评价要有分寸,尽量少用"最"字,以免孩子产生自满或自卑心理;批评和表扬要针对具体的事情,而不是笼统地对人,使儿童可通过具体的反思加以改进。经常指责孩子"很懒、很笨",只能使孩子形成消极的自我意识。

(4) 提高儿童的自我调节能力。自我调节能力是衡量自我意识水平高低的主要标尺。如何调整情绪,如何合理把握某一项活动的进程,并有意识地对活动结果的偏差进行自我矫正等,都需要重点指导。

总之,要从行为、自我意识方面有针对性地对儿童进行正确的培养,保证其全面健康的发展。

五、人格与临床

有一次,美国心脏病学家弗雷德曼和罗森曼请家具商到自己医院修理破损的家具。家具商修理家具时问两位医生:"你们的患者是否都有心急病?"弗雷德曼他们感到很惊奇,就问:"为什么呢?"家具商告诉他们说:"我看你们的椅子、沙发等家具的扶手都坏了,一定是患者心急用手抓坏的。"这件事引起了弗雷德曼和罗森曼对这一问题的关注,因此他们对此进行了进一步研究,并依此研究结果提出了A型与B型性格理论。这一理论很快在世界各国传播开来,成为人们诊断心脏病,甚至癌症等疾病的重要性格理论之一。其中对A型性格的研究最为有意思。

A型性格:脾气比较火爆、有闯劲、遇事容易急躁、不善克制、喜欢竞争、好斗,竞争性与好胜心强;思维敏捷,爱展示自己的才华;对人常存戒心,有变动不定的敌意;过分抱负和雄心壮志,过重的工作要求,对工作成就不满足;常有时间紧迫感与匆忙感;习惯做艰苦紧张的工作。难以松弛,不耐烦;进行多种思维和动作,言语节奏快;运动、走路和吃饭的节奏很快,总是试图做两件以上的事情;他们着迷于数字,似乎成功是以每件事情中自己获益多少来衡量的。

B型性格:与A型性格相对应的性格。他们从来不曾有时间上的紧迫感以及其他类似的不适感;认为没有必要表现或讨论自己的成就和业绩,除非环境要求如此,因此总是比较低调;他们会充分享受娱乐和休闲时光,而不是不惜一切代价表现自己的最佳业绩水平;他们不会因为充分放松而不感到愧疚。

对比A、B两种不同性格,在组织中A型性格的人和B型性格的人,谁更容易成功呢?尽管A型性格的人的工作十分勤奋,但B型性格的人常常占据组织中的高层位置。最优秀的推销员经常是A型性格的人,但高层管理人员往往是B型性格的人。为什么?答案在于A型性格的人倾向于放弃对质量的追求而仅仅追求数量,然而在组织中晋升常常授予那些睿智而并非匆忙、机敏而并非敌意、有创造性而并非仅有好胜心的人。

C 型性格：后来，国际上有一些研究癌症与性格关系的科学家，把易患癌症的性格归为 C 型性格（与 A 型性格和 B 型性格相对应），被称之为“癌症性格”。这类人内心冲突大、情绪压抑、抑制烦恼、委曲求全、逆来顺受，但内心却又极不服气。这类人常常给人以不急不躁的印象，日常生活和工作中能与人保持表面上的和谐，但是其内心却悲观失望，矛盾而痛苦。如果这种矛盾情绪经常出现，就可能破坏人体免疫功能，导致癌症的发生。

A 型性格或称 A 型行为模式的提出是心理学对于心身疾病研究的一大贡献，长期以来医学界认为诱发心脏病的原因是高血压、血清胆固醇、吸烟等，但这些因素解释或预测不到心脏病的半数。后来心理学提出易患心脏病的人有一种共同的行为模式，称为 A 型行为模式。A 型以外的行为模式称为 B 型行为模式。目前在临床上，用是否是 A 型行为模式来预测心脏病具有很高的准确性。

小　结

（1）心理学是研究心理现象和行为规律的科学。一般把心理现象分为心理过程和心理特性两部分。具体来说，心理过程包括认知过程、情绪情感过程和意志过程；心理特性又称个性、人格，包括心理特征、人格倾向性和自我意识。

（2）认知过程是指个体认识客观事物的过程，即对信息进行加工处理的过程，包括感觉、知觉、记忆、表象、思维、想象、注意等。

（3）情绪和情感是指人对客观事物是否符合自身需要而产生的态度体验，符合自身需要产生积极情绪，不符合自身需要产生消极情绪。情绪由主观体验、外部表现和生理唤醒构成。其中，外部表现包括面部表情、身段表情和言语表情。

（4）意志过程指有意识地支配、调节行为，通过克服困难和挫折，以实现预定目的的心理过程。

（5）人格是各种心理特性的总和，即具有一定倾向性的、稳定的心理特征的总和。它主要包括人格心理特征、人格倾向性和自我意识三者构成。

（6）人格心理特征是个体稳定、独特的心理活动和行为，包括气质、能力、性格；人格倾向性主要是人格的动力特征，包括需要、动机、兴趣、价值观等。

（7）自我意识即自己对自己的认识，由自我认知、自我体验和自我调节（或自我控制）三个子系统构成。

能力检测

能力检测答案

一、选择题

1. “如入芝兰之室，久而不闻其香”，描述的是感觉的哪个特性？（　　）

A. 感觉适应　　B. 感觉对比

C. 感觉的相互作用　　D. 感觉后像

2. 盲人的视觉缺失，但是听觉和触觉变得更加灵敏，这描述了感觉的哪个特性？（　　）

A. 感觉适应　　B. 感觉对比

C. 感觉的补偿与发展　　D. 感觉后像

3. 记忆是（　　）。

A. 大脑对过去事件的回忆和再现　　B. 对客观事物直接的反映

C. 对客观事物间接的反映　　D. 对客观事物概括的反映

E. 过去的经验在头脑中的反映

4. 短时记忆的容量是（　　）个单位。

A. 7±2　　B. 5±2　　C. 9±2　　D. 3±2　　E. 8±2

5. 关于艾宾浩斯遗忘规律的描述错误的是（　　）。

Note

A. 时间越长遗忘越多　　B. 遗忘进程先快后慢
C. 时间越长遗忘越少　　D. 遗忘与时间呈正相关
E. 克服遗忘的方法是及时复习

6. 掰手指头算数属于下列哪种思维方式？（　）
A. 动作思维　B. 形象思维　C. 抽象思维　D. 逻辑思维　E. 创造思维

7. 上课听讲属于哪种注意？（　）
A. 无意注意　B. 有意注意　C. 有意后注意　D. 分散注意　E. 转移注意

8. 情绪的构成不包括（　）。
A. 主观体验　B. 外部表现　C. 生理唤醒　D. 面部表情　E. 语言

9. 下列哪项不是心境的特性？（　）
A. 弥漫性　B. 持久性　C. 短暂性　D. 感染性　E. 微弱

10. 曹雪芹笔下的林黛玉属于哪种气质类型？（　）
A. 胆汁质　B. 多血质　C. 黏液质　D. 抑郁质　E. 兴奋型

11. 意志的品质不包括（　）。
A. 意志的自觉性　B. 意志的整体性　C. 意志的坚韧性
D. 意志的自制性　E. 意志的果断性

12. 刚进校门的学生会急于加入某个社团，这是为了满足什么需要？（　）
A. 生理需要　B. 安全需要　C. 归属与爱的需要
D. 尊重的需要　E. 自我实现的需要

二、简答题

1. 简述艾宾浩斯的遗忘规律。
2. 请简述马斯洛的需要层次理论及原则。

（赵　洁）

Note

第三章　心理应激与心身疾病

学习目标

掌握：应激、应对方式、心身疾病的概念，一般适应综合征，应激源的分类。
熟悉：应激的生理反应、心理反应、行为反应，心理防御机制，常见的心身疾病。
了解：心身疾病的分类。

本章 PPT

第一节　心理应激

案例导入

2008 年 5 月 12 日 14 时 28 分，中国四川发生了里氏 8.0 级特大地震。这场以突然性、后果难以预料性和危害巨大为特点的汶川地震，不仅给灾区人民带来了巨大的伤害，也引起了灾区以外普通大众的关注，通过传媒，特别是电视直播、滚动的新闻与图片等，使人们的情绪、情感高度涉入，一些人焦虑不安、恐惧担忧；一些人感慨生命无常，叹息人生多舛，进而出现感觉、知觉缓慢，注意力难以集中，感到生活没有意义；更为严重的是那些高度易感性人群，他们甚至还会显现出一定生理和行为上的改变，如失眠、坐立不安、高度抑郁等。

问题：

(1) 如何理解灾区以外普通大众出现的许多特定的反应？

(2) 如何引导他们尽快地摆脱心理上的困境？

应激随着人类社会的发展而不断变化。纵观人类的历史发展，无不体现着人类与自然环境相互斗争、相互适应的过程。在这漫长的相互斗争、相互适应的历史中，“战斗或逃跑”的反应无数次帮助人类脱离了困境，人类也因此得以不断发展。

而今天的人类所遇到的应激大多是犯罪、暴力等人身安全威胁；社会隔离与孤独；离异、家庭破裂；熬夜等不良生活方式；网络时代与传统时代的价值观念冲击；失去有力的社会支持等。人类社会的应激事件已发生了质和量的变化。现在的应激更多来自心理方面而非生理方面。心理的应激也变得更隐匿、更持久、更普遍。

一、应激概述

应激是有机体在应激源的作用下产生的紧张状态，又称作压力。

(一) 应激的发展

应激的发展经历了以下几个过程。

Note

(1) 20世纪20年代,美国生理、心理学家沃尔特·坎农(Walter Cannon)观察到当人类机体遭受寒冷、缺氧和失血等生理有害刺激时,会出现"战斗或逃跑(fight or flight)"的反应。他将这种反应称为"应激(stress)",并在1925年首先提出应激一词。

沃尔特·坎农认为人体通过各种自我调节机制,保证了机体的细胞、器官、系统在一定范围内的正常活动,保持着机体内、外环境的动态平衡。将机体面对环境变化时保持内环境稳定的过程称为内稳态或自稳态。

当机体内外环境被破坏,自稳态平衡被打破时,交感神经系统紧急动员,交感兴奋性增高,出现心率增快、血压升高、心搏加强、呼吸急促、支气管扩张、瞳孔扩大、脂肪动员、肝糖原分解加速、血糖增高、凝血机制增加及全身血液的重新分配等生理反应,生理反应产生的目的是使机体恢复内稳态,而内稳态被视为健康的象征。坎农将这种面对严重刺激时机体出现的整体反应,称之为应激。应激是指机体针对外界刺激的非特异性反应,即不论外界刺激的性质如何,机体总是做出大致相同的反应。他将这种反应称为全身适应综合征。

他在研究内分泌学和生理学的过程中提出了"应激反应"学说,即情绪理论。他认为:情绪是一种应激反应,这种应激是机体应对情境使身体适应情境的一种需要。这一理论的提出,对研究医学、心理学及其他学科具有深远的影响。

(2) 有"应激理论之父"称号的加拿大生理学家汉斯·塞里(Hans Selye)在1936年提出"一般适应综合征"(general adaptation syndrome,GAS)和应激概念。他将应激概念定义为机体对外界或内部的各种异常刺激所产生的非特异性应答反应的总和,或其他各种因素作用于机体时所产生的非特异性应答反应。

他认为,冷、热、缺氧、感染及强制性约束等不同性质的外部刺激可以引起机体同样的非特异性反应,即可以产生同样的应激症候群,其作用在于维持机体功能的完整性。

引起机体出现"一般适应综合征"的刺激称为应激源。"一般适应综合征"反应主要分为三个阶段:警戒期、抵抗期、衰竭期。

①警戒期:又称为防御期或动员阶段。此阶段机体主要是对外界各种有害刺激产生整体防御能力。主要特征为机体释放大量的肾上腺素或儿茶酚胺,产生可利用的能量、呼吸心率加快、血压升高,全身的血液重新分布,使机体为战斗或逃跑做出准备。

②抵抗期:又称为适应期。此阶段机体的主要特征是释放大量的肾上腺皮质激素,增加合成代谢,主要通过糖异生将体内的糖类、脂肪和蛋白质等转化为葡萄糖以增强对应激源的抵抗程度。抵抗期过后机体恢复平衡或进入第三期。

③衰竭期:此阶段的主要特征是机体因耗尽储备或肾上腺皮质衰竭,无法恢复平衡而丧失所获得的抵抗能力,进而转入衰竭阶段。造成不可逆的疾病状态或死亡。

汉斯·塞里主要的贡献在于提出了应激导致的肾上腺皮质反应的"一般适应综合征"存在警戒期、抵抗期、衰竭期三个阶段。他是现代应激理论研究的开端。

(3) 美国心理学家理查德·拉扎勒斯是现代应激理论的代表人物之一。他将应激定义如下:个人与环境之间的特别关系,事件是否会产生应激反应就看人们如何诠释它,只有人们感觉到他们无法应付环境的要求时才会产生应激反应,即应激反应是否出现以及如何出现,决定于当事人个人的评价及对事件的认知。

应激反应主要包含三个重点。

①个人与环境之间的交流状态(transaction)构成了应激反应。

②个人心理情境的评估是交流的关键。

③危险的、挑战的或有害的心理情境必将引起应激反应。

20世纪70年代早期,拉扎勒斯和福尔克曼提出"认知-交互作用"的应激模式,在这一模式中认为应激只有在环境需求超过了个人处理需求的能力之时才存在。所以应激较准确的定义如下:既不是环境刺激,也不是个人的性格,更不仅仅是一种反映,而是在需求与不以疯狂或死亡为代价的处理需求的能力之间的关系。这一理论成为应激领域非常有影响的理论。

拉扎勒斯等又将心理因素引进应激学说，突出了认知评价这一中介因素的重要性。拉扎勒斯认为应激源一般来说是应激刺激或生活事件，但当事人对事件的认知决定了应激反应是否出现以及如何出现。后来，拉扎勒斯等将应激研究引向应激、认知评价和应对方式等多因素的关系方面。

综上所述，应激会随着人类的认知变化而不断变化，目前国内外学者普遍认为应激是个体感知各种刺激对其生理、心理、社会及文化系统等产生威胁时的整体反应过程，即应激是一个连续的动态过程，包括应激源，应激反应，机体与刺激物或环境之间的互动。

（二）应激系统模型

早期心理学界对应激的研究多侧重于应激的刺激方面，特别是心理社会刺激，即应激刺激模型（stimulus-based model of stress）。

心理学家随着研究的深入，认识到许多与应激有关的中间心理社会因素如个人认知评价、应对方式在应激中的意义。20 世纪 60 年代，拉扎勒斯曾指出认知评价在应激中的重要性，认为应激发生于个体察觉或评估一种有威胁的情境之时，具体地说是关于对需求以及处理需求的能力的察觉和评估，甚至认为应激不决定于具体的刺激和反应。认知应激交互作用理论被称为所谓的认知评价。

随着对应对方式进一步的展开研究，福尔克曼和拉扎勒斯将认知评价与应对方式一起，作为应激的重要中介因素。

1998 年，姜乾金等多名学者在国内医学心理学中强调，心理应激是由应激源（生活事件）到应激反应的多因素作用的过程，即应激过程模型（process-based model of stress）。这里所谓的“作用过程”，就是在应激刺激情况下，中间通过许多因素的中介作用，最后决定应激反应的过程。

从 1987 年到 2007 年二十年来，姜乾金及相关人士做了许多实证调查研究，证实各种应激因素之间也普遍存在着反向的作用，特别是在慢性应激情况下，这种多因素的双向影响关系会使应激过程变得复杂，从而不能被我们正确认识。换句话说，姜乾金等认为，应激有关因素之间不仅仅是单向的从因到果或从刺激到反应的过程，而是多因素相互作用的系统，随之提出了应激系统模型。

二、应激的过程

应激过程包括应激源输入、应激中介、应激反应、应激后果四个过程。应激过程模式图如图 3-1 所示。

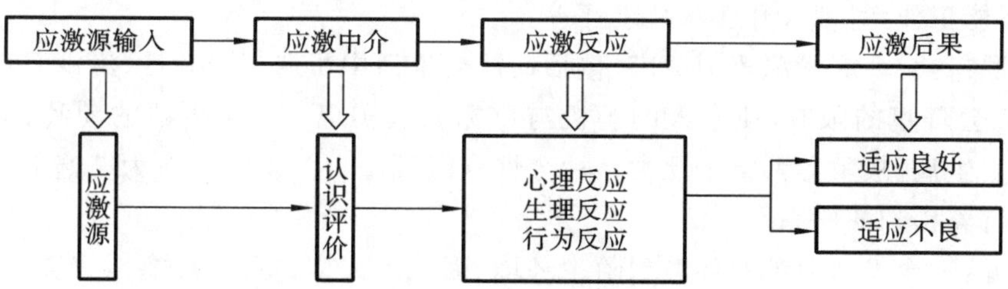

图 3-1　应激过程模式图

（一）应激源

1. 应激源的概念　能够引起个体产生心理应激的各种刺激称为应激源。根据应激源的来源、属性、强度、正负性及可控制性等可将应激源分成各种不同的类型。通常在研究应激时，将生活事件看作应激源。

一般来说，电击、水浸、捆绑、拥挤、恐吓等是动物实验中常见的应激源。而人类的应激源主要来自生物、心理、社会和文化的各种事件。

2. 应激源的分类

（1）从应激源的来源分为内部应激源和外部应激源。

内部应激源：来自机体内部的各种刺激或需求，主要体现在生理和心理方面。生理方面如疼痛、发热、创伤、感染、肢体伤害等;心理方面如期望过高、挫折、悔恨、错误认知、情绪反应、追求完美等。

外部应激源:源于有机体外部的各种刺激或需求,包括自然环境和社会环境两方面。自然环境方面有空气污染、高热、辐射、噪音、外伤、毒物、病原微生物感染等;社会环境方面有战争、社会动荡、政治经济制度变革、失业、经济窘迫、人际关系不良、工作不顺心、夫妻感情不和等。

(2) 从应激源的影响后果分为正性应激源和负性应激源。

正性应激源:日常生活中,机体总是处在一定的应激状态。适度的应激对机体有利,即使是积极的生活事件,也可以是充满紧张的,也会对人的健康造成一定影响,但它们对人的消极影响要小于消极的生活事件,称之为正性应激源或良性应激源。

负性应激源:应激过强或持续时间过长则对机体有害,越是消极的,难以预料的,不可控制的生活事件,对健康的影响越显著,称之为负性应激源或劣性应激源。

(3) 从应激源的属性分为生物性、心理性、社会性、文化性应激。

生物性应激源:直接作用于躯体的理化、生物和疾病因素而产生应激的刺激物,主要有理化因素、生物因素和疾病因素等。例如:过冷、过热、噪声、机械损伤、微生物、放射性物质、被告知患有癌症等均属于生物性应激源或躯体性应激源。

心理性应激源:导致个体产生的喜、怒、哀、乐等情绪反应的各种心理冲突和心理挫折。如丧偶、生活孤独、居住环境拥挤、工作负担过重、工作得不到家庭和社会的支持、工作过于单调、担心不祥事件的发生、对个人所需要及所追求的东西得不到满足等,都可成为应激源。

心理冲突是由于个人内心同时具有两种需求而无法同时获得满足引起的一种心理困境。心理冲突常表现为三种形式。①双趋冲突:两种需求都想满足,但是无法同时得到满足。例如,既想升学,又想工作就属于双趋冲突。②双避冲突:两样东西都不想要,但又必须接受时,形成双避冲突,即所谓"前怕狼,后怕虎"。例如,患病后既不想吃药,又不想开刀就属于双避冲突。③趋避冲突:对某样东西既想要,又害怕,如想吃葡萄又怕酸,属于趋避式冲突。

心理挫折是指个体在从事有目的的活动过程中,遇到无法克服的障碍或干扰致使目标无法实现、个人需要不能满足的一种情绪状态。常常会产生四种可能的情况:第一,经过自己加倍努力,提高能力克服障碍,达到目标;第二,改变自己的行为,绕过障碍,达到目标;第三,行动前改变目标,避免挫折,或在行动中改变目标,虽产生挫折但不会出现挫折感;第四,无法克服障碍,无路可绕,又不愿放弃目标,这时不仅产生挫折而且出现挫折感。日常生活中,人们随时随地都可能遭遇挫折的情境,因而产生挫折。例如,因患重病而不能工作,对别人升迁耿耿于怀等。

社会性应激源:社会性应激源范围极广,包括在社会生活中所遇到的政治、经济、道德、宗教、风俗习惯、人际关系等社会环境的限制,使个人的动机与目标无法实现。日常生活的动乱、天灾人祸、亲人去世、家庭冲突、子女生病、战争等都属于此类。社会性应激源是人类生活中最为普遍的一类应激源,它与人类的许多疾病有着密切的联系。

文化性应激源:一个人从熟悉的环境到陌生环境,因风土人情、生活方式、语言文字、风俗生活习惯、价值观念、宗教信仰的变化差异所引起的冲突和挑战而造成应激反应的刺激物。如异地求学、农民工进城、移居国外等。文化性应激源对个体的影响持久且深刻。

(4) 根据应激源的可控制性分为控制性应激源和不可控制性应激源。

控制性应激源:个体可以对其进行控制。对应激源可以提前预防,同时减少、减弱应激源对个体的刺激,积极应对应激源刺激所带来的负面影响或可利用其他方法转移或减少应激源的刺激强度,从而达到消除应激源的目的。例如,由于粗心造成的工作失误,朋友太少与上级关系紧张等。

不可控制性应激源:个体不能对其进行控制的应激源。此类应激源具有难于预防、难于减弱、难于消除的特性,一旦出现就无法消除甚至减弱其影响。例如,死亡、交通拥挤、利益分配不公等。

控制性应激源与不可控制性应激源的划分是相对的,不是绝对的。对不同的人产生的后果是不同的。对有些人是可控制的应激源,但对另一些人则是不可控制的。

(5) 根据应激源的强度分为危机性应激源、重大应激源和日常应激源。

危机性应激源的强度最大，日常应激源的强度最小，重大应激源是中等强度。

(6) 根据应激的现象可分为工作中的应激源、家庭中的应激源、人际关系应激源、经济问题应激源等。

工作中的应激源：由于目前现代化、科学化程度日益提高，工作环境及工作本身的性质对人要求也越来越高，高强度高刺激性的工作对人会产生不同程度的应激。①长期从事高温、低温、噪声、矿井下等环境的工作。②高科技、现代化需要高度注意力集中和消耗脑力的工作。③长期远离人群（远洋、高山、沙漠）的工作，或高度消耗体力及威胁生命安全的工作，或经常改变生活节律无章可循的工作，或长期从事单调重复的流水线工作，或社会要求和个人愿望超出本人实际能力限度的工作等，都可成为心理应激的来源。

家庭中的应激源：大龄青年、第三者、巨婴啃老、爱人或本人患病、配偶死亡、子女结婚、长期卧床的瘫痪患者、残疾人等，都成为长期慢性的应激来源。

人际关系应激源：我国独生子女已成为主要社会生产力，他们与领导、同事、朋友之间的意见分歧和矛盾冲突等成为很重要的应激来源。

经济问题应激源：包括经济上的困难或变故，如住房贷款、年轻人的超前消费导致负债、处罚、亏损和失业或就业困难等成为重要的应激来源。

（二）认知评价

所谓认知评价指个体对遇到的生活事件的性质、程度和可能的危害情况的认知估计。

20 世纪 70 年代以后拉扎勒斯和福尔克曼等提出的应激交互作用理论的核心因素是认知评价，它在生活事件到应激反应的过程中起重要的中介作用。随着对应对方式进一步的研究，应激的重要中介因素是认知评价与应对方式共同起作用。

对同样的应激源，认知评价不同，所引起的应激反应及应激结果也完全不同。例如，当看到街道上发生抢劫事件时，普通人表现为害怕、恐惧甚至希望自己赶快逃离现场。而警察或武警表现为无畏、积极应对、冲向劫匪并制服。这就是两种不同的应激反应。警察或武警不会出现应激反应或应激反应较小，他们认为强盗不能对其造成任何威胁，而且要尽快抓捕归案，保护人民生命、财产安全。而普通人出现的应激反应就会比较强烈，自认为势单力薄，存在财物被抢走，甚至有生命危险，要么迅速迎战，要么尽快逃跑，远离危险。

福尔克曼和拉扎勒斯将个体对生活事件的认知评价过程分为初级评价、次级评价、认知再评价：①初级评价：个体在某一事件发生时立即通过认知活动判断其是否与自己有利害关系。如果初级评价与己无关，则个体进入适应状态；如果初级评价与己有关，则进入次级评价。②次级评价：一旦初级评价得到事件与自己有利害关系的判断，个体会立即对事件是否可以改变即对个体的能力进行估计，这就是次级评价。伴随着次级评价，个体会同时采取相应的活动。如果次级评价事件是可以改变的，采用的往往是问题关注应对；如果次级评价事件是不可改变的，则往往采用情绪关注应对。③认知再评价（cognitive reappraisal）：后期提出的补充概念。指在前两级评价的基础上，个体对现实情境的再度认识，对潜在应激源做出再评价，确定是否应激。

从过程论模型来看，对生活事件的认知评价会直接、间接地影响个体应对活动和心身反应。认知评价既受其他因素的影响，又影响其他因素。认知评价因生活事件属性的不同而不同，这是普遍现象。

首先，个体人格特征会在一定程度上影响认知评价。人格特征间接影响个体对某些事件的认知。其中态度、价值观和行为准则，以及能力和性格等人格心理特征因素，都可以不同程度影响个体在应激过程中的初级评价和次级评价。这些因素决定个体对各种内外刺激的认知倾向，从而影响对个人现状的评估。例如，对同样的生活事件，乐观者往往比悲观者做出更积极的认知评价。例如，事业心太强或性格太脆弱的人就容易判断自己的失败；具有完美主义倾向人格特征的人往往存在非理性的认知偏差，使个体对各种内外刺激发生评价上的“歪曲”。对同样的生活事件乐观者往往比悲观者做出更积极的认知评价。

其次，社会支持也在一定程度上影响个体的认知评价。社会支持在一定程度上可以改变个体的认知评价。例如，当你面对街路上有人恃强凌弱时，旁边是否有熟悉伙伴相随可能影响你对事件的次级评价。

最后，应激反应同样影响认知评价。例如，等待手术期间因过分紧张导致失眠，后者可能使手术当日患者的认知趋向于消极。受认知评价影响较为明显的因素是应对方式。例如，当人们认为某应激源可控制时，往往采用问题关注应对的方式应对应激源；而如果认为某应激源不可控制时，往往采用情绪关注应对的方式应对应激源。应对方式本身就涉及许多认知调节的问题，如否认、再评价等，而发泄等应对机制也可以直接或间接影响认知评价。例如，经常见到一位当事人由于不断诉说（倾诉、发泄）而最终出现对原始事件的认知逆转。

应激反应也并不总是像"过程论"所叙述的单向"接受"应激源或中介变量对它的影响。实际上，应激反应同样影响认知评价。例如，等待手术期间过分紧张导致失眠，后者可能使手术当日患者的认知趋向于消极。

顾成宇等(2007)通过实证调查分析显示，多种应激因素可以影响重型罪犯对自己刑罚的认知评价。

（三）应对方式

应对(coping)又称应对策略或应付，是个体对应激源以及因应激源而出现的自身不平衡状态所采取的认知和行为措施。在心理学中，应对是指个体在处理来自身体内外部、超过自身资源的生活事件时，所做出的认知和行为上的努力，一般认为应对是一种包含多种策略、复杂、多维的态度和行为过程。应对是精神分析理论的概念，是潜意识的；心理防御机制是应激理论的概念，主要是意识和行为的。两者不相同，但又存在一定的联系。两者都是心理的自我保护措施。

应对的分类很多，早在 1980 年，福尔克曼和拉扎勒斯就将人们的应对方式分为八种类型：面对(confronting)、远离(distancing)、自我控制(self-controlling)、寻求支持(seeking social support)、接受责任(accepting responsibility)、逃避(escape-avoidance)、有计划解决(planful problem solving)以及积极回应(positive reappraisal)。这八种应对方式又可概述问题关注应对与情绪关注应对两大类。问题关注应对指直接解决事件或改变情境的应付活动，情绪关注应对指解决自身情绪反应的应付活动。

Billings 和 Moss(1980 年)认为应对方式有三种类型：①积极的认知应对，指个体希望以一种自信有能力控制应激的乐观态度评价应激事件，以便在心理上有效地应对应激；②积极的行为应对，指个体采取明显的行动，希望以行动解决问题；③回避应对，指个体企图回避主动对抗或希望采用间接方式缓解与应激有关的情绪紧张。

Zimbardo(1985 年)提出，可根据应对的目的把应对分为两类：一类是通过直接的行动改变应激源或个体与应激的关系，如抗争(fight)、逃避(flight)、妥协(compromising)等。另一类是通过麻痹自我感觉的活动改变自我，而不是改变应激源，如使用药物、放松治疗、分散注意、幻想等。

我国学者也很关心应对方式的测量问题，施承孙等人编制 50 个项目的问卷，这些题目从针对问题的积极应对(16 个题目)、否认与心理解脱(12 个题目)、情感求助与宣泄(12 个题目)以及回避问题和转移注意(10 个题目)四个方面衡量人们的应对方式。

福尔克曼和拉扎勒斯把应对分为问题关注应对(problem-focused coping)和情绪关注应对(emotion-focused coping)两种。问题关注应对，是通过获取如何行动的信息，改变自己的行为或采取行动，以改善人与环境的关系的努力。情绪关注应对，是调节自己由外界的伤害、威胁引起的不良情绪的努力。

另外，应对也可以分为积极应对和消极应对，主要是从应对是否有利于缓冲应激的作用，对健康产生有利或者不利的影响来决定的。

态度就是对压力情境的认识，不同的态度足以引起压力情境对个体所产生的影响的程度和时间的差异。个体对所面临的压力的态度经常采用两种方式：一种方式是"知难而进"，把压力看作是一种挑战去解决，叫作"接受挑战"；另一种方式是感到难事临头，把压力看作是一种负担，叫作"逃跑反应"。

在此基础上，个体对压力情境是积极解决问题，还是消极逃避，也会影响压力情境的后果。这些认知、态度以及行为上的差异就构成了个体面对压力情境时不同的应对方式。

Note

个体一般会使用多种方式应对应激，甚至在同一应激事件上所使用的应对方式也是多种多样的。但每个人的应对行为类型仍具有一定的倾向性，这种倾向性构成了三类应对方式。

(1) 成熟型：解决问题、求助。在面对应激事件或环境时，采取“解决问题”和“求助”等成熟的应对方式；较少采用“退避”“自责”和“幻想”等不成熟的应对方式，常表现出一种成熟稳定的人格特征和行为方式。

(2) 不成熟型：退避、自责。在生活中常以“退避”“自责”和“幻想”等不成熟型应对方式，而较少使用“解决问题”这类积极的应对方式，表现出一种退责性的人格特点，其情绪和行为均缺乏稳定性。

(3) 混合型：合理化。“合理化”应对因子既与“解决问题”“求助”等成熟应对因子呈正相关，也与“退避”“幻想”等不成熟应对因子呈正相关，反映出应对行为集成熟与不成熟的应对方式于一体，在应对行为上表现出一种矛盾的心态和两面性的人格特点。

知识链接

心理防御机制

心理防御机制是弗洛伊德提出的心理学名词，是指自我对本我的压抑，这种压抑是自我的一种全然潜意识的自我防御功能。心理防御机制是指个体面临挫折或冲突的紧张情境时，在其内部心理活动中具有的自觉或不自觉解脱烦恼，减轻内心不安，以恢复心理平衡与稳定的一种适应性倾向。

防卫机制的类型分五大类。

第一类逃避型机制：一种消极性的防卫，以逃避性和消极性的方法去减轻自己在挫折或冲突时感受的痛苦。这就像鸵鸟把头埋在沙堆里，当作看不见一样。这类防卫机制有以下四种形式：压抑、否定、退化、潜抑。

第二类自骗型机制：此类防卫机制含有自欺欺人的成分，也是一种消极性的行为反应。它分为反向和合理化两种形式。

第三类仪式型机制：无论人有意或无意犯错，都会感到不安，尤其是当事情牵连他人，令他人无辜受伤害和损失时，的确会很内疚和自责，倘若我们用象征式的事情和行动来尝试抵消已经发生的不愉快事件，以减轻心理上的罪恶感，这种方式，称为仪式与抵消。常表现为以下形式：隔离、理想化、分裂。

第四类攻击型机制：人心里产生不愉快，但又不能向对象直接发泄时，便会利用转移作用，向其他对象以直接或间接的攻击方式发泄，或把自己的情境转嫁到别人身上，并判断他人的对错。这类防卫机制有两种方式：转移和投射。

第五类代替型机制：用另一样事物去代替自己的缺陷，以减轻缺陷的痛苦。这种代替物有时是一种幻想，因为现实上得不到实体的满足，便以幻想在想象世界中得到满足，或用另一种物件去补偿因缺陷而受到的挫折。这类防卫机制分幻想型和补偿型两种。

(四) 社会支持

社会支持(social support)是个多维度的概念，在不同的研究领域和角度有不同的理解。一般来说社会支持指个体与社会各方面包括亲属、朋友、同事、伙伴等社会人以及家庭、单位、党团、工会等社团组织所产生的精神上和物质上的联系程度。

Walker 等将社会支持分为情感支持、物质支持和陪伴；肖水源依据社会支持的性质将其分为两类：客观支持和主观支持。客观支持指个体与社会所发生的客观的或实际的联系程度，包括得到的物质上的直接援助和社会网络或团体关系的参与，这种支持是客观存在的，独立于个体本身之外。主观支持指个体体验到在社会中被尊重、被支持、被理解和满意的程度，与个体的自身主观感受有关。其同时提出，个体对社会支持的利用存在着差异，有些人虽可获得支持，却拒绝别人的帮助，并且，人与人的支持是一个相互作用的过程，一个人在支持别人的同时，也为获得别人的支持奠定了基础。因此，社会支持还应包括个体对社会支持的利用度，即个体在遇到困难时对社会支持的利用程度。

目前心理学界对社会支持分类不同，标准不一：第一类，Cullen(1994)从社会行为性质来分。认为社会支持是个体从社区、社会网络或从亲戚朋友那里获得的物质或精神帮助。第二类，House(1981)从社会资源的作用来分。认为社会支持就是由其他人所提供的资源。将社会支持描述为“什么人就什么问题给予某人什么”。国内研究者施建锋认为社会支持指的是当有人有需要时，别人给予的同情和资源。而这种同情和资源的给予是能够满足个体的需要的，从而达到缓解个体各类紧张的目的。Gottileb(1981)将社会支持定义为来自社会关系的帮助、人们联系的方式以及支持网络中成员间的资源交换。Cohen 和 Wills 根据社会支持所提供资源的不同性质，将社会支持分为四类：社会成员身份、尊重的支持、信息的支持、工具性支持。第三类，Sarason(1991)从社会互动关系来分，认为社会支持是客观存在的或人们能感知到的、他们能与他人交流，他们被关心、有价值感，并在他们需要时给予帮助的一种关系。Barrera 和 Ainlay 将社会支持分为行为的援助、物质的帮助、指导、反馈、亲人交往和积极的社会交往六类。

Brown 提出社会支持的来源可分为两种：一是非正式的社会支持来源，包括家人、亲戚、朋友、邻居、社团朋友及工作中的同事等；二是正式的社会支持来源，包括提供服务的政府、学校、福利机构、卫生机关等的工作者。此外，社会支持还可分为消极支持与积极支持。

社会支持具有减轻应激反应的作用，与应激引起的身心反应呈负相关，是影响应激反应结果的重要中介变量。良好的社会支持能有效地缓解个体的心理压力，维护和增进个体的心理健康和生活质量。目前学术界对社会支持影响个体心理健康的机制提出了三种模型：主效应模型、缓冲器模型和动态模型。

1. 主效应模型 学者在研究中发现：无论生活事件存在与否，个体是否处在压力状态下，社会支持始终具有一种潜在的维护身心健康的作用。即社会支持对个体身心反应症状的主效应，而无相互作用。由此统计结果来看：高的社会支持的主体必有良好的身心状况，即社会支持水平与身心健康水平成正比。

2. 缓冲器模型 在社会支持的某些多变量中，仅有社会支持通过人的内部认知系统对处于压力状态的个体具有缓冲作用，社会支持可以缓冲压力事件对个体的消极影响。社会支持对健康的影响表现在它能缓冲生活事件对健康的损害，但它本身对健康无直接影响。一方面，社会支持度高的个体趋向于低估压力情境的不良后果，即由于个体认识到社会支持的存在，不会把潜在的应激源评价为现实的应激源。另一方面，社会支持可能从生理水平方面影响身心健康。应激源产生后，足够的社会支持可帮助个体消除或减弱应激源，并对应激源进行再评价，从而缓解应激反应症状。

3. 动态模型 应将社会支持和压力同时作为自变量通过直接或间接方式对身心健康水平起作用，压力与社会支持的关系是相互影响和相互作用的，这种关系还会随着时间的改变而发生变化。

社会支持既受其他因素的影响，又影响其他因素。Turner 等人研究表明：社会支持的作用模型受到社会经济地位的影响，在低社会经济地位的条件下，支持主效应模型，而在高经济地位的条件下，支持缓冲器模型。Munroe 等人的研究证实：社会支持、压力与身心健康之间存在着复杂的交互作用，且这种影响会随着时间的改变而变化。

总之，社会支持、压力与身心健康的关系并不是简单的直线关系，有时可能是曲线关系，有时可能是阶段性变化的关系。

(五) 人格特征

人格是个人在适应环境的过程中所表现出来的系统的独特的反应方式，它由个人在其遗传、环境、成熟、学习等因素交互作用下形成，并具有很大的稳定性。不同的遗传、生存及教育环境，形成了各自独特的心理。人与人没有完全一样的人格特点。一个人在与社会环境相互作用时表现出的行为模式、思维模式和情绪反应都是独特的，也是一个人区别于他人的特征之一。

人格特征主要体现了一个人稳定的典型特征。人格特征主要包括独特性与共同性、社会性与生物性、稳定性与可塑性、整体性。

Note

人格影响应激过程有两种假设：①暴露差异假设(differential exposure hypothesis)，在应激源是人格与应激反应的中介因素的关系情形下，可称之为直接效应。个体暴露于应激源的程度直接受不同个体的人格因素影响，从而导致应激反应不同。②反应差异假设(differential reactivity hypothesis)，人格因素影响个体对应激源的反应。在人格缓和应激源与应激反应的关系的情形下，韧性(hardness)较强的个体在同样应激情境下较少出现应激反应，可称之为缓和效应。人格不但可直接缓冲应激反应，还可通过人格影响包括认知评价、应对方式、社会支持等在内的其他应激因素实现其缓冲效果。

人格特征也受其他应激有关因素的影响。过多过重的生活事件、负性自动思维、消极应对方式、社会支持缺乏和严重应激反应等情况的长期存在，可以影响个体的人格健全，尤其对青少年更为明显。

三、心理应激与应对

(一) 应激的生理反应

当个体经认知评价而察觉到应激情况的威胁时，就会引起个体生理、心理行为和社会功能的变化，这些变化就是应激反应(stress reaction)，又被称为应激的心身反应(psychosomatic response)。

应激的生理反应涉及神经、内分泌、免疫三个调节系统。主要是大脑通过自主神经系统，下丘脑、腺垂体、靶腺轴和免疫系统进行调节的。在应激状态下，大脑皮层统一指挥和控制着人的各种活动。

1. 交感-肾上腺髓质系统 当机体处在急性应激状态时，中枢神经系统兴奋性升高，机体变得警觉、敏感，儿茶酚胺分泌增多。交感神经兴奋时，心率增快、心肌收缩力增强、心输出量增加，血压升高，瞳孔扩大，汗腺分泌增多，血液重新分配，脾缩小，皮肤和内脏血流量减少，心、脑和肌肉获得充足的血液，分解代谢加速，肝糖原分解、血糖升高，脂肪分解加强、血中游离脂肪酸增多等，这些生理反应为机体适应和应对应激源提供了充足的功能和能量准备。但若应激源刺激过强或时间过久，可造成副交感神经兴奋，引起心率变缓，心输出量和血压下降，血糖降低可导致眩晕或休克等。

2. 下丘脑-腺垂体-靶腺轴 腺垂体是人体内最重要的内分泌腺，而肾上腺皮质是腺垂体的重要靶腺。在心理应激状态下，下丘脑引起促肾上腺皮质激素释放因子(CRH)分泌，通过垂体门脉系统作用于腺垂体，促使其释放促肾上腺皮质激素(ACTH)，进一步使肾上腺皮质激素特别是糖皮质激素氢化可的松的合成和分泌增加，从而引起一系列生理变化，包括血内 ACTH 和皮质醇增多，从而引起尿中 17-羟内固醇增多，血糖水平升高，蛋白质和脂肪代谢加快，抑制炎症，增加抗体等一系列生理变化。

如果将由交感神经系统激活的儿茶酚胺系统和肾上腺皮质激素系统称为两大应激激素，则应激刺激还可以通过下丘脑-垂体系统激活甲状腺和性腺等激素系统。应激状态下不仅肾上腺皮质激素、髓质激素分泌增加，甲状腺素和生长激素同样出现分泌增加，但胰岛素、睾丸素等分泌减少；在恢复阶段这些变化正好相反。这些生理变化对个体适应环境提供了一定物质基础。应激反应生理变化模式图见图 3-2。

3. 免疫系统 在应激反应过程中，免疫系统与中枢神经系统进行着双向调节。一般来说，短暂而较弱的应激不影响或略增强免疫功能。若应激长期而强烈则会损害下丘脑，造成皮质激素分泌过多，抗体反应抑制，从而抑制机体的免疫功能，巨噬细胞活动能力下降，嗜酸性粒细胞减少和阻止中性白细胞向炎症部位移动，可导致免疫功能下降，降低细胞免疫力，干扰抗体形成，降低机体对抗感染、变态反应和自身免疫的能力，引起生理功能的紊乱、失衡甚至产生病理性改变。

以上三条途径相互联系，共同对应激源做出一个整体反应。

(二) 应激的心理反应

个体对应激的心理反应主要表现为情绪反应和认知反应。

1. 情绪反应 诸多因素影响个体在应激时产生的情绪反应和情绪反应的强度。下面主要介绍常见的焦虑、恐惧、愤怒、抑郁等几种情绪反应。

(1) 焦虑：最普遍的情绪性心理应激反应，是人们预期将要发生危险或不良后果时所表现出的紧张、恐惧和担心等综合性情绪。焦虑可激活交感神经系统，产生为机体提供充足的功能和能量准备的一系列生理反应，从而提高人的警觉水平，提高人对环境的适应和应对能力，是一种保护性反应。应对应

Note

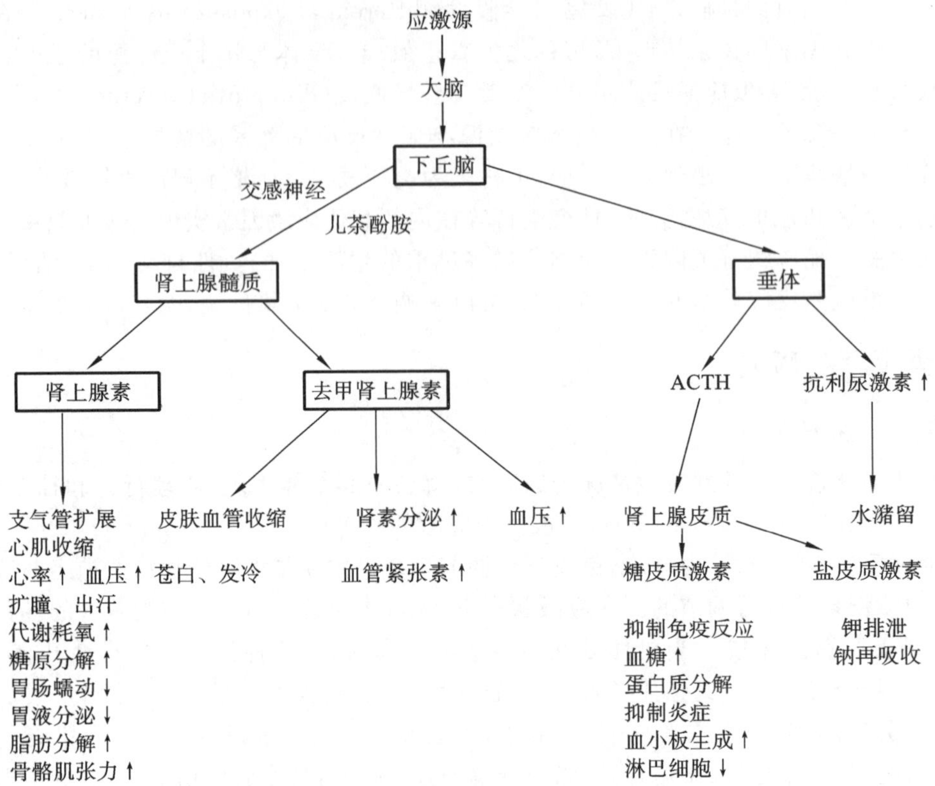

图 3-2 应激反应生理变化模式图

激源适度的焦虑，促使人们投入行为，以适当的方式应对应激源。过度的焦虑则妨碍人们做出符合理性的判断和决定，产生有害的心理反应。

（2）恐惧：企图摆脱、逃避某种危险情境，或面对可能对生命造成威胁或伤害情境时的情绪体验。伴有交感神经兴奋，肾上腺髓质分泌增加，全身动员，但没有信心和能力战胜危险，只有回避或逃跑。轻度的恐惧具有一定积极意义。严重的恐惧则具有消极意义，会对人产生严重不利影响。

（3）愤怒：由于外界的干扰使目的和愿望不能达到，造成紧张积累所产生的情绪体验。由于目标受到阻碍，自尊心受到打击，为排除阻碍或恢复自尊，常可激起愤怒，此时交感神经兴奋、肾上腺分泌增加，导致心率加快、心排血量增加、血液重新分配、支气管扩张、肝糖原分解，愤怒时的一系列变化均具有攻击性意义，有助于克服障碍。但过度愤怒则可丧失理智，失去自控而导致不良后果，尤其是对心身健康不利。患者的愤怒情绪往往成为医患关系紧张的原因。

（4）抑郁：表现为悲观、失望、寂寞、孤独和厌世等综合性消极情绪。伴有失眠、食欲减退、性欲降低等，常由亲人丧亡、失恋、失学、失业、遭受重大挫折和长期病痛等原因引起。引起抑郁的应激源多是在个体评估后，自认为缺乏应对能力，而对前途丧失信心。严重的抑郁者可萌生消极轻生念头。故对有抑郁反应的人应该深入了解有无消极厌世情绪，并采取适当的防范措施。如临床上见到久治不愈，长期疼痛折磨及恶性肿瘤患者多有抑郁情绪，对此类患者应严密观察与抑郁有关的心理生理症状，特别应警惕因抑郁发生意外。

（5）敌意：憎恨和仇视的情绪。多表现为辱骂与讽刺。怀有敌意的个体可能提出不合理或过分的要求。

（6）无助：表现为消极被动、软弱、无所适从和无能为力。常常发生在一个人经多次重复的应对，仍无法摆脱或脱离应激源的影响。

一般来说，应激的心理反应可分为积极的心理反应和消极的心理反应。积极的心理反应表现：积极思维、注意力集中且能及时调整情绪，以积极的心理状态应对应激。适度的情绪唤起，能帮助人维持应激期间的心理平衡，准确地评定应激源的性质，做出理智判断和正确的决定，恰当选择应对策略，有效地发挥应对能力。消极的心理反应表现：过度焦虑、紧张、情绪过分波动，认知能力降低，自我概念模糊等。

消极心理反应影响个体对现实情境的正确评价，导致应对策略选择失常，正常应对能力下降。

2. 认知反应 适度的应激状态可以使人适度唤起，有助于个体的认知能力、感知能力增强，思维活跃，想象力增强，判断能力提高，更好地适应和应对外界环境的变化。正如常说的“急中生智”。但若应激过强，唤起水平过高则直接干扰稳定的认知功能，使认知能力下降，个体产生负面的认知性应激反应，表现为意识障碍，如意识蒙胧、意识范围狭小；注意力受损如注意集中困难、注意范围变窄；记忆力减退、思维迟滞、想象力枯竭、语言迟钝等，从而不能有效组织应对策略，导致应对无效。

下面简述几种负面的认知性应激反应。

(1) 偏执：当事人表现为认识上的狭窄、偏激或认死理，平时很理智的人此时可变得固执死板、敏感多疑、心胸狭隘、嫉妒、钻牛角尖、蛮不讲理。也可表现出过分自我关注、自卑、不能正确客观地分析形势、主观片面性大。

(2) 灾难化：一种常见的认知性应激反应。简单地说，就是把小问题看作大灾难。过度强调应激事件的潜在和消极的后果，导致整日的不良情绪反应。

(3) 反复沉思：即对应激事件的反复思考，思虑不定影响了适应性应对策略的决定，导致适应受阻。反复思考具有强迫特性，不受个体意识控制。

(4) “闪回”与“闯入性思维”：创伤后应激障碍的重要症状之一。当发生严重灾难性应激事件后，常常在大脑中会出现灾难的场景，或者大脑中突然闯入以往的一些灾难性痛苦场景或思维内容，表现出挥之不去的特点。

(5) 否认、投射、选择性遗忘：在某些重大应激后出现，具有一定的保护作用，是心理防御机制的表现形式，但过度使用也有其不利的一面。

(三) 应激的行为反应

面对应激源，在出现应激的心理反应时，机体在外表行为上就会伴随心理反应发生改变。这是机体为应对应激源，做出的摆脱心身紧张状态而采取的行为策略。

1. 面对或攻击 面对或攻击是以进取性的行为来消除威胁、迎接挑战。攻击是一个典型的进取性行为，是在应激刺激下个体以主动进攻方式做出反应。攻击对象可以是人、物或自身。心理基础是愤怒。

2. 逃避与回避 个体采取远离应激源的一种行为。逃避是指接触到应激源后而采取的远离应激源的行为。回避是指预先知道应激源将要出现，在未接触应激源之前就采取行动远离应激源。两者都是远离应激源的行为。如“眼不见为净”“惹不起躲得起”等就是对逃避行为的一种描述。它是个体摆脱情绪应激反应，排除自我烦恼的有效行为。

3. 妥协或退化 妥协是个体对应激源无能为力时，所采取的被动顺从的行为。退化是遭遇应激时，放弃成年人应对方式而使用孩童的应对方式来适应环境变化或满足自己的欲望。主要目的是获得别人的同情、支持和照顾，以减轻心理上的压力和痛苦。退化行为与依赖心理相伴随产生，即自己不去努力完成自己的事情，而是依靠别人关心照顾。退化多见于患者角色过度。

4. 无助与自怜 无助通常是在经过反复应对不能奏效，对应激场景无法控制时产生的一种听天由命、无能为力、无所适从、被动挨打的行为状态。自怜即自己对自己怜悯惋惜，其心理基础包含对自身的焦虑和愤怒等成分。如独居空巢的老年人对外界环境缺乏兴趣，当他们遭遇应激时常独自哀叹，缺乏安全感和自尊心。

5. 物质滥用 个体在应激情况下出现心理冲突时，会以饮酒、吸烟、上网、暴饮暴食或服用某些药物的行为方式来应对应激。虽然物质滥用有害健康，但这些不良行为能达到暂时麻痹自己、摆脱自我烦恼和困境之目的。

(四) 应激的综合反应

应激反应是一个综合性、多角度、多层面的整体反应，即生理、心理、社会功能的模式反应，可表现为以下几种形式。

1. 亚健康状态(sub-health) 表现为一种心身疲惫状态，即个体处于健康与疾病之间的一种中间状态。亚健康分为三个阶段：①失眠、焦虑的应激唤醒阶段；②懒散、疲乏和淡漠的能量储备阶段；③抑郁、心身疲惫、社会孤独等的耗损阶段。

2. 延缓性应激反应 应激除对健康造成即时损害外，还会产生后续损害效应。指在应激事件之后的一段时间体验到的心理和社会功能伤害，多见于突发的自然灾害以及残酷的社会事件之后。如2008年汶川大地震给人们带来的延迟性伤害反应。

3. 崩溃(burnout) 崩溃是一种无助、绝望的情感体验。表现为体力和精神的极度损耗。

(五) 应激反应的评定

对于应激反应的评定有很丰富的内容，评定的方法也多种多样，但至今没有一种方法可以全面、准确评定。一般学者根据应激反应的表现选择相应的量化指标。常用的方法包括自我报告法、心理评定法、生理和生化测量法。

1. 自我报告法 利用问卷或量表从研究对象处获取资料来评定应激反应的程度，是最方便的测量方法。由于应激经常导致焦虑和抑郁的反应，所以测量焦虑和抑郁的一些量表可以成为测量应激反应的有效工具。最常用的量表是SCL-90症状自评量表。

2. 心理评定法 目前使用最多的是PTSD量表法即创伤后应激障碍量表，临床医生PTSD诊断量表等，主要将应激后的心理反应分为1～5级。有较好的信度和效度，易于实施，操作简单方便，是目前较理想的评定工具。

3. 生理和生化测量法 当面对应激源时，人们出现交感神经被唤起，心跳加快、血压升高、皮肤导电性能变化等许多生理反应。这些变化可以通过测量体温、心血管活动、皮肤电测量、肌电图、脑电图及汗液量等生理指标获得。如面对应激时，造成外周血管收缩，继而导致外周血流的变化，这些变化可以用皮肤表面温度测量出来，其微小变化用肢体热敏电阻测得。

近年来，国际上越来越多的学者认为应激的内分泌机制太复杂，尚难划出应激激素的范围，在他们的实验里都测量到了多种内分泌激素，仅仅通过一种方法来测量难以保证测量的效度，采用多种测量方法相结合，进行多种内分泌的综合评价评定应激状态是一条非常有效的途径。如在应激之下，众多生物化学变化中最重要的是肾上腺素的变化。肾上腺能够分泌皮质类固醇和髓质类固醇。其中，皮质类固醇和髓质类固醇的指标能很容易地通过尿样或血浆获得。但是，不同应激状态下应激激素分泌不同，因此进行生理和生化测量的仪器及测量方法就要求不同。

(六) 心理应激与健康

1. 心理应激对健康的影响 每个人一生中都会遇到各种各样的应激，心理应激对健康的影响究竟是积极的还是消极的，受各种因素的影响。一般来说，高强度、持续时间过长的应激对个体的健康有较大的不良影响。但人类正确的认知会自觉、主动地调节自己的心理状态，改变认知和行为，保持心理平衡，坦然地去适应环境，采取科学的心理应对措施，使应激对健康的消极影响降到最低。心理应激对人体健康的影响既有积极的一面，又有消极的一面。主要表现在以下几点。

(1) 生理方面：研究证实，在应激状态下，当心理应激超过人的机体承受能力时，常常会给人体的各器官系统带来严重的影响，如机体免疫系统的功能会降低，机体对疾病的易感性增加。而且还直接影响疾病症状的改变，从而损害人体健康。目前人类的疾病谱及死亡顺位的变化也证实现代人类疾病多与应激有关。心理应激直接引起生理和心理反应，使人出现身体不适与精神痛苦。心理应激下的心理和生理反应较强烈时，可加重一个人已有的疾病，或造成复发。心理应激也可在其他因素的共同影响下导致新的疾病发生。个体心身不断受到刺激，机体处于持续的病理性改变状态，会导致心身疾病的发生。如高血压、糖尿病、消化道溃疡、支气管哮喘、溃疡性结肠炎、偏头痛、神经性皮炎、类风湿关节炎、冠心病、肥胖症、睡眠障碍等。

(2) 心理方面：儿童和青少年心理上正经历着急剧的变化，情绪起伏波动大，情感体验丰富复杂，容易陷入情绪困扰；在强烈、持续的应激状态下，紧张情绪的冲击会抑制大脑皮层的高级心智活动，使人的意识范围变得狭窄，正常判断能力减弱，甚至有可能使人精神错乱、神志不清、行为失常。个体的心理健康发展会受到严重影响，导致儿童和青少年生长发育缓慢或停止，可能出现认知功能障碍，人格发展异

Note

常，导致不良行为和精神障碍的发生。如社交恐惧症、抑郁症、自杀心理、吸毒、逃学、校园暴力等；对老年人来说，则可能会引发老年痴呆及其他疾病的发生；对成人来说，应激会打破原有的心理平衡和平静生活，出现心理功能失调及生活能力下降，严重时会导致精神崩溃，发生精神分裂症或反应性精神病等；诚然，心理应激可以提高人的抗挫力，但长期处于失败状态，会使人失去自信，精神崩溃，因而引发机体疾病。

2. 影响心理应激与健康关系的因素 应激源的性质和个体差异会不同程度地影响人的心身健康。

（1）应激源的性质。

①应激源的强度：应激源本身的性质是轻还是重。例如，护士患感冒与护士出现差错这两种应激源相比，前者相对强度轻，不会对个体造成太大影响，而后者属于强烈的应激源，一定会对护士产生巨大的影响，甚至会影响护士人生的发展。

②应激源波及的范围：应激源范围越广泛，应激反应就越强烈，对健康的影响就越大。

③应激源持续时间的长短：例如，阑尾炎手术的患者可能仅经历短期应激，而癌症晚期的患者，其应激源持续时间长，患者的心身反应也剧烈。

④合并应激源的数量：当个体对应一个应激源时，一般会集中精力去应对；而如果同时出现几种应激源时，应激源的数量越多，应激越强烈，越有可能对个体的健康造成影响。如失业、房贷、妻子重病、孩子上学等合并应激源同时出现，将使个体精神崩溃、绝望，一定会严重影响机体健康。

（2）个体差异：个体差异主要表现在与个体自身的身体条件、心理状态、社会文化背景有关。同一应激对不同个体健康的影响是因人而异的。由于每个人的心理反应、人格特征、应对方式、社会支持、认知评价不同，产生的应激反应强度就会不同，应激持续的时间也会不同。因而对个体健康的影响也存在差异。例如，当性别相同、年龄相仿、家庭条件相似的两个人同时查出肺癌时，一个人采用积极的应对策略，配合医生，激发自身内在的潜能和积极性，而另一个人却出现了严重的绝望、精神崩溃等心身功能障碍。

第二节 心身疾病

一、心身疾病概述

（一）心身疾病的概念

心身疾病有狭义和广义两种理解。狭义的心身疾病是指心理社会因素在发病、发展过程中起重要作用的躯体器质性疾病，例如原发性高血压、溃疡病。心理社会因素在发病、发展过程中起重要作用的躯体功能性障碍，则被称为心身障碍（psychosomatic disorders），例如神经性呕吐、偏头痛。广义的心身疾病就是指心理社会因素在发病、发展过程中起重要作用的躯体器质性疾病和躯体功能性障碍。广义的心身疾病包括了狭义的心身疾病和狭义的心身障碍。

从人类的疾病谱及死亡顺位的变化来看，心身疾病被认为是对人类健康威胁最大的疾病，它对人类健康的影响也最严重，成为当今死亡原因中的主要疾病，越来越受到人们的重视。德国和日本对心身疾病尤为重视。1992 年日本心身医学会经过修订，把心身疾病定义为“躯体疾病中，其发病及经过是与心理社会因素密切相关的、有器质或机能障碍的病理过程，神经症（如抑郁症）等其他精神障碍伴随的躯体症状除外”。

心身概念最早是由德国精神病学家海恩罗斯于 1818 年在讨论失眠症的论文中提出的，他首次将失眠症作为心身疾病来描述。20 世纪 30 年代，心身医学研究的先驱者之一亚历山大把十二指肠溃疡、原发性高血压、甲状腺功能亢进、支气管哮喘、溃疡性结肠炎、类风湿关节炎和神经性皮炎称为七种心身疾病。1952 年的美国精神疾病诊断治疗手册（DSM-Ⅰ）设有“心身疾病”一类；DSM-Ⅱ（1968 年）将“心身疾病”更名为“心理生理性自主神经与内脏反应”;DSM-Ⅲ(1980 年)及 DSM-Ⅲ-R(1987 年)将心身疾病划归为“影响身体状况的心理因素”;DSM-Ⅳ又将其更名为“影响医学情况的心理因素”。

理解心身疾病的概念需要注意以下几方面:①生物或躯体因素是心身疾病发生和发展的基础,心理社会应激往往起到“扳机”的作用。②个性特征与某些心身疾病密切相关。③心理社会因素在疾病的发生、发展及预后中起重要的作用。④以躯体的功能性或器质性病变为主,一般有比较明确的病理生理过程。⑤心身疾病通常发生在自主神经系统支配的器官上。⑥同一患者可有几种心身疾病存在或交替发生。⑦患者常有相同或类似的家族史。⑧疾病经常有缓解和反复发作的倾向。

(二)心身疾病的患病率及人群特征

1. 关于心身疾病的患病率 由于各国对心身疾病界定的范围不同,导致心身疾病的流行病学调查结果差异甚大。心身疾病在人群中的分布较广,国内资料显示,在综合性医院的初诊患者中,略高于1/3为躯体疾病,不到 1/3 为神经官能症,其余 1/3 即为心身疾病。美国一个有 1600 名居民的社区中,曾患十二指肠溃疡者占居民总数中的 7%,支气管哮喘者 3%,原发性高血压者 8.6%,神经性胃病者 6%,消化不良症状者 8%。这个调查尚未包括冠心病和经前紧张综合症等其他常见的心身疾病。

2. 心身疾病患者具有以下特征 ①性别特征:性别分布呈现女性一般高于男性。如甲状腺功能亢进以女性为多。但有些病种如十二指肠溃疡、冠心病、支气管哮喘则以男性患病率为高。②年龄特征:年龄分布,65 岁以上的老年人和 15 岁以下的少年患病率较低,青年人略高,患病率高峰为更年期。③社会环境特征:不同的社会环境,心身疾病患病率不同。心身疾病的分布一般呈现为城市高于农村,脑力劳动者高于体力劳动者,工业化的社会高于工业不发达的社会。流行病学研究还表明,近年来心身疾病的患病率有逐年增高的趋势。以冠心病为例,患病率最高的国家为美国,其次为芬兰、南斯拉夫(前)、希腊及日本,最低为尼日利亚。一些学者认为,这主要取决于种族差异、饮食习惯、全人口的年龄组成、体力劳动多寡等社会环境因素的影响。④人格特征:研究证实心身疾病与特定的人格类型相关,如 A 型人格的人易患冠心病及高血压,C 型人格的易患癌症,且 C 型人格癌症的患病率是非 C 型人格的 3 倍。

二、心身疾病的范围

最早定义为心身疾病的典型七种疾病包括:十二指肠溃疡、原发性高血压、甲状腺功能亢进、支气管哮喘、溃疡性结肠炎、类风湿关节炎和神经性皮炎。近年来,糖尿病、肥胖症、癌症也纳入心身疾病范围。以下介绍比较公认的心身疾病分类。

1. 循环系统心身疾病 原发性高血压、冠状动脉硬化性心脏病、阵发性心动过速、神经性心绞痛、心动过缓、期前收缩、雷诺病、功能性早搏、神经性循环衰弱症等。

2. 消化系统心身疾病 胃、十二指肠溃疡,神经性呕吐、神经性厌食、溃疡性结肠炎、过敏性结肠炎、慢性胃炎、胃下垂、过敏性结肠炎、贲门痉挛、幽门痉挛、习惯性便秘、直肠刺激综合征。

3. 呼吸系统心身疾病 支气管哮喘、过度换气综合征、神经性呼吸困难、神经性咳嗽、心因性呼吸困难等。

4. 神经系统心身疾病 偏头痛、肌紧张性头痛、心因性知觉异常、自主神经功能紊乱、心因性运动异常、慢性疲劳等。

5. 内分泌代谢系统心身疾病 甲状腺功能亢进、垂体功能减退、糖尿病、肥胖症、低血糖等。

6. 泌尿系统 夜尿症、神经性尿频。

7. 皮肤 神经性皮炎、皮肤瘙痒症、斑秃、过敏性皮炎、荨麻症、湿疹、银屑病、多汗症、白癜风等。

8. 耳鼻喉 梅尼埃病、过敏性鼻炎、耳鸣、晕车等。

9. 生殖系统 月经不调、无月经症、痛经、功能性子宫出血、功能性不孕症、性欲减退、经前紧张综合征、更年期综合征、阳痿、早泄、阴痹、心因性闭经等。

10. 骨骼肌肉系统 类风湿关节炎、全身性肌肉痛、书写痉挛、痉挛性斜颈、颈腕综合征、过敏性膀胱炎、面部痉挛。

Note

11. 恶性肿瘤 恶性肿瘤（又称癌症）的发生可能与心理社会因素有密切关系。格瑞等对 30 例乳腺癌病例进行研究后指出，癌症的发生与刺激性生活事件有明显联系。艾勒希德在其名著《心身医学》中，将癌症列入心身疾病。恶性肿瘤的发生，与社会因素也有关系，吸烟、环境污染等都能致癌。

12. 儿科心身疾病 心因性发热、站立性调节障碍、继发性脐绞痛、异食癖等。

13. 眼科心身疾病 原发性青光眼、中心性视网膜炎、视疲劳、眼肌痉挛、斜视、青少年近视等。目前电子化产品增多，视疲劳、斜视在青少年中多见。2018 年，世界卫生组织的一项研究报告显示，中国近视患者达 6 亿，青少年的近视率已居世界第一，且仍然不断呈上升趋势。

14. 口腔科心身疾病 复发性慢性口腔溃疡、颌下关节紊乱综合征、口吃、唾液分泌异常、咀嚼肌痉挛等。

随着心身医学研究的不断深入，新的心身疾病不断被人们提出。人们越来越重视心理社会因素在疾病的发生、发展、诊断、治疗和预后中的作用。

三、心身疾病的诊断与治疗原则

（一）心身疾病的诊断

心身疾病在现有的临床各科中都有具体的诊断标准。但在心身疾病的临床实践中，应通过对心身疾病有关心理和生理特征性要点的观察、评估来认定。这不但能帮助我们将一些目前临床诊断还不明确的病症确定为心身疾病，而且也将有利于在临床治疗和预防工作中，对各种心身疾病采取相应的心理学手段。

（二）心身疾病的诊断原则

1. 以躯体症状为主 这种症状有明确的病理生理过程或器质性病变基础，即使一时难以发现具体的损害或确定病理生理过程，但也必须是相对固定而局限的躯体症状。躯体症状主诉游移不定或反复无常者，往往不是心身疾病的表现，而可能是精神病或其他心身反应。

2. 病因中存在心理社会因素 可能发现某些心理社会因素与疾病的发生、发展和疾病的症状发作在时间上有密切的联系，也可能发现患者存在特定的个性特点和对某些疾病易感的心理素质。由于心身疾病多呈现慢性过程，因而虽然不一定能找到疾病起点时的心理社会原因，但经过仔细检查应该能发现那些能引发或加重症状的心理刺激因素以及心理素质上的缺陷。

3. 疾病症状与应激情绪的生理反应有相似性 根据心理生物学研究观点，心身疾病是心理应激作用的一种严重结果。在心理因素引起躯体生理变化的初始阶段，躯体反应如血压升高、肌紧张增高、呼吸急促等在心理因素消除后会随之消失，此时仅称为心身反应。当这种心理因素长期反复发生作用时，躯体的生理反应开始向病理反应转变，表现出躯体功能的障碍或紊乱，且持续时间较长，但仍未见出现组织病理损害，此时的心身变化过程为心身障碍。当上述情况进一步发展时，机体出现病理性损害，这就是狭义的心身疾病。

由于在发生机制上存在延续过程，因此，心身疾病（包括心身障碍和狭义的心身疾病）的症状发作或加重不但在时间上与心理社会刺激因素同时存在，而且所表现出来的症状也与应激情绪下的心理反应有某些类似性。例如，一个人在激动和焦虑时产生头部肌紧张和头胀、血管跳动等心身反应。但在焦虑消失以后，这些反应也消失。而一位紧张性头痛发作患者，不但可能找到发病前某一件引起焦虑的心理社会刺激因素，而且目前仍有头胀、头痛等症状。不少心身疾病症状表现也都存在类似的情况。

4. 与神经症相鉴别 心身疾病特别是心身障碍应区别于焦虑性神经症、癔症、疑病症等神经症。神经症患者的总体特点包括，以心理症状为主，即使有躯体症状也往往有多系统多器官性质且反复易变或呈现一过性，无实质性组织损害，病因中心理社会因素的成分较大，以及可能有社会适应不良（如回避与社会退缩）等情况。但心身疾病与神经症有时较难区别。

（三）心身疾病的防治原则

心身疾病的防治一般遵循以下原则。

Note

(1) 采取心、身同治的原则，但对具体病例则应各有侧重。如急性发病、躯体症状严重者主要以躯体对症治疗为主，心理干预为辅；如以心理症状为主、辅以躯体症状的疾病，在躯体治疗的同时，侧重心理治疗。

(2) 精神药物治疗。传统的躯体疗法仍然适用，但不够全面，必须重视和采取必要的心理治疗和心理护理。

(3) 积极开展心理治疗，可采用多种心理治疗技术治疗心身疾病患者，包括精神分析疗法、认知行为疗法、行为疗法等。行为治疗在心身疾病中应用广泛，松弛技术、系统脱敏、生物反馈等均可有效改善患者的心身平衡，取得较满意的效果。帮助患者学习和掌握自我训练、自我放松、自我调节的方法；也可以用暗示、催眠疗法，以缓解或消除患者的紧张情绪及继发性心理变化。

(4) 心身疾病的预防，医务人员要用生物-心理-社会医学模式的观点对待心身疾病。在心身疾病的预防上，既要锻炼身体，增强抗病能力；又要稳定情绪，学会调节情绪，培养坚强意志和乐观的情绪，积极面对现实，增强适应能力和应付紧张刺激的能力，以预防心身疾病的发生。心身疾病的早发现、早治疗往往能取得良好效果。

对于急性发病而又躯体症状严重的患者，应以躯体对症治疗为主，辅之以心理治疗。例如对于急性心肌梗死患者，综合的生物性救助措施是解决问题的关键，同时对那些有严重焦虑和恐惧反应的患者也应当实施床前心理指导。又例如，对于过度换气综合征患者，在症状发作期必须及时给予对症处理，以阻断恶性循环，否则将会使症状进一步恶化，呼吸性碱中毒加重，出现头痛、恐惧甚至抽搐等。

对于以心理症状为主、躯体症状为次，或虽然以躯体症状为主，但已呈慢性特点的心身疾病患者，则可在实施常规躯体治疗的同时，重点安排好心理干预工作。例如更年期综合征和慢性消化道溃疡患者，除了给予适当的药物治疗，应重点做好心理和行为指导干预等各项工作。

四、临床上常见的心身疾病

（一）冠状动脉硬化性心脏病

冠状动脉硬化性心脏病又称冠心病，指由于冠状动脉（简称冠脉）粥样硬化、管腔狭窄，导致心肌缺血、缺氧的心脏病。冠心病是一类严重危害人类健康、影响生活质量的常见病，是最早确认的一种心身疾病，发病率呈逐年上升趋势，多见于中、老年人。冠心病的危险因素达 200 多种，确切病因还不十分清楚。近年来研究发现，冠心病的发生、发展与许多生物、心理和社会因素有关，包括年龄、性别、家族史、高血压、高血脂、糖尿病和糖耐量异常、吸烟、肥胖、缺少活动、饮食习惯、A 型行为类型、社会关系不协调和焦虑抑郁等多种所谓的冠心病危险因素，具体包括以下几个方面。

1. 心理应激 不论正常人还是冠心病患者，心理紧张刺激都能使血小板聚集加速，这已被实验所证实。我国学者杨菊贤对冠心病患者进行调查发现，A 型行为与血小板聚集、冠状动脉狭窄之间有关。

Lown B 用电生理实验证明，不同形式的环境应激，能降低室颤阈，可在冠脉阻塞的动物身上引起室上性节律紊乱，直至造成猝死。应激引起的交感神经直接兴奋可以使冠脉收缩，造成缺血等。

应激引起的生理生化反应对冠心病症状的发作有直接的影响。社会生活中的应激因素，如亲人死亡、环境变化等常被认为是冠心病的重要危险因素之一。国内邹之光调查发现，心肌梗死前 6 个月内患者的生活事件明显高于对照组。

2. 社会环境因素 冠心病发病率与社会结构、社会分工、经济条件、社会稳定程度有一定的相关性。某研究曾对 44 名心肌梗死患者进行病因调查，让患者指出自己的病因条目，结果有 56% 的人选择“某些形式的应激”，其余依次为超体重 27%、吸烟 20%、饮食 18%、过度劳动 14%、遗传 14%。在冠心病发病率调查中，社会发达程度高、脑力劳动强度大、社会稳定性差等均为冠心病的危险因素。另外，吸烟、饮酒过量、高脂与高胆固醇饮食、缺乏运动、肥胖也是冠心病的易感因素。

3. 人格特征 西方协作组研究计划（WCGSP）在 20 世纪 60 年代对 3154 名中年健康男性雇员进行了近 8 年的追踪观察。研究结果显示，A 型行为是冠心病的一种危险促进因素，而不是发病以后产生的行为改变。故有人将其称为“冠心病倾向人格”。1978 年 NHLB 确认 A 型行为属于一种独立的冠心

Note

病危险因素。

4. 行为危险因素 行为危险因素包括嗜烟酒、超体重、缺乏运动、睡眠不足、忽视体检、牙齿保护缺失、缺少运动等。许多研究证明,经常性的锻炼能减少冠心病发生的危险性。一定的经济条件、饮食习惯、文化与肥胖有关;肥胖与许多疾病有关系,在心血管疾病方面尤其明显,中年男性如果存在一个或更多的危险因素,随着体重超重,心脏病危险性明显增加。所以行为危险因素中吸烟、缺乏运动、过度肥胖、社会压力大、适应不良与冠心病的发生有密切关系。社会环境因素与行为危险因素对冠心病是既互相联系,又互相独立的致病危险因素,认识到这一点,对预防冠心病有指导意义。

知识链接

可怜的狒狒

有人在一个狒狒的家族里,将狒狒王关押起来,并当着它的面让原来受它统治而俯首帖耳的家族成员大胆而放肆地争抢食物,狒狒王眼看着自己的臣民不服管教而又无能为力,气得暴跳如雷,经过长期的精神压抑,它患上高血压,并在一年后死于心肌梗死。

(二)原发性高血压

原发性高血压(高血压)是危害人类健康最严重的心身疾病,也是较早被列为心身疾病的疾病之一。世界卫生组织估计,每年因高血压导致的死亡人数占全世界死亡人数的13%。它是一种除遗传因素外,心理社会因素对发病有着很重要影响的疾病。

1. 心理因素 当愤怒情绪被压抑在潜意识中时可造成心理冲突,引起血压升高。Hokamson等人进行试验,让被试者遭受挫折而激起愤怒,其中一组被试者可以口头说出愤怒,任其发泄;另一组只能通过填写问卷的方式提出对试验的意见,不让其发泄,结果表明不能发泄的被试者比发泄出来的被试者血压高。

一般来说,心理社会紧张刺激一旦消除,影响血压的各项生理变化都很快自动恢复正常。如果心理社会紧张刺激强烈且反复长期存在,就可能影响某些有特殊敏感因素的人的神经系统活动过程,机体对血压的系统调节过程遭到破坏,经过神经分泌等心理生物学中介机制,出现高血压症状。

2. 环境与文化因素 研究显示,原发性高血压的发病率西方高于东方,发达国家高于非发达国家,黑人高于白人。在不发达国家,原发性高血压发病率比较低,但这些国家的人移居到发达的西方国家后,却容易患原发性高血压。这些事实证明,社会发达程度越高、脑力劳动强度越大、原发性高血压发病率越高。社会文化因素与原发性高血压的发病有关。

3. 人格特征 人格和情绪因素对原发性高血压发病的影响是一个重要因素。一般认为原发性高血压患者的人格特征表现为刻板主观、容易激动、具冲动性、过分谨慎、不善表达情绪、压抑情绪但又难以控制情绪。人格特征在社会心理压力造成原发性高血压的过程中起相当重要的作用。

4. 行为因素 高血压发病的危险因素包括肥胖、缺少运动、食盐偏多、大量饮酒及吸烟等行为问题。各种研究显示,钠的摄取量与血压高低相关。在我国,不同地域、不同经济、不同社会文化因素等行为因素都可直接或间接地影响原发性高血压的发病。

(三)糖尿病

糖尿病是一种常见的内分泌代谢疾病,基本病理特点是胰岛素分泌相对或绝对不足以及靶细胞对胰岛素的敏感性降低或胰岛素本身结构存在缺陷,引起以糖代谢紊乱为主,继发脂肪、蛋白质、水、电解质等代谢障碍,表现为高血糖、糖尿病。

随着我国经济快速发展,生活方式变得高效率、快节奏,在丰富人们物质生活,提高人们生活水平的同时,又加重了人们的心理负担,使人们处于高度的应激状态。加之城市的快速发展及人口的老龄化,共同形成了糖尿病发病率增高的基础。

糖尿病的病因和发病机制十分复杂。目前尚未完全清楚,一般认为是多因素综合作用的结果,其中,心理社会因素具有重要的作用。

Note

1. 心理应激 心理应激包括生活与工作中的重大变故、挫折和心理冲突等。近几年来，大量国内外有关糖尿病的病理生理、遗传学和治疗等方面的观察及研究资料已经证实，在对包括糖尿病在内的许多内分泌疾病的心身疾病研究中，应激对它们的影响是非常重要的。应激是指生命活动中能够激发情绪活动并引起特殊的神经内分泌反应的遭遇和环境因素。当情绪活动和躯体反应的强度和持续时间对个体达到损害机体功能的程度时，就会出现机体的功能甚至是组织结构的病变。

心理因素和心理活动与躯体疾病有着极为复杂的相互关系：第一，由于人们的个体素质、情境以及个体与环境的相互作用不同，产生的心理躯体效应差异非常大；第二，个人的心理生理反应不仅与刺激的性质、强度和持续时间有关，也与个体对刺激的情绪体验以及适应和应对能力有关，这些差异取决于个体的社会文化、性格、生活经历和遗传等因素。

2. 人格特征 研究表明，糖尿病患者的性格具有情绪不稳定、神经质明显、掩饰性较高、自卑感、低自尊、情感需求更多等病态的人格特征。不少患者遇到烦恼时压抑自己，不愿求助或找人倾诉，这种消极的应付方式很容易产生焦虑、抑郁的情绪，而不良情绪通过"免疫-内分泌"机制又成为患病的诱因。

王文等对我国 285 例 2 型糖尿病患者进行了明尼苏达多相人格调查。结果显示，糖尿病患者有性别差异：女性更易表现出以自我为中心、过分关心或担心自己的健康、冲动易怒、情绪不稳定、多疑、缺乏信任、有敌意、常有奇怪的想法、害怕、紧张、孤独、行为退缩与回避等人格特征；而男性高分更易表现为敏感、爱美、被动、女性化倾向；女性低分多为被动、屈服、诉苦、吹毛求疵、理想主义、敏感等特点。

（四）消化道溃疡

消化道溃疡包括胃、十二指肠溃疡、溃疡性结肠炎，是较早公认的常见心身疾病。人群患病率可达 10%以上，男性是女性的 2～4 倍。随着女性社会活动的增多，女性患病率也有逐步增加的趋势。

1. 生活事件 应激情绪、易感人格、情绪障碍和饮食习惯是消化道溃疡发病的重要心理社会因素。从生物-心理-社会医学模式可较全面解释消化道溃疡的发病机制。

常见的主要生活事件因素如下：①在毫无思想准备的情况下，突然遇到日常生活的重大变故和社会的重大改变，会导致严重的精神创伤，增加个体患溃疡的可能性或致使病情加重，如战争、自然灾害、失业、失子、丧偶、离异等；②长期的焦虑、抑郁、孤独等不良情绪刺激导致消化道溃疡增加；③长期的紧张刺激，如不良的工作环境、缺乏休息等，都可引起消化道溃疡。

2. 人格特征 消化道溃疡患者具有工作认真负责、有较强的进取心、有强烈的依赖愿望、易怨恨不满、常常压抑愤怒、孤独、缺少人际交往、被动拘谨、顺从、缺乏创造性、刻板、情绪不稳定、遇事过分思虑的人格特征。消化道溃疡患者习惯于自我克制，情绪得不到宣泄，从而使迷走神经反射强烈，胃酸和胃蛋白酶原水平明显增高，易诱发消化道溃疡。

3. 应激情绪 应激状态中发生的焦虑和抑郁反应，是消化道溃疡发病的重要原因。患者常伴有抑郁症状，抗抑郁治疗有效果。空中交通管制人员由于其工作的特点，他们的十二指肠溃疡的发病率比其他人群高出 2～3 倍。

（五）肿瘤

肿瘤是一种严重危害人类健康及生命的常见病、多发病。肿瘤的发病原因至今未完全阐明，一般认为是多因素作用的结果，其中心理社会因素是导致肿瘤发生的重要因素之一。

近几十年的行为医学研究显示，心理社会因素是癌症形成的重要影响因素之一。同样癌症患者的不良心理行为反应，也会严重影响病情的发展和患者的生存期和生存质量。

1. 生活事件 国内学者姜乾金研究发现，癌症患者发病前的生活事件发生率较高，其中尤以家庭不幸等方面的事件显著，如丧偶、近亲死亡、离婚等。在一组接受心理治疗的癌症患者中，大多数患者在发病前半年到 8 年期间曾遭受过较多的亲人（配偶、父母、子女）丧亡的打击。

研究发现，生活事件与肿瘤发生的关系，取决于个体对生活事件的应对方式和情绪反应。例如 Grossarth-Maticek R(1980)指出，不愿表达个人情感和情绪压抑是肿瘤发病的心理特点，即习惯于采用克己、压抑的应对方式者，其肿瘤发生率较高。姜乾金等(1987)和高北陵(1989)等也证明，肿瘤患者对挫折的消极情绪反应明显高于对照组。

Note

2. 人格特征 研究发现，人格特征与恶性肿瘤的发生有一定的关系，特别是C型人格与恶性肿瘤的发生关系密切。美国学者对182名受试者(按人格特征分A、B、C三类)随访观察了16年，发现具有C型人格特征者恶性肿瘤发生率比具有非C型人格特征者高3倍以上。

C型人格特征：过分谨慎、细心、忍让、追求完美、情绪不稳而又不善于疏泄负性情绪等，往往使个体在相同的生活环境中更容易遇到生活事件；在相似的不幸事件中也容易产生更多的失望、悲伤、忧郁等情绪体验。这些特征被证明与恶性肿瘤的发生有联系。C型人格表现为与他人过分合作，原谅一些不应原谅的行为，尽量回避各种冲突，不表达愤怒等负性情绪，屈从于权威。他们在遭遇重大生活挫折时，常陷入失望、悲观和抑郁的情绪中不能自拔，在行为上表现为回避、否认、逆来顺受等。

知识链接

C型人格特征与恶性肿瘤

临床研究发现，人格特征与恶性肿瘤的发生发展有一定的关系。许多资料表明，具有C型人格的个体患病率较高，且患恶性肿瘤的人数较多，C型人格往往表现为内向、乖僻、小心翼翼、情绪不稳、多愁善感、易冲动，常常过分要求自己，具有克制压抑的人格特点。李跃川等人研究指出，C型人格者食道癌发生的相对危险度(OR值)为3.09，高出正常人3倍以上。国内高北陵(1989)对245例恶性肿瘤患者进行艾森克个性测定，认为恶性肿瘤患者多具有情绪不稳，易产生焦虑、紧张、抑郁情绪，且情绪一旦被激发后就很难平复下来。

(六) 疼痛

疼痛(pain)是许多疾病的症状，疼痛又涉及心理和生理两大知识领域。医学界将疼痛看成是感觉，心理学界认为疼痛是一种情绪或情绪反应。实际上，疼痛主要是一种主观体验，除了感觉特性，更是一种复杂的情绪反应(emotional response)。

影响疼痛的心理社会因素包括情绪状态(或者心境)、认知评价、注意集中程度、意志力、人格特征、文化和信念、社会学习、经验和经历等。

1. 情绪状态 一般来说，乐观患者感觉到的疼痛比抑郁、焦虑和持悲观态度(特别指可预计到的疼痛)的患者要轻。

2. 认知评价 对疼痛刺激或特定疼痛情境的不同认知评价，可产生不同的疼痛感。例如，一个受到意外伤害的人，当知道对方是与自己嬉闹时，所感受到的痛苦要比知道对方是恶意惩罚自己所感受到的痛苦轻一些。同样，早就有研究证明，下火线的伤兵比同等创伤的平民其疼痛程度要轻一些。

3. 人格特征 某些人格特征会影响痛觉水平。Ryan RE(1978)指出，以自我为中心和抑郁质的人，易发生心理性头痛。一些性格脆弱或敏感的人，在一般性的痛刺激下会产生强烈反应，如部分敏感的产妇在分娩时会表现较高的情绪反应。

4. 社会环境与文化信仰 痛觉与痛情绪反应也有社会学习(或示范作用)成分。家长对孩子受到小小伤害总是大惊小怪，容易使孩子对伤痛特别敏感和恐惧。不同民族的产妇在分娩疼痛程度上存在差异，认为与社会学习有关。

信念和态度对某些疼痛刺激产生影响。如我国南方少数民族地区有一种“刀梯”文化，为了庆祝特定的重要节日，人们会架好“刀梯”，年轻男性无任何保护措施光脚走上锋利的“刀梯”，没有什么痛苦，也保证脚上皮肤不受损伤。他们的文化和宗教信念，观赏人群的激励，以及体质特点等因素在其中起了重要的作用。

小 结

应激是机体在应激源的作用下产生的紧张状态，又称作压力。应激是个体感知各种刺激对其生理、心理、社会及文化系统等产生威胁时的整体反应过程，即应激是一个连续的动态过程，包括应激源，应激

Note

反应，机体与刺激物或环境之间的互动。

汉斯·塞里提出“一般适应综合征”，分为三个阶段：警戒期、抵抗期、衰竭期。应激过程包括应激源输入、应激中介、应激反应、应激后果四个过程。应激的生理反应涉及神经、内分泌、免疫三个调节系统。个体对应激的心理反应主要表现为情绪反应和认知反应。心理应激对人体健康的影响既有积极的一面，又有消极的一面。

心理社会因素在发病、发展过程中起重要作用的躯体器质性疾病（心身疾病）和躯体功能性障碍（心身障碍）统称为广义的心身疾病。临床上常见的心身疾病包括冠心病、原发性高血压、糖尿病、消化道溃疡、肿瘤和疼痛等。心身疾病的诊断原则以躯体症状为主，病因中存在心理社会因素，疾病症状与应激情绪的生理反应有相似性。

能力检测

能力检测答案

一、选择题

1. 汉斯·塞里提出“一般适应综合征”分为三个阶段，下列哪一项不是？（　　）

A. 警戒期　　B. 抵抗期　　C. 衰竭期　　D. 否认期

2. 应激过程包括应激源输入、应激中介、（　　）和应激后果四个过程。

A. 应激反应　　B. 应激耐受　　C. 抑郁期　　D. 否认期

3. 应激的生理反应涉及神经、内分泌、（　　）三个调节系统。

A. 免疫　　B. 皮肤　　C. 运动　　D. 呼吸

4. 以下哪项不是心身疾病的诊断原则？（　　）

A. 以躯体症状为主　　B. 病因中存在生理社会因素

C. 疾病症状与应激情绪的生理反应有相似性　　D. 与神经症相鉴别

5. 以下哪项不是心身疾病的治疗原则？（　　）

A. 采取心、身同治的原则　　B. 采取精神药物治疗

C. 积极开展生理治疗　　D. 重在心身疾病的预防

6. 以下哪种行为类型是冠心病的一种危险因素？（　　）

A. A 型　　B. B 型　　C. C 型　　D. D 型

7. 过分谨慎、细心、忍让、追求完美、情绪不稳而又不善于疏泄负性情绪等，往往使个体在相同的生活环境中更容易遇到生活事件，是哪一种行为类型的特点？（　　）

A. A 型　　B. B 型　　C. C 型　　D. D 型

8. 下列哪项不是影响疼痛的心理社会因素？（　　）

A. 情绪状态（或者心境）　　B. 认知评价　　C. 注意集中程度

D. 意志力　　E. 人格特征　　F. 文化和信念

G. 社会学习　　H. 经验　　I. 社会地位

二、简答题

1. 什么是应激，常见的应激源有哪些？

2. 简述应激的过程。

3. 简述心身疾病的防治原则。

（姚艳绒）

Note

第四章　心理评估

本章 PPT

学习目标

掌握：心理评估的概念及常用方法；心理测验的概念；标准化心理测验的基本特征及适用范围。

熟悉：临床常用心理评估的实施原则、注意事项及适用范围；临床常用的心理测验，包括人格测验、智力测验等；临床常用评定量表的使用。

了解：使用心理测验的注意事项；心理测验的常见分类。

案例导入

王某，12 岁，女，小升初学生，体型偏胖，因父母离异，随父亲生活，父亲再婚，其与继母及大她 2 岁的继母的儿子一起生活，当一有家庭矛盾心情不愉快时她就吃东西，导致体型肥胖，同学们给她起外号"航空母舰"，她感到自卑，不愿外出参加任何活动，甚至逃学待在家中，闷闷不乐，不愿与家人交流，仇视一切，总感到饥饿难耐，以吃东西为快乐，导致更加肥胖，父母无奈来门诊求助。

问题：

(1) 根据所学心理评估内容，为该患者制订切实可行的访谈提纲。

(2) 该位患者存在哪些心理问题？

(3) 此患者应进行哪些心理评估？如果进行心理测验，首选哪种测量？

第一节　心理评估概述

心理评估是心理护理程序的第一步，通过收集资料、分析，发现患者现存的或潜在的心理健康问题，可以为实施心理咨询、心理治疗和心理护理提供前提和依据，同时也是有针对性地进行心理健康教育和评价心理护理效果的重要手段。

一、心理评估的概念

心理评估（psychological assessment）指应用行为观察法、访谈法、问卷法和心理学测试等多种心理学方法获得信息，对个体某一心理现象进行全面、系统和深入的客观描述和鉴定的过程。心理评估在心理学、医学、教育、人力资源、军事、司法等领域有较广泛的应用，当它为临床医学目的所用时则称为临床心理评估（clinical psychological assessment）。心理评估在护理领域内的应用，则为心理护理评估，是结合心理学、护理学、社会学等方面的综合评估。

Note

二、心理评估的一般过程

心理评估的一般过程大致包括评估准备、收集资料、资料解释和报告。心理评估的目的不同，所采取的方法和程序也各有所区别。

(一) 评估准备

1. 确定评估目的　首先要根据患者目前存在的首要问题，然后确定评估目的。

2. 确定评估内容　包括生理过程、认知、情绪、行为、环境的评估。

3. 拟定评估计划　设计资料收集方法、对象、时间进程、器材、场地。

4. 选择决策标准　根据资料收集的方法可选用常模标准、自身参照标准、专业标准。

(二) 收集资料

1. 资料内容　包括问题描述、现病史、既往史、家族史及有无心理问题，个人成长环境和重要生活事件，人格特点和社会支持，是否需要心理方面的帮助。

2. 资料来源　评估对象、知情人、背景资料。

3. 收集方法　可选用行为观察法、访谈法、调查法、心理测验、问卷法和作品分析等。在临床心理评估中，常常将心理测验与观察法、访谈法这三种方法联合使用。例如，先通过观察个体的行为来发现个体的问题或可能存在的心理问题，然后可以对其进行相应的心理测验。如果对心理测验的结果存有疑问，可以再对其进行深度访谈，从而发现真正的问题所在。

(三) 资料解释和报告

(1) 全面系统地整理资料、判断资料的内在含义，探索资料对诊断、分类和干预的意义。

(2) 整理、分析资料，发现重点和特殊问题，并做出判断得出初步结论。

(3) 写出评估报告，并对患者或家属及有关人员进行解释，已确定进一步的问题处理方案。

三、临床心理评估的主要功能

临床心理评估对心理护理实施及质量评价等均具有重要指导意义，是心理护理过程不可缺少的环节。其主要功能体现在以下几个方面。

(一) 筛检心理护理对象

大多数患者都伴有不同程度的心理问题，通过心理评估，可筛检出患者心理问题的严重程度和性质，了解不同个体的心理特征，从而有针对性地进行心理健康教育，并予以主动、及时的干预，帮助其恢复心理健康。

(二) 提供心理护理实施依据

通过心理评估，可把握患者心理问题的轻重缓急，进一步了解引发原因及主要影响因素，为针对性实施干预措施提供依据。研究者可以借助心理评估探索和研究各种心身疾病的影响因素及这些影响因素的作用途径，为预防和治疗心身疾病提供有利的帮助。

(三) 评估实施效果

心理评估的另一个重要功能是评价心理护理效果，了解心理问题是否解决及恢复程度，它也是评价心理护理效果的重要手段。

(四) 心理评估也是一种重要的科研手段

心理评估特别是心理测验可以对被评估的心理和行为特征进行客观的评定，且大多采用数量化手段，便于统计分析。心理评估可以作为某些疾病的辅助诊断手段。例如，精神科医生可以应用心理测验对患者的病态心理进行诊断和鉴别，儿科医生借助智力测验鉴别儿童的智力发育是否正常。

Note

四、心理评估的实施原则及注意事项

（一）实施原则

1. 综合原则 心理评估时应将心理测验与其他心理评估方法、临床检查诊断结果及实际情况相结合，对于已获得的患者资料实施综合评定，灵活分析，了解各种心理评估方法的局限性，不宜将评估结果绝对化，需与实际情况相结合，才能使评估结果更加客观和准确。

2. 动态原则 患者的心理活动随着疾病进展、诊疗环境、个性特征等因素的影响不断发生变化，因此，心理评估是个动态的过程。评估者需因时而异，动态、实时评估患者的心理状态及变化。

3. 中立性原则 在评估过程中，尽可能保持客观、中立的态度。分析结果时应尽可能从被评估者角度而不是从自己的角度去理解他们的行为。

（二）注意事项

(1) 评估人员应与患者建立良好的护患关系，对待患者应热情、耐心、细致，理解并尊重患者，尊重其知情权，保护其隐私，尽量满足其合理需求，同时必须采取严肃、认真和审慎的工作态度。

(2) 评估人员应具备心理学专业知识和技能，接受过心理评估、心理测量学方面的专门训练；熟悉一般疾病特别是精神病的症状表现和诊断要点，以便于鉴别正常与异常的心理现象；掌握各种评估方法、适应范围及优缺点，并对影响评估的因素有充分的认识，正确看待评估结果，联系实际情况客观解释结果。

(3) 各种心理评估量表内容、使用方法和受试者的个人隐私不得作为谈资随意公开或提供给无关人员，只有具备资格者才能独立使用和保存，做好心理评估资料的安全与保密工作。

第二节　心理评估常用方法

心理评估的常用方法包括定性和定量两种类型。定性评估有行为观察法、访谈法、调查法等；定量评估有心理测验和问卷法。通常要将定性和定量评估相结合，取长补短，才能获得全面准确的信息，做出正确的判断。

一、行为观察法

（一）行为观察法的概念

人的心理是通过其行为表现出来的。行为观察法是指在完全自然或接近自然的条件下，评估者通过对被评估者的可观察的行为表现，进行有目的、有计划的系统观察和记录，并对结果进行客观的分析，以了解患者心理和行为特征的一种方法。其目的是描述患者的临床行为表现、评估其心理活动、监测其行为变化，为心理护理诊断和制订护理计划提供依据。观察的途径可以是直接观察或间接观察（如利用摄、录像设备等进行观察）。

行为观察法是护理领域心理评估常用的方法之一，行为观察法得到的信息只是外显行为，对于内隐的认知评价、态度、情感等过程的研究难以应用该方法。观察结果的有效性取决于观察者的观察能力、分析综合能力。因此，护理人员只有对患者行为进行客观准确的观察，才能根据观察结果对患者实施有效的心理护理。

（二）行为观察法的设计

行为观察法的设计是确保行为观察结果的科学性、客观性、准确性的重要前提和保证，在设计观察方案时有以下五个步骤：确定观察目标、确定观察情境和选择观察方法、确定观察指标、确定观察次数和时间、选择适当的记录方法。

Note

1. 确定观察目标 观察目标的行为因观察目的、观察方法以及观察的不同阶段而可能有所不同。观察内容包括体形、仪表、言谈举止、兴趣、爱好、人际交往、个性特征、身体状况、注意力及应变能力等，每次观察时确定其中几项观察内容，有所侧重。在确定观察目标时，首先应考虑行为的可观察性，选择易于观察的行为。有的行为容易观察，如动作、表情等，而情绪、态度等是不易观察的，有的行为涉及个人隐私，是不允许观察的。其次应对每种进行观察的目标行为给予明确的操作定义，便于准确观察和记录。

2. 确定观察情境和观察方法

(1) 确定观察情境：对行为的观察可以在完全自然的环境下进行，也可以在实验室或特殊情境下进行。根据观察者是否参与被观察者的活动，观察法可以分为两种形式：①自然观察法，是在自然环境中观察被评估者的行为表现。②控制观察法，是指在经过预先布置的特定情境中观察被评估者的行为表现。在自然环境(医院)中，不改变或干扰自然环境，研究者能观察到一些自然情况下发生的行为，在临床实践中一般采用自然观察法。

由于同一个个体在不同情境下会表现出不同的甚至是相反的行为，所以在评价观察结果时应该考虑到周围环境对人的行为尤其是目标行为的影响。观察时应注意：①观察者的位置能保证所观察的对象全部清晰地落在视野以内；②保证不影响被观察者的常态；③注意同一被观察者在不同情境下所表现的不同行为。例如，患者即使病得很严重，在工作单位的自然环境下仍然可以处理工作事宜，而当在家人的陪同下进入医院时就有可能退行到任何事都需依赖别人。因此评价观察结果时，应充分考虑观察情境对结果的影响。

(2) 选择观察方法：根据研究目的和观察行为的特点，考虑使用连续性观察还是轮换性观察、直接观察还是间接性观察等。连续性观察适宜少数患者或单个行为的严密细致观察；轮换性观察则可用于多个患者同类问题的综合归纳观察；为防止患者察觉自己被观察后出现行为掩饰，可采用间接性观察等。

3. 确定观察指标 观察指标与观察目标的特点、研究目的、拟选择的记录方法等有密切关系，通常包括目标出现的时间、地点、场合，目标行为发生的频率、强度、顺序、内容、大小和方向等。观察指标可能是单一指标，也可能是多项指标或综合指标。

4. 确定观察次数和时间 首先确定观察时间、观察次数、间隔时间及观察持续时间。直接观察的时间一般每次持续 10～30 min，避免因观察者疲劳对观察结果有影响；观察次数一般根据实际情况确定，如一天内进行多次观察，则应分布在不同时段，以便较全面观察被观察对象在不同时段、不同情境的行为表现及规律；如观察期跨越若干天，则每天数次观察的时间应保持一致，每次观察安排在什么时间进行，根据影响目标行为的时间因素来确定。

5. 选择适当的记录方法 观察资料的记录一定要及时、客观、完整、准确。常用的记录方法如下。

(1) 叙述性记录：又称描述性记录，指采用笔记、录音、录像或联合使用多种方式对被观察者的所有行为进行客观记录，另外也要记录被观察者叙述重要内容时的表达方式及周围情况。也可以根据观察的时间顺序编一个简单记录表，记录重要观察指标。

(2) 评定性记录：根据评定量表的要求进行观察和记录。评定量表不仅要记录被观察者是否具有某些行为，而且要记录被观察者某种行为出现的频率(如常常、偶尔、很少、从不等)。评定量表分为文字评定量表、数字评定量表、图示评定量表等。量表评定实际是一种量化的观察，可将观察所得资料量化。例如，记录"疼痛等级 2，焦虑等级 3"。

(3) 间隔性记录：又称时间间隔样本，是指在观察过程中，有规律地每隔同样长短时间观察和记录一次，间隔和观察时间根据研究的需要和目标行为的性质而定，这种记录方法能够准确反映目标行为随时间变化的特征，如每隔 15 min 观察并记录 5 min 内的观察结果。

(4) 事件记录：又称事件样本，记录在一次观察期间内，目标行为或事件的发生频率，这种记录方法常和时间间隔记录结合使用，在条件控制较好的观察和实验研究中应用较多。

(5) 特殊事件记录：在自然条件下进行观察时，经常会遇到特殊的事件。如病情加重、亲人生病、情

Note

感波折等，在不同程度上干扰了目标行为的发生、发展，观察者应详细记录并分析这些特殊事件对目标行为产生的影响。

（三）行为观察法的注意事项

为了使行为观察结果具有良好的客观性、准确性和科学性，在进行行为观察时观察者应注意的事项如下。

（1）评估人员应接受统一的心理评估、心理测量学方面的专门训练，尽可能缩小观察者自身水平的差异而影响观察结果。

（2）观察和记录应当尽可能客观、完整和准确，记录使用日常用语而少用术语，采用描述性记录，避免使用解释的方式记录或添加主观印象。

（3）确定要观察的目标行为，可以是单个行为，也可以是被观察者分解的某类行为。确定并记录每天观察的次数、时间和地点。

（4）在观察和评估过程中，尽可能保持客观、中立的态度。分析结果时应尽可能从被观察者角度而不是从自己的角度去理解他们的行为。

（5）观察要明确可能影响目标行为的各种因素，注意其他人的言语或非言语因素是如何改变被观察者的行为的，周围环境是如何影响被观察者的行为的。对观察到的行为产生的原因应结合当时的情境进行合理探索和解释。

（四）行为观察法优缺点

行为观察法与其他心理评估方法相比，具有自身的优势和局限性。

1. 优点 行为观察法可在被观察者不知情的自然环境下进行观察，被观察者的行为表现相对真实可信；行为观察法可以在婴幼儿和某些特殊人群（如言语障碍者、发育迟缓儿童和聋哑人等）中进行，而其他评估方法却很难实施；行为观察法操作相对简便易行，不受时间、地点或实验条件的限制和制约。

2. 缺点 行为观察法观察到的只是表面的行为表现，某些现象只出现一次，无法重复观察，且观察结果还会受到观察者主观意识和自身水平的影响，且结果不易客观比较。

二、访谈法

（一）概念

访谈法是访谈者（医生、护士或临床心理学家）与被访者（患者或来访者）进行有目的的会谈，是收集资料、提出诊断、制订措施和进行评价的基本沟通手段，是护患沟通的必要技能，同时也是在评估过程中建立协调关系的重要手段。

一般而言，访谈者需通过访谈了解被访者的一般情况、来访目的和可能存在的问题，更需通过访谈建立初步的人际关系。同时，访谈也可以保证心理测验及随后的心理咨询与干预顺利开展。

（二）访谈的类型

根据心理评估的性质、目的或对象的不同，访谈可有不同的形式。

1. 根据访谈的会面情况分类 大部分访谈是面对面的，称为直接访谈；也有的访谈是通过电话、互联网来进行的，称为间接访谈。

2. 根据一次访谈对象的多少分类 可以分为个别访谈与集体访谈。

3. 根据访谈进程的标准化程度和控制性程度分类 访谈可分为非结构式、结构式和半结构式访谈。

（1）非结构式访谈：又称为非标准化访谈、开放式访谈、自由访谈。由访谈者与被访者围绕某一主题自由交谈，事先不采用问卷或提纲，对回答也没有任何限制，交谈的气氛较轻松，在这种访谈中，访谈者起辅助作用。其优点是灵活、易建立双方的协调关系、容易获得被访者的详细情况。缺点是话题较松散、费时、信度和效度高低不一，访谈者须接受严格训练等。

（2）结构式访谈：又名标准化访谈，是根据特定的目的预先设定谈话的结构、程序，并限定谈话的内

Note

容，事先把问题标准化，对所有来访者都按照相同的顺序提出同样的问题。在这种访谈中，访谈者对访谈过程起着主导作用。其优点是经济、省时、省力、凝练、切题、高效等，结果方便量化，便于做统计分析。缺点是机械、被动、过于程序化，易于将相关信息遗漏、忽略，不利于了解被访者内心体验。

（3）半结构式访谈：介于非结构式和结构式访谈之间，是指按照事先预备的一个粗线条的访谈提纲而进行的访谈，访谈者可以根据具体情况对访谈的程序和内容进行灵活的调整。在访谈中，访谈者对访谈过程起一定的控制作用，但又允许被访者积极参与。半结构式访谈具有前两种方法的优点，而且能克服其不足和缺点，是应用较多的一种访谈法。

（三）访谈的内容

1. 一般资料的访谈内容 访谈初期的目标是获得一般资料，即被访者的一般人口学信息及基本病情资料。访谈者可以按照自己的需要设计一个半定式的访谈检查表，按照规律逐一访谈。

主要围绕以下内容进行。

（1）患者的基本情况：姓名、年龄、职业、经济状况和文化程度等。

（2）婚姻或家庭情况：婚姻状况、家庭关系、家庭成员情况等。

（3）个人生活习惯：有无特殊嗜好，如烟酒嗜好等。

（4）出生成长情况：是否顺产，发育如何等。

（5）健康情况：既往和现在的健康状况，有无外伤史、遗传疾病史等。

（6）近期日常活动状况：饮食、睡眠疲劳及精神状况等。

（7）工作情况和生活事件：近期是否有经济状况、工作状况、社会压力突然变化等。

（8）人际关系和社会支持：与家人、同事、朋友之间的关系如何。

2. 心理评估资料的访谈内容 在一般资料和病史访谈后，常常要进一步对其心理状况进行检查，这是更加特殊和专业化的心理诊断性访谈。心理诊断性访谈主要围绕病史采集和精神状况检查的内容及诊断需要的资料进行。在进行心理护理前，必须先进行心理诊断，虽不像精神科医生和临床心理学家那样详细地对被访者的精神状态进行全面细致的评价，但也有必要对其主要精神状况做粗略的检查。一般可根据实际情况设计询问。

（1）你现在存在哪些主要问题和麻烦？

（2）你能描述一下这些问题和麻烦最主要的内容是什么？

（3）你的这些困难是什么时候开始的？

（4）它经常发生吗？

（5）这些问题发生后还经常变化吗？

（6）出现这些问题后还有别的方面的相继改变吗？

3. 心理治疗资料的访谈内容 心理治疗性访谈是指对患者的问题进行干预或治疗的谈话，如采用认知疗法等。访谈后，根据需要进行感觉、知觉、记忆、思维、智力、定向、仪表、情绪表现、行为方式、自知力等方面的精神状况检查。

（四）访谈的策略和技巧

1. 建立良好的信任与合作关系 在访谈开始阶段要问好、做自我介绍等，创造一个可接受且温暖的良好访谈氛围，为访谈的成功奠定基础。另外，在访谈中也要维持这种良好的关系。以下方面内容有助于良好关系的建立。

（1）努力使交谈双方都积极参与活动。

（2）不要轻易打断被访者的谈话。

（3）访谈者保持自然、放松和积极关注姿势。访谈中尽量不要使用裁决式的口吻。

（4）用友好和接纳的方式交谈，维持适当的目光接触。

（5）适当的自我暴露。

（6）及时发现焦虑情绪，鼓励、安慰被访者，打消其顾虑。

Note

2. 提问 提问是访谈中的主要活动，提问的水平决定了所获得资料的质量。首先，访谈者用开放式提问的方式使讨论深入或推动被访者的自我剖析，提问常用“什么(what)”“怎样(how)”“为什么(why)”要求更详细更广泛的回答。其次，常用封闭式提问的方式搜集和解释资料信息，提问常用“是不是”“要不要”“有没有”等词，而回答也是“是”“否”式的简单答案。这种询问常用来收集资料并加以条理化、澄清事实、获取重点、缩小讨论范围。最后，为了进一步使讨论深入，鼓励被访者继续表达想法和感受，访谈者需在被访者没有被干扰或打断的情况下，对被访者进行鼓励、使用重复语句，比如“多告诉我一些”或“所以……”，采用被访者的词语，或简短的表达形式，重复转达给被访者，不需要重复被访者吐露的所有内容，但必须强调主要观点和感受。提问时要注意以下几个方面。

(1) 提问要使用被访者易于理解的语言，陈述清晰准确、简洁易懂、直截了当，避免使用模棱两可的词语和专业术语，避免给被访者的理解增加困难。

(2) 问题不宜过长或含有多个问题。因为被访者在回答此类问题时，有时会回答部分问题，而回避其他部分。

(3) 尽量避免使用令人难堪的问题。

(4) 避免使用引导式和问句式问法，以免影响回答的客观性，如“你对这项检查是否感觉很紧张?”就具有引导性，若改为“这项检查前你最突出的感受是什么?”这样的提问就不易导致回答被引导。

3. 倾听 倾听是访谈中非常重要的环节。倾听时应把握四个要点：距离、姿态、举止和应答。适当的角度和距离、身体稍前倾的姿势、适当点头微笑和注视、适度赞许和肯定性语言等，可体现访谈者对被访者的接纳、肯定、关注和鼓励等感情。优秀的倾听者不但在访谈中注意到被访者说了“什么”，而且还通过他们的语速、语调、表情、姿势、眼神、躯体动作等注意到被访者“如何”说，通过被访者所讲出来的内容察觉到他们尚未说出的感受和问题。例如，说话时低着头不敢看访谈者，可能意味着他没有说出自己真实的想法或为自己所说的问题感到难为情；双手反复搓动可能意味着他比较焦虑。在倾听的时候不断地给予反馈，访谈中访谈者要不断反省自己，调理思维、感觉和行为，使访谈过程轻松融洽。常见的非言语行为及其意义解释见表4-1。

表4-1 非言语行为及其意义解释

非言语行为	可能表明的意义
1. 直接的目光接触	人际交往的准备就绪或意愿、关注
2. 注视或固定在某人或某物上	面对挑战、全神贯注、刻板或焦虑
3. 双唇紧闭	应激、决心、愤怒、敌意
4. 左右摇头	不同意、不允许、无信心
5. 坐在椅子上无精打采或离开访问者	悲观、与访谈者观点不一致、不愿意继续讨论
6. 发抖、双手反复搓动不安	焦虑、愤怒
7. 脚敲打地面	无耐心、焦虑
8. 耳语	难以泄露的秘密
9. 沉默不语	不愿意、全神贯注
10. 手心冷汗、呼吸浅、瞳孔扩大、脸色苍白、脸红、皮疹	害怕、正性觉醒(兴趣、感兴趣)、负性觉醒(焦虑、窘迫)、药物中毒

4. 追问 追问是一种比较特殊的提问，指访谈者就被访者谈到的一些观点、疑问、事实等进行进一步的询问，以达到深入了解情况的目的。有些追问属于细节性的追问，例如被访者说得比较笼统，访谈者认为其细节更有意义和价值，因此可以问“你可以说得再具体一些吗”；有些追问则属于理解性的追问，例如当被访者提到一些较难理解的概念或词汇时，访谈者可以要求给予适当的解释。

5. 记录 访谈的记录是对资料进行整理分析的基本依据，所有记录要尽量详细、完整。结构式访谈由于事先有封闭性的问题和准确的记录方式，因此只需要在提纲或问卷相应位置填写或做标记即可；而对于半结构式访谈和非结构式访谈，访谈者则要做较多的记录。可以用笔记录，也可以用录音机或采访机记录。如果用笔记录，一方面要加快记录速度；另一方面要处理好记录与听的关系，不要因为记录

Note

而忽略给予被访者适当的反馈。记录的内容分为以下三个方面。

(1) 内容性记录：主要记录被访者说的话。

(2) 观察性记录：主要记录访谈者看到的东西，如被访者的姿态、表情等。

(3) 内省性记录：主要记录访谈者的个人因素可能对访谈产生的影响以及访谈过程中自己的个人感受和心得。

6. 访谈结果的整理与分析 首先，访谈结束后要立刻检查访谈资料是否按照原先的规定和要求收集，结构式访谈有无遗漏的项目，把不完整的内容补上。其次，要注意所收集的资料是否能够说明问题，有没有答非所问的现象，对于这类资料如果不能补救，则应该在整理资料时予以剔除。最后，要根据访谈所获得的资料类型进行相应的统计分析。

(五) 访谈法的优缺点

访谈法是一种开放的、比较灵活的和弹性较大的心理评估方法，访谈者可对某一问题进行深入观察和询问，但同时存在一定的局限性。

1. 优点

(1) 较多使用开放性问题，而且相对于“写”，被访者更愿意“说”，因此访谈便于被访者充分表达自己内心所想，使访谈获得更多完整的资料，进而可以对某一问题做更深入细致的研究。

(2) 使用比较灵活，访谈者可以根据访谈情境适当调整问题的多少，决定时间的延长或者缩短。另外，访谈过程中，访谈者可以当面解释、纠正误解，使调查资料更加准确、可靠。

(3) 可以现场判断被访者回答的真实性，并在访谈过程中进行改进，如改换不同的方式提问等，这样可以提高所获得资料的效度。

(4) 对被访者的读写能力无特殊要求，适合于盲人或文字表达困难的人群。

2. 缺点

(1) 访谈所需时间较多，而且对环境要求也较高。由于需要较多的人力、物力和时间，访谈法在应用上受到一定限制，所以一般在调查对象较少的情况下采用。

(2) 在非结构式访谈中，访谈者容易产生偏好效应。在访谈前或者访谈刚开始时，访谈者对被访者的印象往往会影响整个访谈结果，从而导致得出有偏差的结论。

(3) 若访谈双方之间的语言不熟悉容易导致理解错误，民族习惯和文化背景差异很大时，也很容易产生访谈偏差。

(4) 访谈法尤其是非结构式访谈的信度和效度难以确定。另外，在访谈中被访者有可能提供不准确的信息，从而导致访谈者错误地理解他们的本意。

(5) 访谈法特别是非结构式访谈的信度和效度难以确定，访谈效果受访谈者知识经验和熟练程度影响较大，访谈资料的分析较为复杂。

三、心理测验

在心理评估工作中，心理测验是心理或行为变量的主要定量手段。心理测验使用经过信度、效度检验的量表，例如人格量表、智力量表等，可以获得较高可信度的量化记录。

(一) 概念

心理测验(psychological test)是指在标准情境下，依据心理学理论，使用一定操作程序，对人的心理特征进行数量化测定、客观分析和描述，并做出推论的方法。从心理测量学意义上讲，心理测验是一类对行为样本进行客观描述的标准化测量工具。

心理测验可测量个体间差异或同一个体在不同场合下的反应，不仅广泛应用于心理学、医学、心理咨询与治疗、教育、人事管理、社会生活等领域，也应用于护理学领域，可以对患者出现的心理问题，进行判断，提出护理诊断。

(二) 心理测验的特点

与其他心理评估方法相比，心理测验具有间接性、相对性和客观性的特点。

Note

1. 间接性 科学发展到今天，人们尚无法直接测量人的心理现象，只能通过一个人对测验题目的反应间接测量其心理特征。由于心理测验是通过测量人的外显行为来间接测量人的心理特征的，所以心理测验具有间接性。

2. 相对性 在对人的行为进行比较或评价时，没有绝对的客观标准，有的只是一个连续的行为序列，所谓测量就是判断个体在这个连续的行为序列中所处的位置。例如心理测验所得的个体智力高低、兴趣大小、焦虑水平等都是与所在团体的大多数人相比较或与某种人为确定的标准相比较而言的，因此，心理测验具有相对性。

3. 客观性 心理测验的客观性实质上就是测验的标准化问题，表现在测验的项目、指导语、施测环境、刺激、反应的量化、评价计分规则、分数的转换和解释等各方面都需标准化，结果客观可信。

（三）心理测验的分类

心理测验的种类繁多，按照不同的标准，可以将其分为以下几种不同的类型。

1. 按测验的方法分类

(1) 量表法：测验多采用结构式提问的方法，让受试者以“是”或“否”或在限定的几种答案中做出选择回答。这种方法使用的测验材料完整，结果容易分析，易于统一处理，缺点是测验目的明显，在回答涉及社会评价的问题时，可能因掩饰而回答失真，一些人格测验如明尼苏达多相人格测验（MMPI）、艾森克人格问卷（EPQ）及评定量表等都是采用此类形式。

(2) 作业法：这种方法的测验形式是非文字的，让受试者进行实际操作，多用于测量感知和运动等操作能力。对于婴幼儿及受文化教育因素限制的受试者（如文盲、语言不通的人或有语言残障的人等）进行心理测验时，主要采用这种形式。

(3) 投射法：采用一些意义不明的图像、一片模糊的人形、墨迹图或一些不完整的句子，让受试者根据自己的想象、理解或感受随意做出回答，借以诱导出受试者的感受、经验、情绪或内心冲突，以反映其内心世界。这种方法材料意义含糊，回答无限制，没有标准答案，无严格的评分标准，其优点是测验的目的隐蔽，回答难以掩饰，结果较真实，缺点是测验结果分析困难，主试者要有较高的测验技术。多用于测量人格，如洛夏墨迹测验、主体统觉测验（TAT）等。也有的用于发现异常思维，如填词测验、自由联想测验等。

2. 按测验的目的及功能分类 临床工作中，心理测验可分为能力测验、人格测验、神经心理测验、症状评定量表、适应行为评定量表、职业咨询测验等。

(1) 能力测验（ability test）：包括智力测验、发展量表和特殊能力测验等。智力测验可测量人的一般能力，主要指从事各种活动都需要的能力，在临床上用途很广，是研究智力水平和其他病理情况的不可缺少的工具；发展量表主要指儿童智力发展测评表，主要用于评估出生后至3岁左右儿童的心理成熟水平，因为这一阶段儿童的智力分化水平较低，一般智力测验无法应用，而及早发现儿童心理发育障碍对于早期干预十分重要；特殊能力测验可测量从事某些活动所需要的特殊能力，主要用于升学、职业指导以及一些特殊工种人员的筛选，如音乐、美术、机械技巧以及文书等能力测验等。常用的工具有韦克斯勒成人和儿童智力量表、比奈-西蒙智力量表及瑞文智力测验等。

(2) 人格测验（personality test）：主要评估受试者的人格特征和病理人格特征。前者如卡特尔16种人格因素问卷（16 personality factor questionnaire，16PF），艾森克人格问卷（Eysenke personality questionnaire，EPQ），加利福尼亚心理调查表（California psychological inventory，CPI）等。后者的代表是明尼苏达多相人格测验（MMPI），临床上被广泛应用于评估病理性人格形式。

(3) 神经心理测验（neuropsychological test）：用于评估正常人和脑损伤患者的脑神经功能（主要是高级神经功能）状态。主要包括一些个别能力测验，如感知运动测验、记忆测验及联想思维测验等，还有一些成套测验，以H-R神经心理学测验为代表。

(4) 症状评定量表（symptom rating scale）：这类量表主要评定神经和心理方面的症状程度，是对自己主观感受和他人行为的客观观察进行量化描述的方法。在精神科、神经科和心理咨询中常用，亦有护理用评定量表，如焦虑评定量表、抑郁评定量表、90项症状自评量表等。

(5) 适应行为评定量表：这类评定量表主要指个体有效应对生活事件的能力和顺应自然及社会环境的水平，用于评估人们的社会适应技能，包括主要用于评定正常社会适应技能的量表如Vineland社会适应量表、AAMD(美国智力发育迟滞协会)适应行为量表和用于评定异常社会适应能力的量表如Achenback儿童行为量表。

(6) 职业咨询测验：心理测验常常协助做职业决策，包括个人对职业、学业的选择，以及企事业单位、机关团体对人员的选拔和安置。职业咨询中常见的心理测验有职业兴趣测验、性向测验和特殊能力测验。智力测验和人格测验也常常与这些测验联合应用到职业咨询中。

(7) 其他：如生活事件评定量表、社会支持评定量表、应对方式量表等。

3. 按测验的对象分类

(1) 个别测验：一个主试者在某一时间内只测验一个受试者，临床上应用较广。其优点是对受试者的行为进行系统的观察和描述，获得的信息准确，施测过程容易控制，尤其适用于幼儿、文盲等不能使用文字而只能由主试者记录其反应的特殊群体。缺点是不能在短时间内收集到大量资料，而且个别测验手续复杂，主试者需要较多训练和较高素养。

(2) 团体测验：在某一时间内一个或几个主试者(必要时可配几名助手)同时测量多个受试者。其优点是主试者可在短时间内搜集到大量信息，适用于大样本的科学研究。缺点是受试者的行为不易控制，容易产生测量误差。有的个别测验也可以作为团体测验使用。

4. 按测验材料的性质分类

(1) 文字测验：用文字或语言作为测验材料，用文字或语言回答，适用于有一定的言语能力和懂得测验所用语言材料的受试者，大部分团体、个人问卷都属此类。

(2) 非文字测验：用图画或图案作为测验材料，用手势或操作来答题，可不用言语来回答，适用于有言语功能障碍或不懂得测验语言材料的被试者。

(四) 标准化心理测验的基本特征

标准化心理测验是通过一套标准程序确定测验内容、制订评分标准、固定实施方法，而且具备主要的心理测量学技术指标并达到国际上公认水平的测验。并不是所有的心理测验都是标准化测验，一个标准化的心理测验应该满足以下几个方面的要求。

1. 常模 某种心理测验在某人群中测查结果的标准量数，即参照标准。某人某一项测验的结果只有与这一标准比较，才能确定其测验结果的实际意义。有时也可以将受试者的分数以其在某个团体中的相对位置或相对等级来表示。测验的结果是否正确，在很大程度上取决于常模样本的代表性。只有在代表性好的样本基础上才能制订有效的常模。常模有多种形式，如均数(标准化样本的平均值)、标准分(如Z分、T分和IQ等)、划界分(划分成正常或异常、合格和不合格)、百分位、比率(如比例智商)等。按样本的代表性来分，代表全国的称全国常模，代表某一地区的称区域性常模；按各年龄段而制订的一整套常模称年龄常模，按学生年级来分的称年级常模。全国常模的适用范围广，难制订。区域性常模的适用范围小，但对相同区域人群的测验比全国常模常更有用，比较容易制订。

2. 样本 获得心理测验的常模所用的代表性群体就是常模样本。为了保证常模样本的代表性，取样时通常需要全面考虑影响该测验结果的主要因素，如样本的年龄范围、性别、地区、民族、信仰、教育程度、职业等，再根据人口资料中这些因素的构成比，采用随机抽样方法来获得常模样本。如果是临床评定量表，常模样本取样还应考虑疾病诊断、病程及治疗等情况。受试者的情况在这些方面与样本相对应，所测结果与样本才有可比性。

3. 信度 信度(reliability)是指一个测验工具在对同一对象的几次测量中所得结果的一致程度，它反映了测验工具的可靠性和稳定性。在同样条件下，同一受试者几次测量所得结果变化不大，说明该测验工具稳定、信度高。一个好的测验结果必须可靠、稳定，即测验结果的一致性或可信性程度高。信度用信度系数表示，其数值在－1～＋1之间，绝对值越接近1，表明测验结果越可靠；绝对值越接近0，表明测验结果越不可靠。此外，信度的高低往往与测验的性质有关，通常能力测验的信度要求在0.8以上，人格测验的信度要求在0.7以上。检验信度通常有重测信度(test-retest reliability)、分半信度

(split-half reliability)、复本信度(alternate forms reliability)、评分者信度(interrater reliability)等指标。

4. 效度 效度(validity)指一个测量工具能够测量出其所要测查内容的真实程度,反映的是测验结果的有效性和正确性。效度越高则表示该测验测量的结果所能代表要测量行为的真实度越高,能达到测验目的,反之则达不到测验目的。例如,有效的智力测验可以检测到所测个体的智力水平,而不是性格或其他。评估心理测验有效性常用的方法有以下几种。

(1) 内容效度(content-related validity):用于评估测验项目反映所测量内容的程度,即测验的行为取样是否能代表所测量的心理功能以及代表的程度,一般通过专家评审的方法进行,主要在项目设计时用到内容效度。如一个算术测验,所选测验题目要能够反映受试者的算术能力水平。

(2) 效标效度(criterion-related validity):用来检验所编制的测验能否预测受试者在特定情境中的行为表现,其关键是合理地选择效标。学业成绩常用来作为智力测验的效标,有经验的精神科医生的诊断和评定可作为人格问卷或精神科症状评定量表的效标。

(3) 结构效度(construct-related validity):检验所编制的测验反映其所依据理论的程度。例如,编制一个智力测验,必定依据有关智力的理论,那么该测验反映其所依据的智力理论程度用结构效度检验,因素分析是结构效度检验的最常用方法。

临床应用心理测验时还应注意测验的增强效度。增强效度是指某些测验与其他测验或检查方法联合应用时,其准确性大大提高。如将精神病患者的临床资料与明尼苏达多相人格测验(MMPI)的调查结果综合分析,可提高判断的准确性,提高 MMPI 的增强效度。

测量结果的准确性是效度与信度的统一,效度的好坏取决于测量指标的意义、内涵和调查设计,信度的好坏取决于测量的过程。一般而言,效度的作用比信度的作用更为重要,但一个测验的效度总是受其信度的制约。效度好的测量指标,信度也好,如用仪器记录的实际睡眠时间;但信度好的测量结果,效度并不一定好,如用袖式测压计重复测量某人舒张压,测量结果都在 85～95 mmHg,信度很高,但动脉插管测量的真实血压为 80 mmHg,测量结果偏离真实值 10 mmHg,效度很差。对于一项研究来说,保证效度是通过科学的设计和选择正确的测量指标减少系统误差;保证信度是通过选择测量方法(工具)、提高测量技术减少随机测量误差。

5. 心理测验的标准化 由于在测验中测量误差的影响会极大干扰测量结果的正确性和可靠性,因此标准化是心理测验的基本要求。测量误差是指与测验目的无关的因素所引起的测验结果不稳定或不准确。心理测验所测量的是人复杂的心理现象,因此能够引起测量误差的因素较物理、化学和生理学测量更多、更复杂。为了最大限度地减少误差,保证测量结果的稳定与可靠,测验的实施条件与程序、计分方法和标准必须标准化,有明确一致的要求。如果要求不同的主试者采用统一测验给不同受试者进行测验后所得的结果具有可比性,就必须确保测验条件完全相同,如统一的指导语、测验内容、评分标准、施测环境和常模等。

标准化心理测验的手册中应包含一套详细的实施程序,向主试者清楚地介绍指导语、实施步骤、时间限制(如有时间要求)、起止点、提问的变通方式、如何处理测验时出现的问题和注意事项等。应当包括简明清晰的记分原则、详细的计分标准和有代表性的范例,以及加减分的原则与标准。最后还要包括原始分转换标准分的方法和一套方便实用的转换表,有的标准化心理测验为了方便分析解释结果,甚至还附加了许多有用的统计表。

(五) 心理测验的实施原则

心理测验是一种比较严谨科学的技术手段,从理论的提出到工具的制订,都要经过大量反复的论证和修正,在最后实际应用时,也要不断修订常模和验证效度。因此在应用心理测验时应坚持下述原则。

1. 标准化原则 心理测量需采用公认的标准化工具,实施方法要严格根据测验指导手册的规定执行;计分标准、解释方法、施测环境及常模均需保持一致。

2. 客观性原则 对心理测验的结果做出评价时要实事求是,对结果的解释要符合受试者的实际情况。在做结果评价时不要草率从事,应结合受试者的生活经历、家庭、社会环境以及通过访谈法、行为观察法所获得的各种资料全面考虑。

3. 保密原则 这是心理测验的一条道德标准，应尊重受试者的利益和隐私，保护受试者的测验结果；测验的内容、答案及记分方法只有做此项工作的有关人员才能掌握，绝不允许随意扩散，更不允许在出版物上公开发表，否则必然会影响测验结果的真实性。

（六）心理测验的注意事项

心理测验的优越性能否得到充分发挥，要依赖于主试者的正确使用。因此，对于心理测验的使用要有严格的控制，只有那些有心理学基础知识，并经过专业培训的人员才有权使用心理测验和解释结果。在使用过程中，还要以严谨的态度对待心理测验及其结果。在使用心理测验时应注意以下几个方面。

(1) 合理选用心理测验，首先就要了解测验的结构和功能，根据评估目的、常模样本能够代表受试者条件来选择适当的心理测验；还应选择标准化测验及熟悉的测验，在选用国外引进的测验时，主试者也应尽可能选择经过我国修订和再标准化的测验，而不用只经翻译未经标准化的测验。

(2) 仔细研究测验的信度，广泛收集和研究测验的效度资料，从而有助于选择适当的测验，并对测验结果做出准确的解释。

(3) 施测过程和记分方法的标准化是心理测验的重要组成部分，主试者应该熟练掌握施测和记分方法，并在测验实施过程中严格按照这些方法进行操作，否则会产生测验误差，进而造成测验结果的不准确。

(4) 主试者与受试者之间的协调关系、主试者对受试者操作水平的期望、受试者的测验焦虑情绪、主试者对受试者的态度均直接影响着测验结果。

(5) 正确看待心理测验的结果，心理测验结果仅仅反映了在该特定情境下此次测验的情况，但并不能说明在其他情境下或在日常情况下亦如此。

（七）心理测验的优缺点

1. 优点

(1) 使用比较简单：心理测验的测验手册对施测过程、记分方法及结果解释都有详细的说明，主试者很容易掌握。一些传统的纸笔心理测验已经被转化成了计算机软件测试，它可以直接给出受试者的测试结果，使用起来更加方便。

(2) 数据来源、记分和解释比较客观：由于心理测验的数据多数直接来自受试者的作答，所以数据来源客观。另外，测验的记分和解释都是标准化的，主试者的主观因素影响较小，因此比较客观。

(3) 数据适宜做统计分析：心理测验的数据类型都是一些定量的数字，可以直接用统计软件进行分析。因此，与行为观察法和访谈法相比，心理测验所获得的数据更适宜做统计分析。

(4) 比较经济：很多心理测验都可以进行团体施测，短时间内可以对很多人进行测验，而且可以通过邮寄的方式让身处异地的受试者参加测验，因此可以节约大量的时间和精力，比较经济。

2. 缺点

(1) 心理测验结果反映的是特定情境与时间下的心理状态，而且结果受受试者的情绪和认知态度影响较大，不一定完全反映真实的情况，所以对心理测验的结果下结论要谨慎。

(2) 心理测验普遍存在开发周期长、投入大的问题，编制测验费时费力。

由于心理测验与行为观察法、访谈法一样都有各自的优缺点，因而使用单一的方法难以对个体的心理和行为做出准确的判断。因此，在临床心理评估中，常常将这三种方法联合使用，从而从多个方面获得个体全面而准确的信息。例如先通过观察个体的行为来发现个体的问题所在或可能存在的心理问题，然后对其进行相应的心理测验；如果对心理测验的结果存有疑问，可以再对其进行深度访谈，从而发现真正的问题所在。

Note

第三节 临床常用的心理量表

一、人格测验

人格测验，也称个性测验，用来测量个体行为独特性和倾向性等特征。它是心理测验中数量最多、使用最广泛的一类测验。人格测验分为有结构的客观测验和无结构的投射测验两种形式。人格测验在心理学和医学中应用广泛，对于临床诊断、护理诊断、心理咨询、职业咨询以及人员的选拔具有重要的意义。

（一）客观测验

客观测验是一种自陈式问卷，受试者要求回答关于思想、情感和行为的一系列问题，如回答“对”“错”或这个陈述对受试者的典型性程度。常用的包括艾森克人格问卷、明尼苏达多相人格测验、卡特尔16种人格因素问卷和五大人格因素测定量表等。

1. 艾森克人格问卷(Eysenck personality questionnaire，EPQ) 艾森克人格问卷(EPQ)是由英国伦敦大学艾森克夫妇根据人格结构三个维度的理论共同编制的。含四个分量表的EPQ于1975年形成，在国际上被广为采用，它有成人问卷和青少年问卷两种，成人问卷适用于16岁以上的成人。1983年由我国龚耀先教授主持修订了儿童和成人两套常模，成人问卷(适用于16岁以上)和儿童问卷(适用于7～15岁儿童)均为88个项目。与此同时，北京大学的陈仲庚也建立了EPQ的成人北京常模，其修订的EPQ有85个项目。

EPQ由三个人格维度和一个效度量表组成。用E、N、P和L四个分量表分别计分；其中E、N、P是艾森克人格理论中关于人格结构的三个维度，L是效度量表。EPQ结果采用标准分表示，根据各维度高低来判断人格倾向和特征。

(1) E量表(内外向维度)：21个条目，与中枢神经系统的兴奋、抑制的强度密切相关。该维度的两端是典型的内向和外向，二者之间是连续不断的移行状态。具有典型外向特质(E分很高)的人往往神经系统易兴奋，且兴奋性高，常表现为渴望刺激和冒险、易冲动、爱交际、反应迅速、乐观随和等，具有积极进取精神，甚至具有攻击性；而典型的内向个性(E分很低)的人则多表现为安静、深沉、保守，常内省，不喜社交，喜欢独处，爱好阅读和思考，做事计划性强，甚至瞻前顾后、犹豫不决，工作和生活有规律、严谨等。

(2) N量表(神经质或情绪稳定性维度)：24个条目，与自主神经系统的稳定性有关，测试个体的稳定性。典型情绪不稳定(N分很高)表现为焦虑、高度紧张、抑郁、情绪不稳易变，大喜或大悲快速转化，对于各种刺激的反应往往过分。典型情绪稳定(N分很低)表现为情绪反应缓慢，强度很弱，有时给人一种情感反应缺乏的感觉。但极端的情绪不稳定和超稳定状态都很少，大多数人均处在中间移行状态。

将E维度和N维度组合，可以进一步分出外向稳定(多血质)、外向不稳定(胆汁质)、内向稳定(黏液质)、内向不稳定(抑郁质)四种气质特征。

(3) P量表(精神质维度)：23个条目，是一种单向维度，测试个体潜在的精神质，与精神病发病有关。得分过高提示精神质，常表现为孤独、不关心别人、敌意、缺乏同情心、攻击行为、行为常怪异、捉弄人、很难适应新环境等。若为儿童，常对人仇视，缺乏是非感，无社会化概念，多恶作剧，是一种麻烦的儿童。得分低者合群、适应性强。

(4) L量表(掩饰)：20个条目，是一个效度量表，测量受试者的掩饰性。高分说明受试者过分掩饰，这样将影响该份问卷的真实性，说明此次测验的可靠性差。同时也可测定其朴实、幼稚水平。有研究表明L分高低与性别、年龄、民族等多种因素有关。

EPQ问卷前有答卷指导语。受试者按照每个项目的陈述，根据自己的实际情况答“是”或“否”，把

Note

答案写在答卷纸上。收卷后算出4个量表的原始分数，再对照常模，将原始分数换算成以50为平均数、10为标准差的标准分，制成剖析图，这样就可以对受试者的人格进行分析了。

EPQ为自陈量表，项目少，实施简便，人格维度概念清楚，容易解释，既可个别施测，也可团体施测，在国际上被广泛应用，但由于其条目较少，反映的信息量相对较少，故反映的人格特征类型有限。

2. 卡特尔16种人格因素问卷(16 personality factor questionnaire,16PF) 16PF是美国伊利诺伊州立大学人格及能力测验研究所卡特尔(R. B. Cattell)教授根据人格特质学说，采用因素分析方法编制而成的，具有良好的信度和效度。卡特尔认为根源特质是构成人格的内在基础因素，只要测量出16项基础因素在个体身上的表现程度，即可了解其人格特征。

16PF普通版本有A、B、C、D四型，A、B是平行版本，为全本，各有187项；C、D是平行版本，为缩减本，各105项。普通版本适用于16岁以上并有小学以上文化程度者；另有E和F版本，也是平行版本，各128项，适用于阅读水平低的人。我国已有相关修订本及全国常模。

在对16种人格因素的分数进行解释时，不能孤立解释单个的因素，因为每个因素得分的意义及重要性有赖于其他因素的得分及全体因素的组合方式。因此，要根据个体的人格剖析图进行解释。个体在每个因素量表上所得的原始分转换成标准分后，在人格剖析图上标出相应的点，然后将各个点连成曲线，就得到受试者人格的剖析图。

16PF可以团体测试，也可以个体测试。主要用于确定和测量正常人的基本人格特征，并进一步评估其人格因素，可作为了解心理障碍的个性原因及进行心身疾病诊断的主要手段，也可以用于心理咨询、人才选拔和职业咨询等，具有一定的参考价值。16PF结果采用标准分，通常认为4分以下(1～3分)为低分，7分以上(8～10分)为高分。高、低分结果均有相应的人格特征说明，16PF中16种人格因素特征见表4-2。

表4-2　16PF中16种人格因素特征

因素	名称	低分特征	高分特征
A	乐群性	缄默、孤独、冷淡	外向、热情、乐群
B	聪慧性	思想迟钝、学识浅、抽象思考力弱	聪明、富有才识、善于抽象思考
C	稳定性	情绪激动、易烦恼	情绪稳定而成熟、能面对现实
E	恃强性	谦逊、顺从、通融、恭顺	好强、固执、独立、积极
F	兴奋性	严谨、审慎、冷静、寡言	轻松兴奋、随遇而安
G	有恒性	苟且敷衍、缺乏奉公守法的精神	有恒负责、做事尽职
H	敢为性	害羞、畏缩、退却、缺乏自信	冒险敢为、少有顾虑、主动性强
I	敏感性	理智的、着重现实、自食其力	敏感、感情用事
L	怀疑性	信赖随和、易与人相处	怀疑、刚愎、固执己见
M	幻想性	现实、合乎成规、力求妥善合理	幻想的、狂放任性
N	世故性	坦白、直率、天真	精明强干、世故
O	忧虑性	安详、沉着、通常有自信心	忧虑抑郁、烦恼自扰
Q1	实验性	保守的、尊重传统观念与行为标准	自由的、批评激进、不拘泥于成规
Q2	独立性	依赖、随群附和	自立自强、当机立断
Q3	自律性	矛盾冲突、不顾大体	知己知彼、自律严谨
Q4	紧张性	心平气和、闲散宁静	紧张困扰、激动挣扎

3. 明尼苏达多相人格测验(Minnesota multiphasic personality inventory,MMPI) MMPI由美国明尼苏达大学的心理学家哈撒韦和精神科医生麦金利于20世纪40年代根据精神病临床需要编制而成，最初主要是鉴别精神病的辅助调查表，后来发展为人格测验，MMPI适用于16岁以上且至少有6年教

Note

育年限者，既可个别施测，也可团体施测，是目前国外最常用的人格测验。

MMPI是一种测量人格病理倾向的工具，共有566个自我陈述语形式的条目，其中16个为重复条目，前399个条目与临床有关，其他条目属于研究量表。条目内容涉及各种躯体状况、精神状态、家庭、婚姻、政治、法律、道德、社会、宗教等方面的态度和看法。受试者根据自己的实际情况对每个题目做出"是"与"否"的回答，若确定不能判断则不作答，然后，根据受试者的回答情况进行量化分析。MMPI有4个效度量表和10个临床量表，其中8个临床量表是以精神病诊断名称命名的。各量表结果采用标准分形式，可在MMPI剖析图上标出。

（1）效度量表。

①疑问分数：受试者不能回答的题目数如果超过30个，说明测验结果不可靠。

②掩饰分数：测量受试者对该调查的态度。高分反映防御、天真、思想单纯等。

③效度分数：测量任意回答倾向。高分表示任意回答、诈病或偏执。

④校正分数：测量过分防御或不显示倾向。高分表示受试者对测验持防卫态度或总是企图伪装成"好人"；低分表示过分坦率、自我批评或故意伪装成"坏人"。

（2）临床量表。

①疑病量表：测量受试者疑病倾向及对身体健康的不正常关心。高分表示受试者有许多身体上的不适、不愉快、以自我为中心、敌意、寻求注意等。

②抑郁量表：测量受试者情绪低落、焦虑问题。高分表示受试者情绪低落，缺乏自信，有自杀观念，有轻度焦虑和激动。

③癔症量表：测量受试者对心身症状的关注和敏感、以自我为中心等特点。高分反映受试者以自我为中心、自大、自私，期待别人给予更多的注意和爱抚，对人的关系是肤浅、幼稚的。

④精神性病态性偏倚量表：测量受试者的社会行为偏离特点。高分反映受试者脱离一般社会道德规范，无视社会习俗，社会适应差，冲动敌意，具有攻击性倾向。

⑤男性化或女性化量表：测量男子女性化、女子男性化倾向。男性高分反映敏感、爱美、被动等女性倾向；女性高分反映粗鲁、好攻击、自信、缺乏情感、不敏感等男性化倾向。

⑥妄想量表：测量受试者是否具有病理思维。高分提示受试者常表现多疑、过分敏感，甚至有妄想存在。平时的思维方式是容易指责别人而很少内疚，有时可表现为强词夺理、敌意、愤怒，甚至侵犯他人。

⑦精神衰弱量表：测量受试者精神衰弱、强迫、恐惧或焦虑等神经症特点。高分提示受试者有强迫观念、严重焦虑、高度紧张、恐惧等反应。

⑧精神分裂症量表：测量受试者思维异常和古怪行为等精神分裂症的一些临床特点。高分提示受试者行为退缩，思维古怪，可能存在幻觉妄想，情感不稳。

⑨狂躁症量表：测量受试者情绪紧张、过度兴奋、夸大、易激惹等轻躁狂症的特点。高分反映受试者联想过多过快、情绪高昂、易激惹、活动过多、精力过分充沛、乐观、无拘束等特点。

⑩社会内心量表：测量受试者社会化倾向。高分提示受试者性格内向，胆小退缩，不善于社交活动，过分自我控制等；低分反映受试者性格外向。

MMPI的各个分量表分数都要转换成以50为平均数，以10为标准差的标准分，并绘制在人格剖析图上。解释可以直接按照得分进行，也可以与常模比较。一般某量表标准分高于70分则认为该量表存在所反映的精神病理症状。但在具体分析时应综合各量表标准分高低进行诊断和人格分析。

MMPI主要用于病理心理的研究，也广泛用于多个领域。在精神医学方面主要用于协助临床诊断；在心身医学方面用于多种心身疾病（如冠心病、癌症等）患者的人格特征研究；在行为医学方面用于行为障碍的人格特征研究；在心理咨询和心理治疗方面也采用MMPI评估被访者的人格特点及评价心理治疗效果等；现在还用于司法鉴定领域。

1980年中科院心理研究所宋维真等人将MMPI引进我国，在20世纪80年代中期，MMPI进行了一次主要修订，这就是MMPI-2。MMPI-2提供了成人和青少年常模，可用于13岁以上青少年和成人，

Note

它在言语和内容上都有了更新，还增加了 15 个内容量表，其优点在于施测经济且轻松，也可用于心理病理诊断。

4. 五大人格因素测定量表(NEO-PI-R) 近年来，研究者们从现代特质理论角度出发，提出了人格的五大因素模式。Goldberg(1992 年)称之为人格心理学中的一场革命，研究者通过词汇学的方法，发现大约有五种特质可以涵盖人格描述的所有方面，编制了五大人格因素测定量表(NEO-PI-R)。

(1) 外倾性(extraversion)：好交际对不好交际，爱娱乐对严肃，感情丰富对含蓄，表现出热情、活跃、乐观、社交、果断、冒险等特点。

(2) 神经质或情绪稳定性(neuroticism)：烦恼对平静，不安全感对安全感，自怜对自我满意，包括焦虑、压抑、脆弱、自我意识、冲动、敌对等特质。

(3) 开放性(openness)：富于想象对务实，寻求变化对遵守惯例，自主对顺从，具有智慧、想象、求异、创造、审美、情感丰富等特征。

(4) 随和性(agreeableness)：热心对无情，信赖对怀疑，乐于助人对不合作，包括直率、谦虚、信任、利他、移情等品质。

(5) 尽责性(conscientiousness)：有序对无序，谨慎细心对粗心大意，自律对意志薄弱，包括谨慎、自律、克制、胜任、尽职、条理、公正、成就等特点。

五大人格，也被称为人格的海洋，可以通过五大人格因素测定量表(NEO-PI-R)评定。

(二) 投射测验

投射测验(project test)是指观察个体对一些模糊的或者无结构材料所做出的反应，通过受试者的想象而将其心理活动从内心深处暴露或投射出来的一种测验，从而使检查者得以了解受试者的人格特征和心理冲突。这类测验的共同特点：①测验材料无结构；②测验方法是间接的，受试者不知测验目的；③回答自由；④按多个变量对回答进行解释。投射测验一般只有简短的指示语，在这种情况下，受试者对材料的知觉和解释就反映了其思维特点、内在需要、焦虑冲突等人格特征。刺激材料越不具有结构，受试者的反应越能代表其人格的真正面貌，投射测验有多种形式，如自由联想测验(从一词或模糊形象联想出另一词或另一物)、构想测验(如依图讲故事)、填补测验(如填补一个未完成的句子)等。现在常用的投射测验包括洛夏墨迹测验、主题统觉测验等。

1. 洛夏墨迹测验 洛夏墨迹测验是由瑞士精神病学家赫尔曼·洛夏在 1921 年创立的，目的是临床诊断，对精神分裂症与其他精神病进行鉴别，也用于研究感觉、知觉和想象能力。1940 年，洛夏墨迹测验才作为人格测验在临床上得到广泛应用。1990 年龚耀先完成了该测验修订工作，现在已有我国正常人的常模。

洛夏墨迹测验的材料由 10 张结构模棱两可的墨迹图组成，其中 5 张全为黑色的，2 张是黑色和灰色图外加了红色墨迹，其余 3 张是彩色的，都是将墨迹放在纸上再折叠所成的对称的浓淡不匀的墨迹图。此测验分为两期，前一个阶段为联想期，测试时每次按顺序呈现给受试者一张图片，要求受试者说出在图中看到了什么，不限时间，尽可能多地说出来，也不限制回答数目，一直到没有回答时再换另一张；在看完 10 张图后，进入下一个阶段即询问期，要与受试者证实他所说出的每一个内容是指图片的整体还是图片的局部，并说明为什么这些部位像他所说的内容。这两个阶段由主试者与受试者共同进行，该测验属于个别施测，施测时，主试者要记录受试者的言语、情绪和动作表现反应，将受试者所指部位和回答的原因均记录下来，然后进行结果分析和评分。洛夏墨迹测验的结果处理，不是记分，而是编码，不过此编码也同记分意义一样，把这套记分或编码方法称为记分系统，美国心理学家约翰·艾科纳于 1974 年建立了洛夏墨迹测验结果综合分析系统，目前常用于正常和病理人格的理论和临床研究。

洛夏墨迹测验在临床上是一个很有价值的投射测验，测验任务和目的相对分离，受试者一般不知道测验的目的，这样可避免受试者的掩饰或伪装，从而获得更为客观的资料。但其记分和解释方法复杂，经验成分多，要求主试者具备丰富的人格结构心理学和精神病学方面的知识，且需要经过长期的训练和实践才能熟练掌握。

Note

2. 主题统觉测验(thematic apperception test, TAT) TAT 是由美国心理学家亨利·默瑞于 1935

年创立的，是投射测验中与洛夏墨迹测验齐名的一种测验工具。全套测验材料由30张内容模糊的黑白图片和1张空白卡片组成，图片内容为人物和部分景物，多为一个或多个人物处在模糊背景中，有一定的主题，但意义隐晦。施测时根据受试者的性别以及是儿童还是成人(以14岁为界)，取统一规定的19张图片和1张空白卡片进行测试。由主试者向受试者呈现图片，要求受试者根据这张图片讲述一个故事，包括图片中的人在干什么，想什么，故事是怎么开始的，又是怎么结尾的，回答无内容限制，每个故事约15 min。主试者评价故事的结构和内容，评价受试者描述的个体行为，试图发现受试者关心的问题、动机和人格特点。主题统觉测验还经常用来揭示个体在支配需要上的差异，如权利、领导和成就动机，经实践证明该测验还是一种测量个体成就需要的有效工具。TAT适用于各种年龄和不同种族的人。但为了更好地研究不同的对象，TAT还产生了多种变式，如儿童统觉测验、黑人统觉测验等。

人格测验在护理临床中主要用于对人格的评估诊断和预测。通过测验，护士可以了解患者的个性特征，评定患者有无异常人格，为实施心理护理提供依据，也可作为心理治疗效果的评价标准。对于多种心身疾病(如冠心病、癌症等)患者的人格特征研究，可及早矫正致病的个性、行为，指导患者进行认知行为疗法。此外，护士是一特殊职业群体，其职业要求情绪类型稳定，人格取向居中。通过人格问卷进行人格评估，可以在招聘过程中判断应聘人员是否适合护理岗位。

二、智力测验

智力测验(intelligence test)是评估个人一般能力的方法，是根据相关智力概念和理论经过标准化过程编制而成的。它是临床上常用的智力评估工具，不仅可用于评估个体的智力水平，还可用于研究其他病理性异常现象。智力测验的结果一般用智商来表示。评估智力水平多采用智力测验和发展量表，0～3岁多采用发展量表测量智力水平，4岁以后多采用智力量表。在临床上多使用个别智力测验，在教育和某些研究中也使用团体智力测验，常用的智力测验量表有比奈智力量表和韦克斯勒智力量表等。

(一) 智力测验的相关概念

1. 智力 智力(intelligence)是一个人心理能量的总和，代表一种天生的特点及倾向性，具有多层次性和多面性。在心理学中，智力的定义有很多，中国心理学家对智力的定义可以归纳为四种：①智力即能力；②智力是一种先天素质，是脑神经活动的结果；③智力是认知能力；④智力是一种适应能力。

2. 智龄 智力年龄亦称心理年龄(mental age，MA)，简称智龄或心龄。智龄是法国心理学家比奈(A. Binet，1857—1911年)首先提出来的，通过智龄与实际年龄(chronological age，CA，简称实龄)比较来衡量儿童的智力水平高低，说明儿童的聪慧程度。

3. 智商 智商(intelligence quotient，IQ)是指智力商数，是个体运用知识解决实际问题的能力，是智力测验结果的量化单位，用于衡量个体智力发展水平的一种指标，智商的计算方法有两种，即比率智商和离差智商。

(1) 比率智商(ratio IQ)：智力年龄(MA)与实际年龄(CA)的比率。可以对不同年龄者的智力水平进行相互比较，也可以表示一个人的聪明程度，但是它的局限是人的实龄与年俱增，而智力发展不是直线而是曲线，即智龄达到了一定年龄之后会稳定不前，甚至会出现逐渐下降的趋势，而使IQ分数降低，不能正确反映出实际的智力水平。因此，比率智商存在缺陷，只适用于16岁以下的群体，客观上要求对智商的计算方法进行改革。目前已很少使用。

(2) 离差智商(deviation IQ)：1949年美国著名心理测验学家韦克斯勒在其编制的儿童智力量表中，提出了一种新的智商计算方法，克服了比率智商计算受年龄限制的缺点，现已成为通用的智商计算方法。离差智商是采用统计学的均数和标准差计算出来的，表示受试者的成绩偏离同年龄组平均成绩的距离(以标准差为单位)，每个年龄组IQ均值为100，标准差为15。计算公式：$IQ=100+15(X-\overline{X})/SD$。

其中 $\overline{X}$ 为样本成绩的均数，X 为受试者的成绩，SD为样本成绩的标准差。

$$标准分(Z)=(X-\overline{X})/SD$$

当个体的智力随年龄不断增长时，在同年龄组中他的智力水平是相对不变的。因此，个体的智力可以不断增长，但他的离差智商却保持相对稳定。其实，离差智商已不是一个商数。当受试者的IQ为100时，他的智力水平恰好处于平均位置，属于中等；如果IQ为120，则高于一般人的智力；而IQ为70以下时，则表示明显低于一般人的智力。

（3）智商的分布与分类标准：特曼曾应用智力量表进行大量的测试，发现智商为100左右的人约占全部测试者的46%，130以上的人则少于3%，70以下的人也少于3%。其他人的研究结果与之基本相同。也就是说，人的智商虽然存在一定的差异，但总体呈钟形常态曲线分布，与理论常态分布吻合，可以用标准分数的概念来表示受试者在整体中的位置。实际的样本虽然有一些变化，但大致上出入不大。目前国际常用的智力评定是采用IQ分类方法，最具有代表性的是韦克斯勒的智力分类，见表4-3。

表4-3　韦克斯勒的智力分类

智力等级	智商
极超常	130以上
超常	120～129
中上	110～119
中等	90～109
中下	80～89
边缘(临界)	70～79
轻度智力缺损	55～69
中度智力缺损	40～54
重度智力缺损	20～39
极重度智力缺损	<20

（二）常用的智力量表

1. 比奈智力量表　1905年法国心理学家比奈(A. Binet)和西蒙(T. Simon)受法国教育部委托编制出30个题目的“比奈-西蒙智力量表”，这是世界上第一个智力测验量表，比奈也因此被称为心理测验的鼻祖。1916年美国特曼根据比奈测验提出比率智商的概念，并在1916年发表了比奈测验的斯坦福版本，通常被称为斯坦福-比奈量表(S-B)。该测验包括一系列的分测验，每一个分测验适合一个特定的心理年龄。测验项目沿用B-S方法，难度按年龄组排列，每一个年龄组包括6个项目，每通过一项计月龄2个月，6项全部通过，说明受试者的智力达到这个年龄水平。新的斯坦福-比奈量表很快成为临床心理学、精神病学和教育咨询中的标准工具。

在1937年、1960年和1972年，研究者对这些分测验进行了一系列的改进，以达到三个目的：①扩大施测范围，以便可以测定很小的孩子和很聪明的成年人的IQ；②更新已不适应社会发展的词语项目；③更新常模或与年龄相适应的平均分。1986年斯坦福-比奈测验的第4版进一步提高测验的信度。最新的斯坦福-比奈测验共由15个分测验组成，分为四个领域，即词语推理、数量推理、抽象/视觉推理及短时记忆，它对正常人群、发育迟滞和天才人群都提供了准确的IQ估计。

1924年我国心理学家陆志韦引进并修订了斯坦福-比奈量表，并建立起了浙江地区常模；1936年他与吴天敏合作对此测验进行了再次修订，并使之可用于京津地区。1982年吴天敏对该量表进行了第三次修订，称为中国比奈智力测验。该测验对1936年的版本增删了部分项目，测试对象扩大为2～18岁。每岁3个项目，共51个项目。在结果解释上，它采用了离差智商的概念。中国比奈智力测验使用简便，易于操作学习，但该测验不能具体诊断儿童智力发展的各个方面。

中国比奈智力测验内容：①比圆形；②说出物名；③比长短线；④拼长方形；⑤辨别图形；⑥数组扣十三个；⑦问手指数；⑧上午和下午；⑨简单迷津；⑩解说图画；⑪找寻失物；⑫倒数二十至一；⑬心算(一)；⑭说反义词；⑮推断结果；⑯指出缺点；⑰心算(二)；⑱找寻数字；⑲找寻图样；⑳对比；㉑造语句；㉒正确答案；㉓对答问句；㉔描图画样；㉕剪纸；㉖指出谬误；㉗数学巧术；㉘方形分析(一)；㉙心算(三)；㉚迷

津;㉛时间计算;㉜填字;㉝盒子计算;㉞对比关系;㉟方形分析(二);㊱记故事;㊲说出共同点;㊳语句重组(一);㊴倒背数目;㊵说反义词(二);㊶拼字;㊷评判语句;㊸数立方体;㊹几何形分析;㊺说明含义;㊻填数;㊼语句重组(二);㊽核正错数;㊾解释成语;㊿明确对比关系;51区别词义。

2. 韦克斯勒智力量表 美国心理学家大卫·韦克斯勒(D. Wechsler)于1939年编制了Wechsler-Bellevue智力量表(简称W-BI),1995年W-BI经修订后成为目前使用的韦克斯勒成人智力量表(WAIS)(适用于16～74岁)。按照WAIS的格局,韦克斯勒于1949年和1967年又先后编制了韦克斯勒儿童智力量表(WISC)(适用于6～16岁)和韦克斯勒学龄前儿童智力量表(WPPSI)(适用于4～6岁半)。这三个量表相互衔接,可以对一个人从幼年到老年的智力进行测量,同时也便于前后比较。1981年以后,我国龚耀先、林传鼎、张厚粲等先后对上述三个量表进行了修订,产生了适用于我国文化背景的韦克斯勒量表,分别称为中国修订式韦氏成人智力量表(WAIS-RC,龚耀先,1981)、中国-韦氏儿童智力量表(C-WISC,龚耀先,1993)或韦氏儿童智力量表中国修订本(WISC-CR,林传鼎、张厚粲,1986)和中国修订韦氏幼儿智力量表(C-WYCSI,龚耀先,1986)。

我国修订的韦氏成人智力量表(WAIS-RC)包括言语和操作两个分量表,言语量表由6个分测验组成,操作量表由5个分测验组成,每个分测验集中测量一种智力,题目均按由易到难排列。根据测验结果,按常模可换算出3个智商,即全量表智商(FIQ)、言语智商(VIQ)和操作智商(PIQ)。言语量表的分测验包括知识、领悟、算术、相似性、数字广度、词汇。操作量表的分测验包括数字符号、图画填充、木块图、图片排列、物体拼凑,详见表4-4。

韦克斯勒智力量表与比奈智力量表一样也是一种个别测验,测验程序比较复杂。但因量表的分类较细,较好地反映了一个人智力全貌和各个侧面,临床上对于鉴别脑器质性障碍与功能性障碍的患者也有一定作用。此外,一些分测验(如数字广度、数字符号、木块图等)成绩随衰老而降低,可作为脑功能退化的参数。

表4-4 韦氏成人智力量表(WAIS-RC)

分量表	分测验	内容	主要功能	临床意义
言语量表	知识(I)	29个一般性知识问题,涉及历史、天文、地理、文学和自然等	知识和兴趣广度,长时记忆能力	得分明显减低,有脑功能严重衰退的可能
	领悟(C)	14个理解题,涉及社会价值习俗、道德法制、自然规律、人情世故、成语解释等	理解判断能力、社会适应、伦理道德判断能力	社会适应不良者,老年痴呆、心理障碍、酒精中毒者得分均降低
	算术(A)	14道心算题,涉及加减乘除等技能和实际应用	计算和推理能力、注意力、解决问题能力	各种脑器质性疾病均影响该项得分
	相似性(S)	13对有某种联系的事物,要求受试者找出它们之间的共同点或相似性	抽象思维与概括能力、注意力集中程度	该测验对衰退性脑损伤敏感,能提示学习和抽象思维能力降低的变化
	数字广度(D)	由顺背数和倒背数两个部分构成,顺背有10个数字串(3～12个数字),倒背有9个数字串(2～10个数字),每个条目均有两式	短时记忆、工作记忆	焦虑和脑衰退分数明显降低,顺背困难者提示大脑左半球损害,倒背困难者提示右半球损害
	词汇(V)	40个词汇,要求受试者给每个词下定义	言语理解与表达能力	得分低常见于教育环境不良者或智力障碍者,老年人得分低提示衰退程度

续表

分量表	分测验	内　容	主要功能	临床意义
操作量表	数字符号(DS)	由9个数字-符号对构成90个条目，要受试者给每个数字配上相应的符号，统计90 s内完成的正确数	手眼协调、联想记忆、注意力集中、操作速度	注意力不集中、严重焦虑、记忆力差者得分不高。脑损伤者分数明显降低
	图画填充(PC)	21张缺陷图片，每张图片都缺一重要部分，要求受试者指出缺失部位和名称	生活常识、视觉扫描、辨认能力	智力低下者得分低，粗心者易发生失误
	木块图(BD)	10个几何图案，要求受试者按照模型或图案拼出实物模型，图案1～6用4个方块拼，图案7～10用4个方块拼	非言语智力的核心测验，与空间建构、视觉分析、思维灵活性和行动计划性有关	弥散性脑损伤与局部脑损伤者全部得分降低
	图片排列(PA)	8个用图片表示的故事情节，每个故事有数张图片，要求受试者把零乱图片排成有意义的故事	生活常识、计划行动、逻辑推理、综合分析、顺序化能力	脑损伤者得分可能降低
	物体拼凑(OA)	4套物体碎片，要求受试者把零乱碎片组合成完整物体	想象力、知觉组织与辨别能力，思维灵活性、手眼协调	智力迟滞者各项得分可能高于木块图

3. 智力测验的临床应用　智力测验是目前应用广泛的一类测验，可以应用于儿童保健和优生优育，鉴别智力发育迟滞患者和准确评价多动症儿童的智力水平，协助诊断与鉴别诊断等；可以用于老年医学，如智力测验是阿尔茨海默病(老年痴呆)的必测项目，可以判断脑外伤、脑血管意外患者的脑部损害程度；还可以用于法医学，例如，用于罪犯的智力评价，以便在量刑时作为参考，也用于对受害人的智力损伤进行客观评价；为临床心理咨询进行鉴别诊断和咨询策略提供有效的参考依据，如经常会遇到儿童学习问题、行为问题和初、高中毕业生的择业问题等。

三、评定量表

评定量表(rating scale)是从心理计量学中衍化出来，用于对观察结果和印象进行量化的测量工具，它的应用范围已经从心理学扩展到精神病学乃至临床医学和社会学等领域。可用于病理现象的筛选、症状程度的描述、疗效观察、辅助诊断和追踪观察等方面。这类量表种类繁多，按评定方式可分为自评量表和他评量表；按评定内容可分为诊断量表、症状量表和其他量表；按病种可分为抑郁量表、焦虑量表、狂躁量表等。此类评定量表具有数量化、客观、可比较和简单易用等特点，其评估结果的准确性像心理测验一样取决于量表项目的适合性、常模的代表性、信度和效度的好坏以及使用者的专业知识和经验。目前，在临床诊疗护理中常用的评定量表有以下几种。

1. 90项症状自评量表(symptom check list-90, SCL-90)　1975年，该量表由美国著名的心理学家德若伽提斯(L. R. Derogatis)等编制而成，20世纪80年代引入我国。共90个项目测查10个因子，包括躯体化、强迫、人际关系敏感、抑郁、焦虑、敌对、恐惧、偏执和精神病性以及一个附加因子。该附加因子用于反映有无各种心理症状及其严重程度。受试者根据最近一周的感觉，每一项目按照"没有、轻度、中度、偏重、严重"的等级以0～4或1～5进行5级评分(0＝没有，1＝轻度，2＝中度，3＝偏重，4＝严重)，计算出总分。10个因子含义及所包含项目如下。

(1) 躯体化：包括1、4、12、27、40、42、48、49、52、53、56和58共12项，主要反映身体不适感，包括心血管、消化、呼吸系统的主诉不适，以及头痛、背痛、肌肉酸痛等其他躯体症状。

Note

(2) 强迫:包括3、9、10、28、38、45、46、51、55和65共10项,主要反映强迫症状。

(3) 人际关系敏感:包括6、21、34、36、37、41、61、69和73共9项,主要反映某些个体不自在感和自卑感,尤其是与其他人相处时更为突出。

(4) 抑郁:包括5、14、15、20、22、26、29、30、31、32、54、71和79共13项,主要反映与临床上抑郁症状群相联系的广泛概念,表现为生活兴趣减退,动力缺乏、自杀观念等抑郁症状。

(5) 焦虑:包括2、17、23、33、39、57、72、78、80和86共10项,主要反映在临床上明显与焦虑症状相联系的症状和体验。表现为烦躁、坐立不安、神经过敏、紧张等焦虑症状以及由此产生的躯体症状,如震颤等。

(6) 敌对:包括11、24、63、67、74和81共6项,主要从思想、感情和行为三个方面反映敌对的表现,包括厌烦摔物、争论以及不可抑制的冲动等各方面。

(7) 恐惧:包括13、25、47、50、70、75和82共7项,主要反映广场、社交恐惧症状。恐惧的对象包括出门旅游、空旷场地、人群或公共场合、交通工具及社交活动。

(8) 偏执:包括8、18、43、68、76和83共6项,主要反映偏执性思维、猜疑、妄想等。

(9) 精神病性:包括7、16、35、62、77、84、85、87、88和90共10项,主要反映幻听、思维散播、被控制感等精神病性行为和分裂症状。

(10) 附加因子:包括19、44、59、60、64、66和89共7项,主要反映睡眠及饮食情况。

SCL-90有多个统计指标,常用的是总均分和因子分。总均分能反映症状的严重程度及其演变,因子分能反映出症状群的特点,前后几次测查以观察病情发展或评估治疗效果。总均分是90个项目得分总和;阳性项目数是指2个或2个以上的项目数;因子分是组成某一因子的各项目总分/组成某一因子的项目数。根据总均分、阳性项目数、因子分等评分结果情况,判断是否有阳性症状、心理障碍或是否需要进一步检查。该量表没有分界值,按全国常模结果,以0~4五级评分,总分超过70分,可考虑筛选阳性;1~5五级评分,总分超过160分或阳性项目数超过43项或任一因子分超过2分,可考虑筛选阳性。因子分越高,反映症状越多,障碍越明显。

90项症状自评量表

2. 健康调查简表(the MOS item short from health survey,SF-36) 该量表是在1988年Stewartse研制的医疗结局研究量表(MOSSF)的基础上,由美国波士顿健康研究发展而来。1991年浙江大学医学院社会医学教研室翻译了中文版的SF-36。

SF-36是一个多条目的简短形式的调查表,一般只需5~10 min即可填答完毕。其测量模型包括36个条目、8个领域和2个综合测量。36个条目中,第2个条目是自我对健康状况改变的评价,其余35个条目分别归属8个不同领域:躯体功能(PF,10条)、躯体功能引起的角色受限(RP,4条)、机体疼痛(BP,2条)、总体健康评价(GH,5条)、活力(VT,4条)、社会功能(SF,2条)、情感原因引起的角色受限(RE,3条)、心理健康(MH,5条)。这8个领域又形成了两个不同的测量,即生理内容综合测量(PCS)和心理内容综合测量(MCS),其中PF、RP、BP 3个领域对PCS贡献较大,SF、RE、MH 3个领域则对MCS贡献较大。

SF-36的8个领域和2个综合测量的信度,已经用内部一致性和复测信度进行了评价,在出版的文献中,信度的统计值已经超过了推荐标准0.7。SF-36简洁多维,灵敏度、分辨率高,信度效度好,适用性强,在国外已被广泛地应用于慢性病防治领域的研究。

3. 抑郁自评量表(self-rating depression scale,SDS) 抑郁自评量表是由美国心理学家Zung于1965年编制,简单实用,易于掌握,使用者不需经特殊训练。可用于流行病学调查,也可用于抑郁状态评定及科研等。共20个项目,按症状出现的频度分4级评分:1为很少有该项症状;2为有时有该项症状;3为大部分时间有该项症状;4为绝大部分时间有该项症状。评定时间为最近一周内,由受试者按照量表说明进行自我评定,依次回答每个题目。

正向计分项目按1~4分计分,但项目2、5、6、11、12、14、16、17、18、20为反向计分,即按照4~1分计分,然后将所有项目得分相加得到总分。按照中国常模,SDS的总分均值为(33.46±8.55)分,总分超过41分即可能存在抑郁,需进一步检查。抑郁严重指数=总分/80,指数范围为0.25~1.0,指数越高,表示抑郁程度越重。

此外，还可以将原始分乘以 1.25 后取整数，即转换成标准分。根据中国常摸，标准分界值为 53 分，即标准分≥53 分表示可能有抑郁存在，53～62 分为轻度抑郁，63～72 分是中度抑郁，72 分以上是重度抑郁。

抑郁自评量表

4. 贝克抑郁量表(Beck depression inventory，BDI) 贝克抑郁量表是调查个体抑郁症状的自评量表，由美国临床心理学家阿隆·贝克(Aaron T. Beck)于 1967 年编制。我国在 20 世纪 80 年代引进，目前 King-May 引进的贝克抑郁量表第 2 版(BDI-Ⅱ)是由美国 Harcourt 公司于 1996 年修订。他把抑郁分为三个维度：①消极态度或自杀，即悲观和无助等消极情感；②躯体症状，即表现为易疲劳、睡眠不好等；③操作困难，即感到工作比以前困难。量表由 21 项抑郁症患者常见症状和态度构成，如抑郁、失败感和自杀想法等，由受试者根据有无症状及症状严重程度选择回答，各项目评分相加得总分，根据总分高低评定有无抑郁和抑郁严重程度，本量表具有简洁、有效等特点。在国内外广泛应用，翻译成了 30 多种语言文字，具有良好的信度和效度。既可用于筛查抑郁症，也可用于患者抑郁严重程度的评价。贝克抑郁量表是目前应用较为广泛的测量抑郁水平的工具，它操作比较简单，用时仅需 5 min，可用于临床诊断，而且符合美国 DSM-Ⅳ对抑郁症的诊断标准。相比以往的贝克抑郁量表(BDI)，贝克抑郁量表第 2 版(BDI-Ⅱ)的信度更高，达到了 0.92。

焦虑自评量表

5. 焦虑自评量表(self-rating anxiety scale，SAS) 焦虑自评量表是由美国心理学家 Zung 于 1971 年编制的，焦虑自评量表的结构和评定方法都与抑郁量表很相似，用于评定有无焦虑症状及其严重程度，能较准确地反映有焦虑倾向的精神病患者的主观感受。该量表适用于焦虑症状的成人，已经成为心理咨询门诊了解来访者焦虑症状的常用自评工具，也可用于流行病学调查。共 20 个项目，按症状出现的频度分 4 级评分：1 为很少有该项症状；2 为有时有该项症状；3 为大部分时间有该项症状；4 为绝大部分时间有该项症状。正向计分项目按 1～4 分计分，但 5、9、13、17、19 项为反向计分，即按 4～1 分计分。然后将所有项目评分相加再乘以 1.25 后换算成标准分，标准分越高，焦虑程度越重。标准分界值为 50 分，即标准分≥50 分表示可能有焦虑存在，50～60 分为轻度焦虑，61～70 分是中度焦虑，70 分以上是重度焦虑。

6. 贝克焦虑问卷(Beck anxiety inventory，BAI) 贝克焦虑问卷由美国阿隆·贝克等于 1985 年编制，项目内容简明，容易理解，操作分析方便。适用于具有焦虑症状的成年人，可以比较准确地反映主观感受到的焦虑程度。

该量表共有 21 个自评项目，把受试者被多种焦虑症状烦扰的程度作为评定指标，用 4 级评分，评分标准：0 表示无；1 表示轻度，无多大烦扰；2 表示中度，感到不适，但尚能忍受；3 表示重度，只能勉强忍受。其总分能充分反映焦虑状态的严重程度，能帮助了解近期心境体验及治疗期间焦虑症状的变化动态。

该量表均应由受试者自行填写。在填表之前应向受试者交代清楚填写方法及每题的含义，要求独立完成自我评定。需要注意：评定时间范围应是“现在”或“最近一周”内的自我体验；不要漏项或重复评定；可随临床诊治或研究需要反复评定，一般间隔时间至少一周。该量表能帮助了解近期心境体验及治疗期间焦虑症状的动态变化，因此，常作为我国临床心理工作中了解焦虑症状的检测工具。

7. 生活事件量表 国内外有多种生活事件量表。这里介绍由杨德森、张亚林编制的生活事件量表(life event scale，LES)。由 48 条我国较常见的生活事件组成，包括三个方面的问题，即家庭生活方面(28 条)、工作学习方面(13 条)、社交及其他方面(7 条)，另外有 2 条空白项目，供受试者填写已经经历而表中并未列出的某些事件。生活事件量表主要用于特定时间内生活事件的定量，以便进一步研究生活事件在疾病的发生、发展、预后和转归中所起的作用等。适用于 16 岁以上的正常人，心身疾病、各种躯体疾病患者，以及恢复自制力的重症精神病患者。

LES 是自评量表，由受试者自己填写。填写者须仔细阅读和领会指导语，然后逐条作答。根据调查者的要求，将某一时间范围内(通常为一年内)的事件进行记录。有些事件虽然发生在该时间范围之前，若影响深远并延续至今，可作为长期性事件记录。对于表上已列出但并未经历的事件应一一注明

Note

"未经历",不留空白,以防遗漏。然后,由受试者根据自身的实际感受而不是按常理或伦理道德观念去判断哪些经历过的事件对本人来说是好事或是坏事?影响程度如何?影响持续的时间有多久?影响程度分为5级,从毫无影响到影响极重分别记0、1、2、3、4分。影响持续时间分为3个月内、半年内、一年内和一年以上4个等级,分别记1、2、3、4分。

统计指标为生活事件刺激量,计算方法如下:

(1) 某项事件刺激量=该事件影响程度分×该事件持续时间分×该事件发生次数。

(2) 正性事件刺激量=全部好事刺激量之和。

(3) 负性事件刺激量=全部坏事刺激量之和。

(4) 生活事件总刺激量=正性事件刺激量+负性事件刺激量。

生活事件刺激量越高反映个体承受的精神压力越大,95%的正常人一年内的总分不超过20分,99%的不超过32分。负性事件刺激量的分值越高对心身健康的影响越大,正性事件刺激量的意义尚待进一步研究。

生活事件量表

8. 社会支持评定量表 社会支持被看作是决定心理应激与健康关系的重要中介因素之一。近20年来,许多研究发现,人们所获得的社会支持与其心身健康之间存在着相互关系。良好的社会支持能为个体在应激状态时提供保护,对维持良好的情绪体验也具有重要意义。1986年肖水源编制了社会支持评定量表(social support rating scale,SSRS),1990年进行修订,用于测量个体的社会支持度。该量表设计基本合理,有效、简便、条目易于理解、无歧义,具有较好的信度和效度,适合我国人群使用。

该量表共10个条目,结构分三个维度:客观支持(3条)、主观支持(4条)和对社会支持的利用度(3条)三个分量表。客观支持,指个体所得到的客观实际的、可见的社会支持;主观支持,指个体主观体验到的社会支持,对所获支持的满意程度;对社会支持的利用度,指个体对社会支持的主动利用程度,包括倾诉方式、求助方式和参加活动的情况。大多数为1~4级评分,要求受试者根据实际情况进行自我评价。第1~4条、8~10条每条只选一项,选择1、2、3、4项分别计1、2、3、4分;第5条分A、B、C、D四项,每项从无到全力支持分别计1~4分,该项总分为4条计分之和;第6、7条回答"无任何来源"则计0分,回答"下列来源"者,有几个来源就计几分,为该项目分数。

社会支持评定量表

总分:10个条目计分之和,总得分和各分量表得分越高,说明社会支持程度越好。

客观支持分:第2、6、7条评分之和。

主观支持分:第1、3、4、5条评分之和。

对社会支持的利用度:第8、9、10条评分之和。

9. 特质应对方式问卷(trait coping style questionnaire,TCSQ) 应对方式是心理应激过程的重要中介因素,与应激事件性质以及应激结果均有关系。近年来应对方式受到广泛的重视,出现许多应对方式量表,特质应对方式问卷是其中之一。

特质应对方式问卷是自评量表,由20条反映应对特点的项目组成,包括积极应对与消极应对(各含10个条目),用于反映受试者面对困难挫折时的积极与消极的态度和行为特征。受试者根据自己大多数情况时的表现逐项填写。各项目答案从"肯定是"到"肯定不是"采用5、4、3、2、1五级评分。将积极应对各项目分数相加得到积极应对分,将消极应对各项目分数相加得到消极应对分。

特质应对方式问卷

积极应对分:一般人群的平均分为30.22±8.72,分数高,反映积极应对特征明显。

消极应对分:一般人群的平均分为23.58±8.41,分数高,反映消极应对特征明显。

在实际应用中,消极应对特征的病因学意义大于积极应对。

10. 心理幸福感问卷 心理幸福感(psychological well-being,PWB)是指个体对于完美的努力追求以及表现出的个人潜能,它更侧重于反映伴随自我不断完善或成长而生的积极体验。评估心理幸福感的经典工具是由Ryff等于1989年编制的心理幸福感问卷。该问卷有84个条目,包含自我接受(self-acceptance)、个人成长(personal growth)、生活目标(purpose in life)、良好关系(positive relation with others)、环境控制(environment master)、独立自主(autonomy)6个维度。采用Likert 6级评分法,从"完全不同意"到"完全同意",要求受试者依据自己的体验在对应项目上做出选择。其中文版有较好的

Note

信度(总 Cronbach α 系数为 0.88),但结构效度不够理想。我国香港学者利用该量表对 1441 名成年人进行测量,通过对各维度条目的整合,开发了 24 个条目的量表,经检验有较高的内部一致性,认为可以用于测量国人的心理幸福感。心理幸福感的提出和发展,为积极心理学的研究提供了新的视角和方向。

11. 护士用住院患者观察量表 护士用住院患者观察量表(nurses' observation scale for inpatient evaluation,NOSIE)由 G. Honigteld 等于 1965 年编制,是护士在精神科量表中使用最普遍的一种,它侧重于对患者行为障碍的纵向观察评定,可弥补仅根据交谈实施评定的不足。本量表有 30 项和 80 项两种版本,现介绍 30 项版本。NOSIE 适用于住院的成年精神病患者,特别是慢性精神病患者,包括老年痴呆患者的生活、行为和情绪等方面状况。

评定者应经过量表评定训练,根据对患者的连续观察和交谈情况,判断患者是否存在量表所列情况及存在频度,最好是由患者所在病房的护士担任。NOSIE 中,每项为一描述性短语,如肮脏、对周围活动感兴趣、自觉一无是处等。本量表为频度量表,按具体形象或症状的出现频度分为 0～4 分。五级评分:0=无、1=有时是或有时有、2=较常发生、3=经常发生、4=几乎总是如此。此外,有两个附加项目,第 31 项“病情严重程度”和第 32 项“与治疗前比较”,这两项由被评估者根据自己的经验,按 1～7 分进行七级评分。量表原作者规定评定的时间范围为最近 3 天,但可根据研究和临床的需要自行规定。评定分 3 次,在治疗前、治疗后 3 周和治疗后 6 周各评 1 次。每名患者应由 2 名评定者(护士)观察、评分,计分时将 2 名评定者的分数相加,如果只有一名评定者,则将评分乘以 2。

NOSIE 的结果有四项统计指标:因子分、总积极因素分、总消极因素分和病情总估计(总分)。

因子分:有 7 类因子(包括社会能力、社会兴趣、个人整洁、激惹、精神病表现、退缩、抑郁),各因子的组成和计分方法不同。

社会能力=[20-(13、14、21、24、25 项组分和)]×2。

社会兴趣=(4、9、15、17、19 项组分和)×2。

个人整洁=[8+(8、30 项组分和)-(1、16 项组分和)]×2。

激惹=(2、6、10、11、12、29 项组分和)×2。

精神病表现=(7、20、26、28 项组分和)×2。

退缩=(5、22、27 项组分和)×2。

抑郁=(3、18、23 项组分和)×2。

总积极因素分=社会能力分+社会兴趣分+个人整洁分。

总消极因素分=激惹分+精神病表现分+退缩分+抑郁分。

病情总估计=128+总积极因素分-总消极因素分。

病情总估计越高,说明病情越轻,反之越重。

常数项 128 主要是为了避免负分的出现,“×2”是为了便于只有一名评定员时的评定结果和规定的 2 名评定员的结果类比。如为 2 名评定员,在因子分计算时只需将两者的评分相加便可,不再“×2”。根据不同时间 NOSIE 评定结果所绘制的廓图,能够反映治疗中病情的演变及治疗效果。

小　结

心理评估是依据心理学的理论和方法对个体的某一心理现象进行全面、系统和深入的客观描述的过程。常用的心理评估方法包括行为观察法、访谈法和心理测验法。行为观察法是最常用的心理评估方法。设计观察方案时,应考虑如下内容:观察的目标行为、观察情境、观察的方法、观察时间和观察资料的记录。访谈的技巧与策略包括如下内容:建立良好的护患关系、运用开放式提问和封闭式提问、倾听、追问、记录,以及访谈结果的整理与分析。心理测验是指在标准情境下对个体的行为样本进行客观

Note

分析和描述的一类方法。常用的心理测验方法包括智力测验、人格测验、评定量表。

能力检测

能力检测答案

选择题

1. 受试者本人对自己的人格特征予以评价的方法是(　　)。

A. 自陈量表法　　B. 主题统觉测验
C. 洛夏墨迹测验　　D. 句子完成法

2. 投射法测量了人格(　　)层面内容。

A. 意识　　B. 无意识　　C. 客观　　D. 自然

3. 明尼苏达多相人格测验是一种(　　)。

A. 教育测验　　B. 投射测验　　C. 自陈量表　　D. 性向测验

4. 主题统觉测验属于(　　)。

A. 自陈测验　　B. 纸笔测验　　C. 投射测验　　D. 特质测验

5. 艾克森人格问卷的分量表中,代表情绪稳定性特征的是(　　)。

A. E　　B. N　　C. P　　D. L

6. 关于成功的心理测验的描述,下列哪项条件是不正确的?(　　)

A. 良好的信度和效度　　B. 必须有常模
C. 测验指导语必须因人而异　　D. 测定条件必须固定

7. 关于心理测验选择的原则,下列哪项是错误的?(　　)

A. 符合评估的目的,标准化程度高　　B. 常模标本符合受试条件
C. 可以直接使用国外的测量工具　　D. 选择自己有使用经验的测量工具

8. 不属于人格投射测验的是(　　)。

A. 洛夏墨迹测验　　B. 主题统觉测验
C. 词语联想测验　　D. 范畴测验

9. 下列哪项不属于心理测验的特点?(　　)

A. 主观性　　B. 相对性　　C. 间接性　　D. 客观性

10. 在访谈的类型中,根据访谈进程的标准化程度和控制性程度来分类,下列哪一项是错误的?(　　)

A. 非结构式访谈　　B. 结构式访谈
C. 个别访谈　　D. 半结构式访谈

(洪珍兰)

Note

第五章　心理干预

学习目标

本章 PPT

掌握：心理干预、危机干预的概念及各种疗法的相关知识。
熟悉：心理干预的各种疗法的适应证以及应用方法。
了解：心理护理的具体方法。

第一节　心理干预概述

案例导入

2010年10月12日中午，一名新生小红（化名）发信息表示自己患有抑郁症想休学，但是由于父母家人不理解，心情很抑郁。第一次见面发现她精神状态不佳，眼神涣散，表情茫然。通过交谈，她讲述自己高中就患有较严重的抑郁症，进入大学之后，觉得并没有好转并且有越发严重的趋势，无心上课且经常有自杀的想法。她很想回家，但是家里人都不同意，认为她没问题，就是想逃避，不想面对现实，不想读书。谈话过程中，小红多次落泪。

问题：

（1）怎样给患者做心理评估？

（2）如何给该患者做心理咨询？

（3）如何给该患者实施心理护理？

一、心理干预概述

（一）心理干预的概念

心理干预（psychological intervention）是指在心理学理论指导下有计划、按步骤地对一定对象的心理活动、个性特征或心理问题施加影响，使之发生朝向预期目标变化的过程。

（二）心理干预的手段

心理干预的手段包含心理治疗、心理咨询、心理康复、心理危机干预等。

二、临床心理干预的种类与方法

（一）临床心理干预的方法

1. 按照心理干预的目标分　可以分为健康促进、预防性干预、心理咨询和治疗、危机干预等。

Note

知识链接

精神医学范畴中的心理危机，是指由于突然遭受严重灾难、重大生活事件或精神压力，使生活状况发生明显的变化，尤其是出现了用现有的生活条件和经验难以克服的困难，以致使当事人陷于痛苦、不安的状态，常伴有绝望、麻木不仁、焦虑，以及自主神经症状和行为障碍。

心理危机干预则是指，针对处于心理危机状态的个人及时给予适当的心理援助，帮助其处理迫在眉睫的问题，使之尽快摆脱困难，恢复心理平衡，从而安全地渡过危机。

(1) 健康促进：健康促进(health promotion)是指在普通人群中建立良好的行为、思想和生活方式。健康促进包括以下内容。积极的心理健康(positive mental health)：保护抗应激损伤的能力，增强自我控制，促进个人发展。危险因素(risk factor)：易发生某种心理障碍的人格因素或环境因素。保护因素(protect factor)：与危险因素相反。不易发生某种心理障碍的人格因素、行为方式或环境因素。

(2) 预防性干预：预防性干预(preventive intervention)是指有针对性地采取降低危险因素和增强保护因素的措施。包括普遍性预防干预、选择性预防干预、指导性预防干预三种方式。

(3) 心理咨询和治疗：心理咨询和治疗是指受过专业训练的咨询师依据心理学理论和技术，通过与患者建立良好的咨询关系，帮助其认识自己，克服心理困扰，充分发挥个人的潜能，促进其成长的过程。

(4) 危机干预：危机干预是指对处于困境或遭受挫折即处于危机状态下的个体给予关怀、支持及使用一定的心理咨询和治疗予以援助，使之恢复心理平衡，使其情绪、认知、行为重新回到危机前水平或高于危机前水平。国外有时亦称为情绪急救。危机干预是一种从简短心理治疗基础上发展起来的帮助处于危机状态下个体度过危险期的方法。危机干预的关键点在于“人格塑造”，帮助受助者恢复自信，改善心理缺陷，挖掘个人潜能，以恢复心理平衡。

健康促进面向普通人群，目标是促进心理健康和幸福，属于一级干预。预防性干预针对高危人群，目标是减少发生心理障碍的危险性，属于二级预防。心理治疗针对已经出现心理障碍的个体，目标是减轻障碍，属于三级预防。对健康人，有心理困扰、社会适应不良、重大事件发生后生活发生重大变化的人以及综合医院临床各科中有心理问题、精神病的人都应该进行心理干预。

2. 按心理干预范围分 主要可以分为团体心理干预和个体心理干预。

(1) 团体心理干预：团体心理干预是医护人员同时对两个或两个以上的患者进行治疗的方法，通过借助团体的力量分析、纠正患者的心理问题，提供行为训练的机会，促使患者在交往中通过观察、学习、体验，认识自我，探讨自我，调整和改善与他人的关系，学习新的态度与行为方式，以发展良好的生活适应的干预过程。团体心理干预的方法主要有以下几种。①“稳定情绪”技术：对干预的患者给予倾听和理解，并做出相应的回应；减少患者对当前和今后的不确定感，增加安全感；对患者提出的问题给予关注、解释及确认，减少疑惑。②“放松训练”技术：将患者集中，以上大课的形式教授具体的放松技术，在课堂上组织大家训练并相互交流心得体会，并要求每个人在睡觉前均按照上课教授的内容进行自我训练。③“社会支持”技术：让患者确认自己的社会支持网络，明确自己能够从哪里得到相应的帮助，包括家人、朋友及社区内的相关资源等；画出能为自己提供支持和帮助的网络图，可以写出他们的名字，并注明每个人能给自己提供哪些具体的帮助，如情感支持、建议或信息、物质方面等；开展患者联谊活动，如茶话会、生日晚会等。

(2) 个体心理干预：个体心理干预由护士和患者一对一进行心理辅导，了解患者存在的心理问题及其形成的可能原因，建立个人心理档案，对其可能存在的心理问题进行分析，并制订出针对性的心理干预计划。比如，通过理解、安慰、鼓励、保证、解释、商讨、建议、指导、疏泄、暗示等手段，了解并解决患者的心理问题，可对患者进行适当的催眠、放松训练、想象训练等。

3. 按照心理干预的功能划分 可以分为障碍性心理干预和发展性心理干预。

(1) 障碍性心理干预：运用支持、干预、治疗方法，以减轻或消除患者的心理障碍。具体来说，是指

Note

护士通过心理测验、心理访谈等，查明心理障碍的性质和可能的原因，给予劝告、建议、教育、支持和各种形式帮助的过程，包括运用简短的心理治疗和医药治疗以解决患者心理障碍的过程。

（2）发展性心理干预：根据个体心身发展的一般规律和特点，帮助不同年龄阶段的个体尽可能地圆满完成各自的心理发展课题，妥善地解决心理矛盾，根据疾病对患者心理的影响，患者在疾病发生、发展和转归过程中的心理特点，最大限度地发挥他们原已存在的能力或形成更强的适应能力。

4. 按心理干预的技术划分 主要分为参与性干预、影响性干预和非言语性干预。

（1）参与性干预：护士在对患者进行心理干预过程中了解患者心理问题的一系列的方法。包括倾听、开放式询问与封闭式询问、鼓励和重复技术、内容反应、情感反应、具体化、参与性概述等。

（2）影响性干预：在心理干预过程中，护士通过自己专业理论知识和方法、人生经验对患者心理产生影响的一系列方法。通常包括以下方面：面质、解释、指导、情感表达、内容表达、自我暴露、影响性概述等。

（3）非言语性干预：言语内容和非言语行为交互作用而达成的，许多时候，非言语行为所表达的信息比言语表达的信息更多、更准确、更真实。非言语性干预是指护士采用非言语性的方法，包括目光注视、躯体语言、距离和角度、沉默等对患者心理进行影响的一系列方法。

5. 按照理论流派划分 主要分为精神分析疗法、行为疗法、人本主义疗法和认知疗法。对心理干预影响较大的主要心理学学派有心理动力学派、行为主义心理学派、认知学派，基于这些学派理论基础上的主要心理干预有精神分析疗法、行为疗法和认知疗法。

知识链接

心理支持从“心”开始

4月21日早上10:30，省医院ICU病房里，5岁的女孩晓晓（化名）正在妈妈和医护人员的帮助下洗头。作为省医院收治的年龄最小的“4·20”芦山地震伤员，晓晓也是最早接受心理支持帮助的伤员。晓晓的母亲说：“现在娃娃的情绪稳定多了，不再显得那么烦躁和害怕。”

据介绍，地震发生后，省医院很快组建了心理支持小组，给予地震伤员心理帮助和支持，并启动了心理应急方案。该小组由心身医学中心主任周波牵头，成员包括医院的心理工作者、硕士研究生等。

周波说：“对于住院的伤员，他们在前天晚上就进行了早期的心理支持，结果发现伤员对伤口疼痛和疾病的担心比较明显，心理上的负担比较重，比如一些压缩性骨折的伤员，因为害怕瘫痪，卧床之后就不敢挪动身体，结果时间一长双腿发麻，反而更担心。其实这类伤员并非完全不能移动，可以进行轴性翻身等，但是伤员自己不了解情况，所以十分担忧。为此，我们在积极与伤员及其家属沟通，也和主治医生进行了联系，然而进行了相应处理。”

周波告诉记者，接下来心理支持小组成员还将分组到相关科室进一步了解伤员的情况，给予伤员心理支持、安抚。同时，还会对伤员的心理反应做出初步评估，并填写相关记录。医院还成立了心理支持热线，并配置专人管理和接听电话，以便伤员在遇到困难时，能得到相应的帮助。

对健康人，有心理困扰、社会适应不良、重大事件发生后生活发生重大变化的人以及综合医院临床各科中有心理问题、精神病的人都应该进行心理干预。专家强调，心理咨询是一项高智商、高科学知识含量的脑力劳动，绝非凭借一副热心肠就能胜任的。一个合格的心理医生应经过专科训练，有医学、心理学方面的知识，对伦理、德育等方面也应有深层次的研究。他提供的服务不再是一般性的安慰、鼓励和说教式的指导，而是具有系统性、结构性和深层次的心理干预。要使心理卫生这项事业得到健康发展，心理医生必须走职业化的道路，心理医生的劳动应该体现其特殊的价值。

Note

（1）精神分析疗法：基于弗洛伊德的精神分析理论，衍生出的近代多种精神动力学治疗方法。主要是通过精神分析师与患者为治疗而构建的工作联盟，在耐心而长期的治疗关系中，通过“自由联想”等内省方法，帮助患者将压抑在潜意识中的各种心理冲突，主要是幼年时期的精神创伤和焦虑情绪体验挖掘出来，使其进入意识中，帮助患者重新认识自己，并改变原有行为模式，达到治疗目的。

(2) 行为疗法：以学习理论和条件反射理论为依据的心理干预，创始人的着眼点为针对患者当前的行为问题，注重对其行为问题的学习，以及对其情绪、人格和外部环境的相互纠错。在临床心理护理中，护士应借鉴和引用该方法。

(3) 认知疗法：以艾利斯的合理情绪疗法为代表，他认为心理问题是由不合理、歪曲的认知引起的，在认知治疗中，偏重于对患者的内在不合理认知进行辨别矫正，从而影响行为、情绪等内在因素的变化，调动患者主动适应能力，发挥其潜能，不主张给予心理疾病诊断，认为护士应倾听、接纳与理解患者，即以患者为中心，指导患者认识和了解自我、发挥潜能。

第二节　行为疗法

行为疗法也叫行为矫正法，它是建立在行为学习理论基础上的一种心理咨询方法。异常行为和正常行为一样，是通过学习和后天培养训练而获得的，自然也可以通过学习和训练来改变或消失。行为疗法是所有心理咨询方法中应用最广的一种，其中包括了许多经典的具体方法。行为主义的创始人是华生，但产生较大影响的是巴甫洛夫的经典条件反射理论、斯金纳的操作性条件反射理论和班杜拉的社会学习理论。主要的行为疗法有系统脱敏疗法、厌恶疗法、正强化技术和生物反馈与松弛治疗。

一、系统脱敏疗法

系统脱敏疗法是1958年由心理学家沃而帕创立的，其目的是让患者逐步接近能引起焦虑、恐惧的客体或特定的情境，同时进行想象、放松，使焦虑反应逐渐减弱直至消失。临床上许多患者由于对疾病过分担忧、对大手术恐惧而经常出现焦虑这一心理现象，这种方法主要是诱导患者缓慢地暴露出导致神经症焦虑的情境，并通过心理的放松状态来对抗这种焦虑情绪，从而达到消除神经症的目的。其基本原理如下：人和动物的肌肉放松状态与焦虑情绪状态是一对抗过程，一种状态的出现会对另一种状态起抑制作用，这就需要护士对系统脱敏疗法加以掌握。系统脱敏疗法在行为疗法中占有重要地位。

(一) 系统脱敏疗法的定义

系统脱敏疗法又称交互抑制法，该方法主要是诱导患者有计划、有步骤地暴露在导致焦虑的情境中，并通过身体的放松状态来对抗这种焦虑情绪，从而达到消除焦虑的目的。所谓交互抑制作用，是指在全身肌肉放松状态下的个体，其各种生理生化反应指标，如呼吸、心率、血压、肌电、皮电等，都会表现出同焦虑状态下完全相反的变化。能够与焦虑状态有交互抑制作用的反应不仅有肌肉放松，还有进食活动。根据这一原理，在处理紧张、焦虑以及恐惧患者时应从能引起个体较低程度的焦虑或恐惧反应的刺激物开始治疗。

(二) 系统脱敏疗法的操作

系统脱敏疗法一般包括三个步骤。

1. 排列出焦虑的等级层次表　即找出使患者感到焦虑的事件，并用0～100表示出患者对每一事件感到焦虑的主观程度。其中，0为心情平静，25为轻度焦虑，50为中度焦虑，75为高度焦虑，100为极度焦虑。然后将标出的焦虑事件按等级程度由弱到强依次排列。

2. 进行放松训练　以全身肌肉能迅速进入松弛状态为合格，一般要进行6～10次练习，每次需30 min，每天12次。

3. 进入系统脱敏过程　进行焦虑反应与肌肉放松技术的结合训练。系统脱敏可分为想象系统脱敏和现实系统脱敏。想象系统脱敏的过程即让患者处于全身肌肉放松状态下，由患者口头描述进行想

Note

象，从最低层开始，想象 30 s，停止想象时报告此时感到焦虑的等级分数，以不感到紧张害怕为止，再进入下一个层次，如此渐进直到通过最后一个层次。

（三）系统脱敏疗法在护理工作中的应用

1. 降低患者的情境性焦虑 患者在住院过程中均存在不同程度的紧张、焦虑、恐惧心理，其主要原因是对住院的情境感到陌生，并且对自身病情存在焦虑反应、恐惧心理。系统脱敏疗法在运用情境导入的教育模式基础上，在住院期间配合放松治疗，使患者的情境性焦虑情绪在与引起这种情绪的条件刺激分步接触中逐渐消退（脱敏），最终使此焦虑情绪得以矫正。

2. 增强患者应对能力，及时适应角色转变 住院本身对患者及其家属来说都是较为重大的生活事件。在住院过程中许多患者还充当不良刺激的目击者，这足以使其产生巨大的心理压力。即便是曾经接受过住院治疗的患者也不例外。没有住院经历的患者就更加缺乏应对这突如其来的角色转变的能力，有效的放松治疗可以增强患者的适应能力、降低危重或慢性病患者的心理压力。

3. 心理健康教育与住院期教育有机结合 多数患者把治病作为主要的任务，忽略了患者的心理需求，因此，在心理健康教育方面几乎是空白的。利用系统脱敏疗法，对患者的情境性焦虑进行积极干预，帮助其建立有益于心理健康的防御机制和有效行为应对方式，有助于患者保持良好稳定的情绪，能帮助患者降低或消除不良应激对其健康的影响，从而促进心理健康教育与临床护理的有机结合，推动护理健康教育事业发展。

二、厌恶疗法

厌恶疗法（aversion therapy）是较早的行为疗法技术之一，是在 1990 年由 Cautela J 和 Kearney AJ 依据操作条件反射中的惩罚原理创建的，常用于治疗酒精依赖、肥胖症、强迫观念等。厌恶疗法是将某些不愉快的刺激通过直接作用或间接想象，与患者需改变的行为症状联系起来，使其最终因感到厌恶而放弃这种行为。其基本原理是，将患者的不良行为与某些不愉快的、令人厌恶的刺激相结合，形成一个新的条件反射，用来对抗原有的不良行为，进而最终消除这种不良行为。常用的厌恶刺激有物理刺激（如电击、橡皮圈弹痛等）、化学刺激（如呕吐剂等）和想象中的厌恶刺激（如口述某些厌恶情境，然后与想象中的刺激联系在一起）。在进行心理咨询时，厌恶刺激应该达到足够的强度，使患者产生痛苦或厌恶反应，直到不良行为消失为止。

（一）厌恶疗法的定义

厌恶疗法是一种通过轻微的惩罚来消除适应不良行为的治疗方法。当某种适应不良行为即将出现或正在出现时，当即给予一定的消极刺激，例如，轻微电击、针刺或催吐剂，使其产生厌恶的主观体验。经过反复实验，适应不良行为和厌恶体验就建立了一定的条件联系，此后当患者欲实施一定行为时，便立刻产生了厌恶体验。为了避免这种厌恶体验，患者只有终止或放弃原有适应不良的行为。

（二）厌恶疗法的操作

1. 确认靶症状 厌恶疗法具有极强的针对性，必须明确要改正的目标行为，每次只能选择一个最主要的行为作为治疗的靶行为。

2. 选择合适的厌恶刺激 厌恶刺激的选择十分关键，它必须是强烈和无害的（要保证安全），如电刺激、药物刺激等。惩罚的消极刺激有两类：一类是给予患者痛苦或厌恶刺激，如物理、化学、言语刺激等；另一类是使患者失去自己喜爱的东西，即让患者为其不良的行为付出代价，如罚钱、失去玩足球的机会、失去上学的机会等。

3. 厌恶疗法应该在严格控制下使用 目前尚有两个争议的问题：一是技术方面的问题，从学习理论可知，惩罚有一定的危险性，有临床案例报告，有的露阴癖患者经电击治疗后导致阳痿，有些患者可能因惩罚而增加焦虑；二是伦理问题，惩罚作为一种治疗手段，可能与医学伦理学规范相冲突。

Note

知识链接

中国古代妇女为了避孕，故意延长哺乳时间，以致小孩到了6、7岁仍未断奶。而此时，要使孩子断奶，往往只能采用在乳头涂黄连或难看的颜色，使儿童望而生畏，产生厌恶感，以达到断奶的目的。现代临床心理医生也在使用这种方法帮助人们戒酒，让嗜酒者服吐酒石，或注射阿扑吗啡、吐根碱，在即将出现恶心时，让嗜酒者饮酒。如此每天一次，重复7～10次，直到嗜酒者不使用药物而单纯饮酒也出现恶心，对酒产生厌恶情绪为止。此即说明条件反射已充分建立，以后每年仍可做1～2次巩固性治疗。据莱蒙4096例以此种方法戒酒的效果统计显示，治疗一个疗程后，维持戒酒5年以上者占38%，维持10年以上者占23%，其余的人以后又继续喝酒。将欲戒除的目标行为(或症状)与某种不愉快的或惩罚性的刺激结合起来，通过厌恶性条件作用，可达到戒除或至少是减少目标行为的目的。

(三) 厌恶疗法在护理工作中的应用

厌恶疗法常用于治疗酒精依赖、性行为变态、强迫观念等。对患者进行条件训练，使其形成一种新的条件行为，以此消除患者的不良行为。在治疗时，厌恶刺激应该达到足够强度。刺激可使患者产生痛苦或厌恶性反应，治疗持续的时间应为直到不良行为消失为止。如有强迫观念的患者，用拉弹橡皮圈法治疗。最初几天，当强迫观念出现时要接连拉弹橡皮圈30～50次，才能使症状消失。另外，要求患者要有信心，主动配合治疗。当治疗有进步时医生要及时鼓励患者，必要时最好取得患者家人的配合，效果会更好。

三、正强化技术

(一) 正强化技术的定义

在心理学中，正强化是任何导致我们以后进行该行为的可能性增加的结果，通过奖励那些符合组织目标的行为，以使这些行为得到进一步加强，从而有利于组织目标的实现。行为会带来一些结果，这些结果又会影响我们下一步的行为。当行为的结果导致我们以后进行该行为的可能性增加时，正强化就发生了。在正强化中，行为的结果是积极的，所以该行为会频繁发生。

知识链接

早在20世纪60年代，一群学前教育的老师进行了一项经典的研究，他们利用正强化帮助一位小女孩克服羞涩心理，这项研究成为被广泛引用的关于正强化的例证。这群老师非常担心这个小女孩，因为她几乎不和其他小朋友玩耍，而花太多时间和成年老师待在一起，于是老师们决定通过正强化鼓励她与其他小朋友玩耍。他们知道，这个小女孩喜欢得到来自老师的表扬，所以他们决定只有当她和另一个小朋友一起玩耍时才表扬她。第一阶段，他们首先统计了在未对小女孩采取措施之前，她同其他孩子及老师交往的频率。第二阶段，老师在小女孩和其他孩子玩耍时给予正强化(表扬)，其他时间几乎不对她赋予关注，这样，她仅在和其他孩子玩耍时才能得到来自老师的正强化。当老师对其进行正强化后，她与伙伴玩耍的频率显著增加了。为了确定是正强化而不是其他因素导致了这种改变，老师在第三阶段(撤销阶段)停止了对小女孩的正强化，在第四阶段重新对其进行正强化。当正强化停止后，小女孩与同伴玩耍的频率降低，而在第四阶段，随着正强化重新开始，她与玩伴玩耍的频率又增加了。这样，老师们通过使用正强化手段，有意地教给这个小女孩一种更具适应性的玩耍模式。

所谓强化是指任何有助于机体反应概率增加的事件。强化手段一般有正强化、负强化和惩罚。凡施加某种影响并有助于反应概率增加的事件叫作正强化，凡移去某种不利的影响并有助于反应概率增

Note

加的事件叫作负强化。正强化(positive enforcement)是一种以操作条件反射为理论依据,通过正强化塑造和巩固某一行为的方法。

强化理论认为,人们会重复那些受到正强化的行为,而修正那些负强化或者惩罚的行为。但是,如果积极的行为得不到正强化,那么这些行为会出现自然消退的现象。此外,正强化的效果往往要胜于负强化,而且正强化的作用是负强化所无法替代的,或者说,批评无法取代表扬所产生的效果。事实上,表扬可能是一种最容易使用、成本最低同时能够以最快的速度加以强化的积极形式,可以有效地进行个体行为的塑造和矫正;另外,不强化或者既没有批评也没有表扬的做法同样是不利的,因为它会导致患者的正性行为逐渐减弱甚至消失。

(二) 正强化技术的操作

1. 选择和确定目标行为 第一,护士应确定患者的哪些行为有利于疾病的治疗,哪些行为不利于患者的康复,前者是需要正强化的行为,后者是需要改变的目标行为;第二,要确定目标行为出现的条件、频次等;第三,量化目标行为,作为强化治疗的效果评价指标。

2. 选择强化物 按强化物的内容可将其分为消费性强化物、活动性强化物。也可以使用代币法,用小红旗、代用品等强化物。强化物的选用要以拥有性强化物、社会性强化物为主,以达到最佳目标。

3. 强化治疗 一旦患者出现适应行为或要塑造和巩固的行为时,要给予强化物,直至这一行为巩固。

(三) 正强化技术在临床的应用

正强化技术是一种在临床各科使用较多的方法,大概有以下几个方面的应用。

(1) 用于矫正某些社会行为障碍,如孤独症、慢性精神病。

(2) 用于康复治疗,如某些慢性病患者的习惯性卧床行为、脑卒中患者的行走训练。先确定目标行为,即行走,并确定目标等级,如原地踏立、扶物走步、独自行走;选用强比物,成人更多使用社会性强化物,包括赞美、激励、与患者同乐、对未来生活的遐想等;当出现低等级子目标行为时就给予强化,并向高一级迈进,直至能独自行走。

(3) 用于儿童不良习惯的矫正:在面对儿童时,要慎用惩罚,正强化是比较合理的一种手段。行为治疗家已经设计了各种各样由儿童、父母、护士共同协商的鼓励计划,当儿童使用了护士教给他们的技术时就能获得分数,达到一定分数就可获得儿童所希望得到的强化物。

四、生物反馈与松弛治疗

早在20世纪20年代,美国学者雅克布森(Jacobson)利用肌电仪,让患者通过观察肌电活动的水平变化了解自己肌肉收缩和舒张的程度,并让患者学会使全身肌肉达到高度的松弛状态以治疗疾病。这种把肌电测量与放松治疗相结合的方法可以说是生物反馈的雏形。

(一) 生物反馈

1. 生物反馈的定义 生物反馈(biofeedback)是指借助自我催眠的手段,达到自我调节不随意的内脏活动及其功能的疗法。生物反馈是借助电子仪器将体内一般不能被人感知的生理活动变化信息,如肌电、皮肤电、皮肤温度(皮温)、血管容积、心率、血压等加以记录,放大并转换成为能被人们所理解的视觉或听觉信号,利用对这些信号的认识和体验,学会在一定程度上有意识地控制自身生理活动的过程。生物反馈疗法(biofeedback therapy)就是个体运用生物反馈技术,控制和调节不正常的生理反应,以达到调整机体功能和防病治病目的的心理疗法。生物反馈疗法是一种通过调节内脏活动来改变自己不当生理反应的认知行为疗法。

2. 生物反馈的方法 生物反馈疗法借助于生物反馈仪所提供的病理信息,对患者进行有意识的"意念"控制和心理治疗。从而达到随意调节自身躯体功能、消除病理过程、恢复心身健康的目的。生物反馈主要有脑电反馈、肌电反馈、皮肤电反馈、皮温反馈、心率反馈和血压反馈。肌电反馈可以提高肌紧张度。脑电反馈可帮助失眠患者产生睡眠脑电波,如α波,也可降低心率使其恢复正常。血压反馈则可

Note

以使高血压患者觉察肌紧张度，使人解除紧张。心率反馈可用于应激条件下，使患者注意和控制自己的血压。血压反馈也可以辅以肌电或皮温的反馈。皮肤电反馈和皮温反馈多用于治疗焦虑、偏头痛和雷诺病(Raynaud disease)等。

下面以肌电反馈为例进行介绍。

(1) 记录肌电信息的电极安放：部位因人、因病而异，可安放在易放松的部位，也可按照解剖位置和根据体表标志放在靶肌的肌段上。电极之间的距离将影响其接受电信号的范围和大小，电极之间的距离越大，接受电信号的范围也越大，但过大的间距则影响精确度。电板安放前要用酒精棉球擦拭清洁，集电极、黏片和导电膏为一体，使用方便可靠。

(2) 在指导语的引导下进行治疗：在治疗的同时可采用其他一些放松疗法。选择患者所喜欢的信息显示方式。每次治疗之前先测出患者的肌电基准水平值，并让患者回忆放松的体验和总结经验，加以记录，以便参考和作为疗效观察的依据。放松目标应循序渐进，应靠自我体验继续主动引导肌肉进入深度放松状态，重要的是患者要将在诊室中学会的放松体验，每天在家中独自重复练习 2～3 次，每次 20 min，学会在脱离了仪器和特定治疗环境的条件下也能够放松，最终取代生物反馈仪。

(3) 治疗时间：生物反馈放松治疗一个疗程一般需要 4～8 周，每周 2 次，每次 20～30 min。

(二) 松弛治疗

利用放松来强身健体、治疗疾病在人类已有很长的历史，例如，我国的气功、印度的瑜伽、日本的坐禅等。实践证明，松弛治疗不仅对一般精神紧张、焦虑等症状有显著疗效，而且对与心理应激密切相关的各科疾病同样有效。松弛治疗通常不是单一使用的，其在一系列的治疗措施中起着特殊的作用。

1. 松弛治疗的定义 松弛治疗是通过机体主动放松，使人体验到心身的舒适，以调节因紧张反应所造成的心理生理功能紊乱的一种行为疗法。提供的舒适体验不是以兴奋性的增高而是以机体的能量基础代谢的降低而获得的。研究表明，交感神经活动过度是导致某些疾病发展和恶化的重要因素，如高血压、冠心病、溃疡病等。而松弛治疗可降低交感神经活动的兴奋性，对抗紧张的反应。人在深度放松时，大脑皮质的唤醒水平下降，交感神经系统及其有关功能下降。此时机体的能量和氧消耗量减少，血氧饱和度增加，血红蛋白含量及携带氧的能力提高，唾液分泌增多，唾液溶菌酶增加，指端血管容积增大、心理干预明显降低。血糖含量降低，血、尿儿茶酚胺含量下降，血中去甲肾上腺素及胆固醇都有所改变。

2. 松弛治疗的方法 松弛治疗不仅对机体的生理、生化功能产生良好的影响，而且还会产生一定的心理效应。在感觉和动作效应方面，除有头脑清醒、心身舒适的感觉外，有的人还感觉肢体有刺痛、麻木感、瘙痒感，甚至还会伴随肢体的不随意运动或出现眩晕、幻觉等异常感觉。这是一种由内稳态重新组合所引起的交感神经调控转向副交感神经调控的表现，也是中枢神经系统异常积蓄能量的一种释放。在高级心理活动效应方面，松弛治疗可以提高学习能力，改善记忆功能，提高智力和稳定情绪。

3. 渐进性松弛疗法 渐进性松弛疗法由美国心理学家 Jacobson 创建，是常用的一种行为疗法。主要是通过肌肉紧张和松弛的转变来降低肌肉的张力。患者在学会感受肌肉紧张和松弛区别的前提下，随着肌张力的下降，患者将体验到深度的松弛。现在广泛使用的松弛治疗涉及 16 个肌群，一般需要治疗 12 h(包括家庭作业)，每次治疗需要 20～30 min。具体实施过程如下：①实施的条件。应选择安静、舒适、光线柔和的房间作为治疗室。练习前，患者应脱鞋，宽松衣带，取下眼镜和手表，双眼闭合，以舒适的姿势在座椅、躺椅或软垫上进行肌肉松弛治疗。②准备工作。第一次见面时应告知患者治疗的原则。治疗的目的在于使肌肉的紧张度低于平时的水平，随着治疗进程的推进，患者认识到他的肌肉紧张状态将逐渐消失并体验到与之相伴的坦然自若。松弛治疗一般没有什么难度，但前提是不要向患者下达任何成绩指标。为了避免患者有主观上的任务压迫感，应向患者指出，这种方法没有起到效果并不是无能的表现，而是需要进一步的练习或者必要时改练其他松弛治疗。要让患者明白松弛治疗属于一种相对耗时的治疗技术，很少能获得快速、令人意想不到的效果。③紧张-松弛周期循环过程。该治疗的中心环节是掌握紧张-松弛的周期循环。从手和前臂的肌群开始，依次转换到头面、颈部、躯干、下肢到脚 16 组肌群。每一组肌群的练习应分散在几次治疗中完成。要求患者将注意力集中于某肌群。例如，“请注意您的右手”，接下来发出紧张的指令；“现在请您握拳，尽可能地握紧”。紧张的时间大概为 5～10 s(腿部紧张时间应短一些，防止抽搐)。在紧张期内，治疗师要提醒患者注意其感受有何不同，并使其保持注意力。“请注意这块肌肉收缩时摸起来是什么感觉……感受一下这块肌肉的紧缩！”接着发出松弛的指令，松弛的时间持续 30～40 s，此时同样提醒患者注意其感受。对于某一肌肉群来说，上述过程只重复 1～2 次。松弛的时间由患者决定。“如果您感到完全放松，请举手指示意”。治疗师记录下患者举手指示意的时间。然后再对这一肌群进行 3～4 次练习，每次练习的目的都是让患者的感受集中于身体的某一部分。以后在做其他肌群练习时，都应与先前治疗过的肌群比较。④松弛练习的结束。治疗师应在患者处于松弛状态时结束治疗。要求患者按顺序逐渐活动双脚、双腿、双手、胳膊、头及颈部，然后睁开双眼。最后询问患者达到何种程度的松弛，有哪些肌群不能达到完全松弛，有什么不适反应及其程度。⑤布置家庭作业。肌肉的松弛治疗需要通过家庭作业来充实。因为肌肉松弛对其健康状态的影响是逐渐显示的，只有通过系统的治疗才有可能在实际情境中运用这种方法。

第三节　支持疗法

支持性心理治疗(简称支持疗法)起源于 20 世纪初，是一种相对于精神分析来说治疗目标更为局限的治疗方法，目标是帮助患者学会应对症状发作，以防止更为严重的心理疾病的出现，对于相对健康的人来说，支持性心理治疗师帮助他们处理一些暂时的困难。

支持疗法是指护士应用心理学理论与技术为患者提供精神支持，激发患者最大的潜在能力和自身的优势，使其能够正确面对各种来源的压力，协助和指导患者挖掘心理资源，如物质、生理、心理和社会的资源等，帮助和指导患者解决当前所面临的问题。广义定义是一种有广泛适用性的治疗方法，是最常用的一种个别心理治疗。狭义定义是一种基于心理动力学理论，利用诸如建议、劝告和鼓励等方式来对心理严重受损的患者进行治疗的方法。治疗师的目标是维护或提升患者的自尊感，尽可能减少或者防止症状的反复，以及最大限度地提高患者的适应能力。

常用的技术有倾听技术，共情技术，积极的语言技术，解释、建议和指导技术等。

一、倾听技术

(一) 倾听的定义

倾听技术是心理干预过程的最基本环节，也是心理干预工作中的基础技术。倾听一词的英文是 attending，有参与、专注、注意之意，倾听不仅是为了明了情况，也是为了建立咨访关系，同时还有助人效果。倾听是咨询过程的基础，是一个主动引导、积极思考、澄清问题、建立关系、参与帮助的过程，有利于临床护士了解患者基本情况，发现问题，培养护士的责任感和亲切感，得到患者的信任，增加护患关系亲密度。因此，倾听技术是每个护士从事护理工作的最基本的要求。

在对方讲话过程中，听者通过视觉和听觉的同时作用，接受和理解说话者的思想、信息及情绪情感过程。护士在此过程中需要身体的专注，以及内心的专注，这是一个主动引导、积极思考、澄清问题、建立关系、参与到心理干预中表现出理解并接纳的过程。护士应用心去探索、发现，能在患者的言语和非言语的表达中“听”出其真正想要表达的意思。

(二) 倾听的分类

1. 身体倾听和心理倾听　艾根在 1994 年提出，身体倾听包括如下五个基本的要素，简称为 SOLER(由每个词的第一个英文字母组成)。

(1) 面对来访者(squarely)；

(2) 身体姿势开放(open)；

(3) 身体稍微倾向来访者(lean)；

（4）良好的目光接触（eye）；

（5）身体放松（relaxed）。

心理倾听是指倾听患者的言语表达的内容，而且也注意患者言语表达中语调的抑扬顿挫、声音的高低强弱，以及伴随的非言语行为。

2. 非选择性倾听和选择性倾听 非选择性倾听中护士掌握主动权，给患者充分时机述说，护士给予注意并做出反应，其目的是鼓励和激发患者自由述说，以便最终搞清他的问题是什么。主要适用于尚未搞清患者问题的咨询阶段。

选择性倾听是指护士从患者述说的内容中选择他认为重要的方面。选择性倾听以非选择性倾听为前提和基础。

只有通过耐心倾听，护士能够了解患者的心理问题及其根源，才能同患者一起找到解决问题的办法，因此倾听是了解问题的主要途径，是解决问题的第一步。

倾听给患者一个整理自己思绪的机会，帮助患者理清自己的问题所在。咨询师的倾听能把关切和重视传递给患者，增强患者的力量和信心，使其有勇气去面对困难、面对自己。良好的倾听也为患者提供正确处理人际关系的示范。通过亲身感受后，患者学会了倾听的艺术，改善了他们的人际关系。

（三）有效倾听

1. 良好的态度和习惯 实际上，倾听的态度和习惯比具体技巧更重要。因为我们许多人在社会生活中养成了愿意"说"而不愿意"听"的习惯，习惯"说"而不习惯"听"。人们"听话"的能力比"说话"的能力要差。护士应在实践中养成良好的倾听的态度和习惯。

2. 设身处地地感受 护士不但要听懂患者通过言语、行为所表达出来的东西，还要听出其弦外之音，听出患者在交谈中所省略的和没有表达出来的内容。护士尽量设想其处境，切身体会，才能了解患者所经历的心理反应与体验，才能知道如何帮助他脱离困境。

3. 察其言观其行 正确的倾听要求护士以机警和通情达理的态度深入到患者的烦恼中去，细心地注意其所言所行，注意对方如何表达自己的问题，如何谈论自己及自己与他人的关系，以及如何对所遇到问题做出反应。还要注意患者叙述时的犹豫停顿、语调变化及伴随言语出现的各种表情、姿势、动作等，从而对言语做出更完整的判断。

4. 适当地参与和反应 在倾听过程中，可采用的倾听反应有以下五种。

（1）鼓励。运用言语或非言语的方式使患者介绍更多信息。此技巧包括点头、张开手，运用"嗯哼"等肯定性短语，以及重复话中的关键词等。复述是更深一层的鼓励方式，是指准确地重复患者使用的两个或更多词。此外，适当的微笑和关心是两种主要的鼓励手段，能使患者在会谈中感觉更轻松，从而更能表达自己。许多研究者已经发现，微笑"很有用"，它是表达热情和开朗的基本方式。

（2）澄清。在患者发出模棱两可的信息时，护士向患者提出问题。它开始于"你的意思是……"或"你是说……"这样的问句，然后重复先前的信息，目的是鼓励患者叙述更详细的内容，检查所听到内容的准确性。

（3）释义。将患者表达的信息中与情境、事件、人物和想法有关的内容进行重新解释，目的是帮助患者注意自己表达的信息的内容。

（4）情感反映。它是指对患者的感受或患者表达的信息中的情感内容重新加以解释，目的是鼓励患者更多地倾诉他的感受，帮助患者意识到自己的情感，帮助患者认识和管理情绪。

（5）归纳总结。它是将信息的不同内容或多个不同信息联系起来，并重新编排，目的是把患者信息的多个元素连接在一起，确定一个共同的主题或模式，清除多余的陈述，回顾整个过程。

（四）注意事项

不耐心倾听，过早下判断、解释、提忠告和不恰当的赞扬与道德谴责，是导致交流失败的主要原因。应注意以下几点。

（1）倾听并非仅仅是用耳朵听，更重要的是要用心去听，去设身处地地感受。不但要听懂患者通过言语、行为所表达出来的东西，还要听出患者在交谈中所省略的和没有表达出来的内容。

(2) 善于倾听,不仅在于听,还在于要有参与,有适当的反应。反应既可以是言语性的,也可以是非言语性的。比如,用"嗯""是的""然后呢""请继续"等短语,或者用微笑、眼睛的关注、身体的前倾、相呼应的点头等来鼓励患者继续说下去。

(3) 倾听更重要的是理解患者所表达的内容和情感,不排斥、不歧视,把自己放在患者的位置上来思考,鼓励其宣泄,帮助其澄清自己的想法。

(4) 不要急于下结论,不要进行道德或正确性的评判。

(5) 不要轻视患者的问题。不能认为患者是大惊小怪、无事生非,不能有轻视、不耐烦的态度。

(6) 不要干扰、转移患者的话题。不能打断患者的叙述而转移话题,使患者无所适从。

知识链接

患者:你考虑事情的思路总是很清楚。我总惹麻烦,而你总能知道问题在哪,如何解决。

治疗师:谢谢。每个人总是说时容易做时难(支持性心理治疗)。

患者:我觉得准时到这里似乎越来越难了。总是到最后一刻会冒出一些事情。我很抱歉我迟到了。

治疗师:我们能改变一下你的治疗时间,让你能更容易准时来这儿,但是我觉得也许真正越来越难以准时到这儿的原因,是你开始犹豫是否要继续接受治疗(表达性心理治疗)。

评析

在支持性心理治疗中,治疗师可以像"好的父母"那样安慰、抚慰、鼓励、养育、包容、限制设置。治疗联盟(患者与治疗师的关系)被视为治疗非常有效的要素,但是只有当治疗关系出现了问题,治疗可能受到破坏时,才需要讨论治疗联盟。

患者:我请住我隔壁的那个家伙和我一起去商场,但他说没时间。他比我更不想做。

治疗师:你感觉如何?

患者:我还可以。他不必如此(推脱,否认自己的情绪反应)。

治疗师:你说得对,他不必如此。你分析得对。(表扬)不过我是问你有什么感受,而你给了我你的分析(对峙;含蓄地提问)。

患者:我没有任何感觉。

治疗师:许多人会对你所说的那件事感到失望或愤怒——虽然这种感觉并不能控制别人,但是了解你自己有什么感觉却很重要,否则你对影响自己的事情就不能做出一个好的决定(教导,正常化)。

二、共情技术

(一) 共情的定义

共情有投情、神入、同理心、通情达理、设身处地等多种译法。它是一个复杂的过程,包括认知分析、情感反应。通过有效的护理干预,可满足患者的心理需求,使患者的负性情绪能得到宣泄,促进患者自我分析、自我感悟、自我认知,稳定其情绪,缓解其心理压力和心理应激,提高其适应能力。

知识链接

共情技术是指咨询者一边倾听来访者的叙述,一边进入来访者的精神世界,并能设身处地、感同身受地体验这个精神世界,然后跳出来以言语准确表达出对来访者内心体验的理解,并传递给来访者。

(二) 共情的分类

将共情技术分为初层次共情技术与高层次共情技术。护士运用共情技术时,必须根据咨询的阶段、

Note

跟患者的关系，来决定使用初层次共情技术或高层次共情技术。

1. 初层次共情技术 使用初层次共情技术时，回应的内容是患者明白表达的感觉与想法。初层次共情技术适用于建立关系初期，或护士与患者良好关系未建立之时。

2. 高层次共情技术 使用高层次共情技术时，回应的内容是患者叙述中隐含的感觉与想法。高层次共情技术不但传递护士对患者的了解，同时也协助患者了解自己未知或逃避的部分内容。高层次共情技术适用于入院后的中、后期，以及护士与患者已有良好关系之时。

（三）共情的方法

1. 设身处地 ①护士尽可能理解患者的价值观、生活方式、生活态度等，尽可能容纳患者的认知能力、行为模式、人格特征等。例如：如果护士只站在自己的角度上思考问题，那么尽管是个性豁达的护士也无法理解患者为何因别人借走 2000 元钱未还而痛苦了半年。只有站在患者的角度上，才能理解并体验到他的内心世界。为此，护士应该不断提醒、审视自己，是否站在了患者的角度上看患者的问题，是否设身处地地理解了患者，是否真正做到了共情。②护士表达共情，要善于把握护士与患者角色的转换。角色转换是指护士体验患者的内心"如同"体验自己的内心，但永远不要把自己变成"就是"患者，这就是共情的真谛。③护士共情的基础不是要求必须具有和患者相似的经历才能做到共情，而是要站在患者的角度去看待患者及其问题。

2. 通情达理 护士的共情，其目的就是深入、准确地理解患者及其存在的问题。但患者是各种各样的，会带来不同的表现与问题。因此护士应做到通情达理。

3. 神入 护士表达共情，除言语表达外，还应学会非言语表达，如目光传递、面部表情、身体姿势和动作等，这就是神入。护士关注的目光，前倾的身体都可表达共情。有时使用非言语表达比言语表达更简便有效，护士应善于把两者结合起来恰到好处地应用。

（四）共情的注意事项

（1）护士视角需要转变，务必要从患者的角度而不是自己的角度思考问题。

（2）共情的基础不是有与患者相似的经历和感受，而是能切身体会患者的问题。

（3）表达共情应把握时机，共情应该适度。

（4）表达共情还要善于使用躯体语言。

（5）表达共情要考虑患者性别、年龄等。

三、积极的语言技术

积极的语言是指赞美、信任和期待的话语，能使个体感觉获得社会支持。俗话说"良言一句三冬暖。"一般来说，护士使用积极的语言技术有五种方法：亲切问候法、解释开导法、关心体贴法、准确合理法和鼓励暗示法。在护理工作中，护士要恰如其分地运用这些不同的积极的语言技术。

1. 亲切问候法 亲切问候法是以亲切、关心的问候作为开场白，以尊重为基础，主动给予安全感。使用这种语言技术时，护士应把患者作为有思想感情、内心体验、生活追求和独特性与自主性的活生生的人去对待，应当体现出对患者现状、价值观、人格和权益的接纳、关注和爱护。如"请""谢谢""对不起"等。而不要说"我不知道""我正忙着""等一会再说"等。

2. 解释开导法 患者在医院里治疗，应适当询问，表达关切，注意倾听患者的叙述，特别强调要有耐心和不厌其烦，因为患者对疾病的知识了解相对较少，对健康比较担心，因此，患者容易产生恐惧和疑惑。但需注意不应该事事都向患者坦诚相告，特别是对诊断治疗上的一些意见和措施，应慎口谨言，防止"祸从口出"，要以维护患者的利益为前提，做好健康教育宣传工作，尽量满足患者提出的任何问题。

3. 关心体贴法 要求护士主动关心患者，问寒问暖。患者生病后其心理与生理均发生变化，由于精神和肉体的双重折磨，感情和意志都变得很脆弱，言行缺乏自制力，甚至会将疾病痛苦所造成的怨恨迁怒于医务人员。护士应有宽容、理解与忍让的美德，无论遇到怎样的情况，都不能与患者发生正面冲突，激化矛盾。护士的体贴，诚挚的关心，美好的语言，可使患者感到温暖，增加战胜疾病的信心和力量，产生药物不能起到的作用。

Note

4. 准确合理法 护士对疾病的诊断、检查、治疗及预后要用准确的语言进行表达，既不扩大，也不缩小，更不能含糊其词，模棱两可。护士除执行医嘱外，还要主动到患者身边，为患者进行健康指导、心理护理等多个层面的工作，同时要不断学习、丰富自己的知识，以求圆满回答患者提出的任何问题，更好地为患者服务。

5. 鼓励暗示法 鼓励患者树立战胜疾病的信心。例如，“你的病能够治好”“你看起来好些了”“你已经有进步了”“这种药效果很好，你吃了也会好的”等。

四、解释、建议和指导技术

（一）解释、建议和指导的定义

解释、建议和指导是依据一定的理论、科学知识或个人经验对患者的问题做出各种让患者接受并信服的解释、建议和指导。

要做到这一点，首先，要了解患者模糊不清或前后矛盾之处，否则就达不到预期的效果；再者，要依据患者的知识经验程度选取相应的理论解释；最后，还取决于这些知识能否在实践中灵活、熟练和创造性运用。

（二）具体方法

1. 知识宣教 此过程应该安排在患者入院后，由护士为其介绍住院环境、主治医生、责任护士及相关制度等。同时，护士还要详细询问病史，对患者进行全面体检、收集资料。另外，住院期间护士还要对患者进行基本健康知识宣教。在宣教中一定要向患者讲清原因，提出具体的建议，要求指导具有可操作性。

2. 操作说明 患者入院后接触各种不同的操作治疗，虽然有些简单的操作患者以前接触过，但患者可能没有完全理解。在当前的护理操作中，护士应履行义务，为患者介绍护理操作的方法及患者应怎样配合和注意问题等。例如，患者在做B超、CT、磁共振等检查时，患者往往不理解而不予配合。此时，护士要配合医生提前告知患者检查的时间、饮食、注意事项、检查前的准备、检查中的配合，及检查后可能出现的不适，从而提高检查的可靠性。

3. 通俗比喻 解释、建议和指导时，根据患者的文化程度和认识水平，应予以恰当的解释，多采用比喻，使患者容易理解。如给药时护士向患者解释药物作用、多使用患者能理解的语言，少用专业术语，这样才能减少不良反应。

（三）解释、建议和指导的注意事项

1. 系统科学 根据患者的实际情况有针对性地解释、建议和指导，不要过于表面化、经验化、缺乏理论的高度，要进行系统的分析和科学论证，而且不能将患者不理解或有怀疑的解释强加于患者。

2. 循序渐进 在患者经过一定帮助，有了足够的心理准备后，再给患者循序渐进地解释、建议和指导。

3. 积极正性 在进行解释、建议和指导时，要考虑对患者的积极影响，尽可能消除和减少消极影响，不要让患者因接受解释而背上更沉重的心理负担。

4. 态度真诚 护士与患者进行互动时，要保持愉快情绪，真诚地对待患者，给予其关爱和照护，护士要尽力去了解患者的感觉，能较客观地接受及了解患者的感觉但不会与对方的情绪纠缠在一起。

第四节 认知疗法

一、认知疗法的原理、方法与过程

认知疗法（cognitive therapy）是根据认知过程影响情感和行为的理论假设，通过认知和行为技术来改变患者的不良认知的一类心理治疗方法的总称。认知疗法的基本观点：认知过程及其导致的错误观

Note

念是行为和情感的中介，适应不良行为和情感与适应不良的认知有关。认知疗法常采用认知重建、心理应付、问题解决等技术进行心理辅导和治疗，其中认知重建最为关键。

认知行为疗法是一组通过改变思维和行为的方法来改变不良认知，达到消除不良情绪和行为目的的短程的心理治疗方法。其中，有代表性的是阿尔波特·艾利斯的合理情绪行为疗法，阿伦·贝克和雷米的认知疗法以及梅肯鲍姆的认知行为疗法。

（一）认知疗法的基本原理

所谓认知一般是指认识活动或认识过程，包括信念和信念体系、思维和想象。具体来说，"认知"是指一个人对一件事或某对象的认知和看法，对自己的看法，对人的想法，对环境的认识和对事的见解等。由于文化、知识水平及周围环境背景的差异，人们对问题往往有不同的理解和认知。例如：同样的一所医院，小孩可能依靠自己的认识和经验，把它看成是一个"可怕的场所"，不小心就会被打针；一般人会把它看成是"救死扶伤"之地，可帮其"减轻痛苦"；而有些老年人则可能把医院看成是"进入坟墓之门"。所以，关键不在"医院"客观上是什么，而是被不同的人认知或看成是什么，不同的认知就会滋生不同的情绪，从而影响人的行为反应。因此，认知疗法强调，一个人的非适应性或非功能性心理与行为，常常是不正确的认知而不是适应不良的行为。认知理论认为人的情绪来自人对所遭遇的事情的信念、评价、解释或哲学观点，而非来自事情本身。情绪和行为受制于认知，认知是人心理活动的决定因素，认知疗法就是通过改变人的认知过程和由这一过程中所产生的观念来纠正本人的适应不良的情绪或行为。治疗的目标不仅仅是针对行为、情绪这些外在表现，而是分析患者的思维活动和应付现实的策略，找出错误的认知加以纠正。

（二）认知疗法的方法

1. 识别自动化思维 引发心理障碍的思维方式是自动出现的，这已构成了来访者思维习惯的一部分，多数来访者不能意识到在不良情绪反应出现以前会存在着这些思想。因此在治疗过程中，咨询师首先要帮助来访者学会发现和识别这些自动化的思维过程。咨询师可以采用提问、自我演示或模仿等方法，找出导致不良情绪反应的思维。

2. 识别认知错误 所谓认知错误即来访者在概念和抽象上常犯的错误。这些错误相对于自动化思维更难识别，因此咨询师应听取并记录来访者的自动化思维，然后帮助来访者归纳出它们的一般规律。

3. 真实性检验 真实性检验就是将来访者的自动化思维和错误观念作为一种假设，鼓励他在严格设计的行为模式或情境中对假设进行检验，使之认识到原有观念中不符合实际的地方，并自觉纠正，这是认知疗法的核心。

4. 去中心化 去中心化就是让来访者意识到自己并非被人注意的中心。很多来访者总感到自己是别人注意的中心，自己的一言一行都会受到他人的评价。为此，他常常感到自己是无力的，脆弱的。如果来访者认为自己的行为举止稍有改变就会引起周围人的注意和非难，那么咨询师可以让他不像以前那样去和人交往，即在行为举止上稍有改变，然后要求他记录别人不良反应的次数，结果他发现很少有人注意他言行的变化，他自然会认识到自己以往观念中不合理的成分。

5. 焦虑水平监控 多数来访者都认为他们的抑郁或焦虑情绪会一直不变地持续下去，而实际上，这些情绪常常有一个开始、高峰和消退的过程，而不会永远持续。让接受咨询的来访者体验这种情绪涨落变化，并相信可以通过自我监控，掌握不良情绪的波动，从而增强改变的决心。

（三）认知疗法的治疗过程

1. 认知疗法建立求助动机 于此过程中，要认识适应不良的认知-情感-行为类型。患者和治疗医生对其问题达成认知解释上意见的统一，对不良表现给予解释并且估计矫正所能达到的预期结果。比如，可让患者自我监测思维、情感和行为，治疗医生给予指导、说明和认知示范等。

2. 认知疗法适应认知矫正 于此过程中，要使患者发展新的认知和行为来替代适应不良的认知和行为。比如，治疗医生指导患者广泛应用新的认知和行为。

Note

3. 认知疗法处理日常问题 培养观念的竞争，用新的认知对抗原有的认知。于此过程中，要让患者练习将新的认知模式用到社会情境之中，取代原有的认知模式。比如，可使患者先用想象方式来练习处理问题或模拟一定的情境或在一定条件下让患者以实际经历进行训练。

4. 认知疗法改变自我认知 于此过程中，作为新认知和训练的结果，要求患者重新评价自我效能以及自我在处理认识和情境中的作用。比如，在练习过程中，让患者自我监察行为和认知。

（四）理性情绪疗法

阿尔波特·艾利斯(Ellis)认为，经历某一事件的个体对此事件的解释与评价、认知与信念，是其产生情绪和行为的根源，不合理的认知和信念引起不良的情绪和行为反应，只有通过疏导谈论来改变和重建不合理的认知与信念，才能达到治疗目的。阿伦·贝克也指出，心理困难和障碍的根源来自异常或歪曲的思维方式，通过发现、挖掘这些思维方式，加以分析、批判，再代之以合理的、现实的思维方式，就可以解除患者的痛苦，使之更好地适应环境。

阿尔波特·艾利斯将以上观点概括称之为 ABC 理论，A 代表诱发事件（activating events），B 代表信念（beliefs），是指人对 A 的信念、认知、评价或看法，C 代表结果即症状（consequences），阿尔波特·艾利斯认为并非诱发事件 A 直接引起症状 C，A 与 C 之间还有中介因素在起作用，这个中介因素是人对 A 的信念、认知、评价或看法，即是信念 B，阿尔波特·艾利斯认为人极少能够纯粹客观地认识 A，总是带着或根据大量的已有信念、期待、价值观、意愿、欲求、动机、偏好等来认识 A。因此，对 A 的经验总是主观的，因人而异的，同样的 A 在不同的人会引起不同的 C，主要是因为他们的信念有差别即 B 不同。换言之，事件本身的刺激情境并非引起情绪反应的直接原因。个人对情境刺激的认知解释和评价才是引起情绪反应的直接原因。

在 ABC 理论中，D 代表治疗（disputing），通过 D 来影响 B，认识偏差纠正了，情绪和行为困扰就会在很大程度上得到解除或减轻，最后达到 E 效果（effects），负性情绪得到纠正。

阿尔波特·艾利斯将人类常见的非理性信念归纳为以下几种。

①倾向于进行畸形的思维（如强迫思维）。

②倾向于易受暗示影响。

③倾向于过度概括化以偏概全。

④倾向于要求尽善尽美，认为不是完美的就是无用的。

⑤倾向于对他人的过分要求。

⑥倾向于追求绝对化，肯定化，不能忍受不确定性。

⑦倾向于夸大负性事件的危害性。

⑧倾向于自暴自弃。

⑨倾向于自我贬低。

⑩倾向于过分关注自身的机体的变化。

二、认知疗法在护理中的应用

在临床上，认知疗法适应于各种神经症，但主要是用来治疗抑郁症，尤其是单相抑郁症（内因性抑郁症）的成年患者，也可作为神经性厌食、性功能障碍和酒精中毒等患者的治疗方法，还适用于治疗焦虑障碍、社交恐惧、偏头痛、考试前紧张焦虑、情绪激怒和慢性疼痛患者。

认知疗法在临床护理工作中是应用较多的心理干预方法，它对于许多患者都有较好疗效。认知疗法通过改变患者的不合理信念，帮助其树立正确积极的治疗疾病的信念。

1. 心理诊断和领悟 首先，护士通过与患者交谈，找出其情绪困扰和行为。同时，护士应帮助患者领悟到信念引起了情绪及行为的后果，自己要对此负有责任，也只有改变了不合理信念，才能减轻或消除焦虑，做到科学防病治病。

2. 心理沟通工作 主要是护士应用一些心理学的方法与技术来修正、改变问题："你觉得什么样的人应该得糖尿病？""你觉得全完了，是个什么样的状态？""你若遇到了，你又会怎样？废人和累赘的含义

Note

到底是什么?"等问题,让患者列出患病后产生的不合理信念,并针对不合理信念进行分析,并找出纠正方法。

3. 再教育工作 主要是巩固前几个阶段的效果,帮助患者进一步摆脱原有的不合理信念,找出可以代替不合理信念的信念,从而能更好地适应患病后的生活。在这一阶段主要教会患者进行自信治疗和放松,让患者从根本上树立正确面对疾病的态度,最终达到接纳疾病状态下的自己,缓解其焦虑情绪。

知识链接

认知疗法与抑郁症

认知疗法可以用于治疗许多疾病和心理障碍。其中最主要的是治疗抑郁症患者,尤其对于单相抑郁症的成年患者来说是一种有效的短期治疗方法。美国宾夕法尼亚大学的研究报道,认知疗法主要适用于治疗单相抑郁症门诊患者,抑郁症一般经过12周的认知治疗,80%的患者有显著改善,疗效优于用丙咪嗪药物治疗的对照组,随访一年,疗效稳定。另外,爱丁堡大学、哥伦比亚大学和匹兹堡大学的研究组也分别报道了认知疗法可以取得与抗抑郁药物一样的疗效;其中爱丁堡大学的布莱克伯恩(1981)等人报道,将原发性抑郁症患者随机分成药物治疗组、认知治疗组和药物-认知疗法合并治疗组。经过20周的积极治疗,结果发现合并治疗的门诊患者疗效优于其他两组。但对于精神病性抑郁患者,认知疗法可能效果较差。

第五节 替代疗法

替代疗法(代替医疗、补充和代替医疗、补完医疗、替代医疗)是指尚未在通常的医学院校内讲授的医学知识,尚未在一般医院内普遍实践的医学或医疗方法。替代疗法包括内容范围极广,不仅包括了世界各地的传统医学、民间疗法,也包括不能使用医保的许多新疗法。

具体来说,替代疗法包括中医(中药、针灸、指压、气功)、印度医学、免疫疗法(淋巴球疗法等)、药效食品・健康食品(抗酸化食品群、免疫活性化食品、各种预防补助食品等)、芳香疗法、维生素疗法、食疗、精神・心理疗法、温泉疗法、氧气疗法等。

替代疗法已经在全世界范围内形成了一个新的潮流。1992年美国议会在NIH(美国国立卫生研究院)内,成立了号称世界最先进的医学研究机构的替代疗法事务局(OAM),并且每年投入4千万美元的资金。OAM设立之后,这个领域的科学研究迅速发展,哈佛大学、哥伦比亚大学、斯坦福大学等10个大学相继设立了研究中心,并且开始了针对部分学生的课程教育。内科医生和基础医学研究者都十分关注替代疗法,作为医学的新趋势,替代疗法在大众之间深受欢迎的原因如下。

(1) 代替疗法容易理解和熟悉。

(2) 代替疗法是非损伤性的,几乎没有副作用。

(3) 代替疗法帮助提高生活质量或日常活动能力。

(4) 代替疗法帮助保持个人健康。

(5) 西方现代医疗并不完全满足患者的需求。

(6) 倾向更整体的医疗方法的趋势。

(7) 昂贵并不断上涨的医药费。

一、音乐疗法

音乐疗法通过生理和心理两个方面的途径来治疗疾病。一方面,音乐声波的频率和声压会引起生理上的反应。音乐的频率、节奏和有规律的声波振动,是一种物理能量,而适度的物理能量会引起人体

Note

组织细胞发生共存现象，能使颅腔、胸腔或某一个组织产生共振，这种声波引起的共振，会直接影响人的脑电波、心率、呼吸节奏等。

二、芳香疗法

芳香疗法就是利用芳香植物的纯净精油来辅助医疗工作的另类疗法，即人们利用从大自然的各种芳香植物的不同部位中提炼出有不同气味和颜色的精油，如桉树的叶，玫瑰的花，佛手柑的果皮等以获得身、心、灵之整合性疗效。

芳香疗法中使用的精油含酮、酯化学成分，这些成分决定它的治疗特性，可通过直接吸入、沐浴、按摩等方式来使用，改善焦虑、疼痛、疲倦及伤口愈合等。另外，芳香疗法使用的精油如同药物一般，主要通过吸嗅影响脑的边缘系统和通过皮肤渗透进入体内，也可能造成皮肤过敏，建议在专业治疗师的指导下使用。

三、园艺疗法

日本称为园艺疗法，韩国称为园艺治疗，简单的定义是利用园艺来治疗。美国越来越多的卫生医疗机构，从医院到老年护理院再到精神病院等，都青睐"园艺疗法"，用园艺活动来作为治疗患者的一种手段。研究发现"园艺疗法"能够减缓心跳速度，改善情绪，减轻疼痛，对患者康复具有很大的帮助作用。

四、舞蹈疗法

舞蹈疗法的心理学依据来自荣格的分析心理学、完形心理学及自我心理学的概念。舞蹈治疗家们认为，在所有生命体内部都存在着能量的自然流动。心理冲突可以影响这种自然流动，造成混乱的涌流。这种混乱涌流的外在表现便是适应不良性运动、姿势和呼吸动作。舞蹈这种运动形式，不仅可矫正人们的适应不良性运动、姿势和呼吸，而且也可将潜伏在内心深处的焦虑、愤怒、悲哀和抑郁等情绪安全地释放出来，使人们感受到自己对个人存在的控制能力。因此，舞蹈疗法可作为促进心身健康的一种重要手段。

第六节　危机干预

一、危机及特征

（一）危机的概念

危机(crisis)一词最初来自希腊文，意指转折点，即在事件过程中的任何一个曲折变化点。所有危机均由负性的生活事件引起，但是，并不是由负性生活事件所引起的人的心理改变都是危机。只有那些人们所感觉到的由负性生活事件所导致的心理压力超过了特定人的心理能够应对的范围的心理失衡状态，才称为危机。

危机的定义有两种含义：第一种定义认为危机是困难和境遇，这些困难和境遇使得人们无能为力，不能有意识地主宰自己的生活；另一种则强调人们遭遇困难和境遇后的一种"解体状态"，个体在"解体状态"下出现恐惧、害怕和悲痛的感觉，以及因失去对生活的希望而产生自杀的观念、行为。目前将导致前一种情形的刺激称为创伤性事件，导致后一种情形的则称为危机。

（二）危机的特征

1. 必然性与偶然性　正如有句名言所说："危机就像死亡和纳税一样是不可避免的。"但危机的发生又是偶然的，组织的任何薄弱环节都有可能因某个偶然因素导致危机发生。这就是危机防不胜防，容易给组织带来混乱和惊慌的原因。因此必须防患于未然，做到居安思危。

2. 未知性与可测性 危机在什么时间、什么地点发生，破坏性多大往往是难以预料的，特别是自然灾害、科技新发明等带来的冲击是难以抗拒的。但是危机的发生也存在一定的规律性因素，可以利用这些规律来预见发生危机的可能性，这就是可测性。

3. 紧迫性与严重性 危机发生后，情况往往瞬息万变，危机的应对和处理具有很强的时间限制。严重性是指危机往往具有连锁效应，引发一系列的冲击，不仅破坏正常的经营秩序，更严重的是会威胁组织的未来发展。

4. 公众性与聚焦性 组织的危机事件会影响公众的利益，公众会对整个事件高度关注。由于现代传播媒体十分发达，组织的危机情况会迅速公开化，成为各种媒体热评的素材；同时公众不仅关注危机本身，更关注组织的处理态度和采取的行动。媒体对危机报道的内容和对危机报道的态度影响着公众对危机的看法和态度。

5. 破坏性与建设性 危机必然会给组织造成不同程度的破坏，但处理危机的过程也是体现组织决策能力、应变能力的时机，更是展示组织形象、塑造组织形象的难得的机遇。抓住这个机会，就会坏事变好事，迅速提高组织的知名度、美誉度。

二、危机干预的概念

危机干预又称应激处理，是一种短期帮助的过程，指对处于困境或遭受挫折处于危机状态下的个体给予关怀、支持及使用一定的心理咨询与治疗方法予以援助，使之恢复心理平衡，使其情绪、认知、行为重新回到危机前水平或高于危机前水平。国外有时亦称为情绪急救。危机干预是一种从简短心理治疗基础上发展起来的帮助处于危机状态下个体渡过危机的方法。危机干预的关键点在于“人格塑造”，帮助患者恢复自信，改善心理缺陷，挖掘个人潜能，以恢复心理平衡。

三、危机干预的步骤

(1) 步骤一：明确问题。

危机干预的第一步，是要从需要接受危机干预的当事人的角度出发，明确并理解他们所面临的问题是什么。危机干预工作者必须明白，他所采用的任何干预策略或干预程序若不得要领，对当事人没有任何意义。应与危机当事人采用同样的方式来感知或理解危机情境，所以建议，在危机干预的起步阶段，危机干预工作者应采用倾听技术，如共情、真诚、接纳或积极关注。

(2) 步骤二：确保当事人的安全。

危机干预工作者必须自始至终将确保当事人的安全放在全部干预工作的首要位置，这是毋庸置疑的。所谓确保当事人的安全，简单地说就是将当事人无论在身体上还是在心理上对自己或他人造成危险的可能性降到最低。虽然在这个模型中我们将确保当事人安全放在第二步，但如前所述，我们对每一个步骤的运用都是灵活的，这也意味着安全问题在整个危机干预过程中都应为首要考虑的问题。对安全问题进行评估并确保当事人及他人的安全是危机干预工作中最紧要的，不管怎么强调都不过分。因此，任何危机干预工作者一定要将安全问题作为他们全部思考和行动的自然出发点。

(3) 步骤三：提供支持。

危机干预强调与当事人进行沟通和交流，通过语言、语调和躯体语言让求助者认识到危机干预工作者是能够给予其关心帮助的人，让当事人相信“这里确实有很关心你的人”。

(4) 步骤四：提出应对方式。

帮助当事人探索可以利用的替代解决方法，促使当事人积极地搜索可以获得的环境支持、应对方式，启发其思维方式。当事人知道有哪些人现在或过去能关心自己，有许多可变通的应对方式可供选择。

(5) 步骤五：制订行动计划。

帮助当事人制订现实的短期计划，包括另外的资源的提供应付方式，确定当事人理解的自愿的行动步骤。计划应该根据当事人应对能力，着重于切实可行和系统地帮助当事人解决问题。计划的制订应

Note

该与当事人合作，让其感到这是他自己的计划。制订计划的关键在于让当事人感到没有剥夺他们的权力、独立和自尊。

(6) 步骤六：得到当事人承诺。

帮助当事人向自己承诺采取确定、积极的行动步骤，这些行动步骤必须是当事人自己的，从现实的角度是可以完成的。如果制订计划完成得较好的话，则得到承诺是比较容易的。在结束危机干预前，危机干预工作者应该从当事人那里得到真实、直接和适当的承诺。

四、自杀与预防

(一) 自杀的概念及分类

自杀是指任何旨在结束自己生命的有计划的行动。作为一种复杂的社会现象，学者们对其分类有不同的看法。

(1) 按动机分类：利他型自杀、失意型自杀、自负型自杀。

(2) 按性质分类：仿自杀、决意自杀。

(3) 按自杀结果分类：企图自杀、未遂自杀、成功的自杀。

(4) 按发展过程分类：冲动型自杀、理智型自杀。

(5) 涂尔干根据社会对个人关系及控制力的强弱，把自杀分为四种类型。

①利他型自杀：在社会习俗或群体压力下，或为追求某种目标而自杀。常常是为了负责任，牺牲小我而完成大我。如：屈原投身汨罗江，以死唤起民众的觉醒；孟姜女哭长城，殉夫自杀；疾病缠身的人为避免连累家人或社会而自杀。这类自杀者的共同心理是死是有价值的，是唯一的选择。涂尔干认为在原始社会和军队里这类自杀较多。在现代社会里越来越少。

②自我型自杀：自我型自杀与利他型自杀正好相反。自我型自杀指因个人失去社会的约束与联系，对身处的社会及群体毫不关心，孤独而自杀。如离婚者、无子女者。涂尔干认为这类自杀在家庭气氛浓厚的社会发生机会较少。

③失调型自杀：个人与社会固有的关系被破坏。例如，失去工作、亲人死亡、失恋等，令人彷徨不知所措而难以控制的自杀。

④宿命型自杀：个人因种种原因，受外界过分控制及指挥，感到命运完全非自己可以控制时的自杀。如监犯被困的密室中、宗教徒为主而献身。

知识链接

有自杀倾向的初期警号

自杀的人可能会在自杀前数天、数星期或数月有以下的征象：

(1) 表示自己一事无成、没有希望或感到绝望。

(2) 感到极度挫败、羞耻或内疚。

(3) 曾经写出或说出想自杀。

(4) 谈及“死亡”“离开”及在不寻常情况下说“再见”。

(5) 将至爱的物品送走。

(6) 避开朋友或亲人、不想和人沟通或希望独处。

(7) 性格或仪容剧变。

(8) 做出一些失去理性或怪异的行为。

(9) 情绪反复不定，由沮丧或低落变得异常平静开心。

(二) 自杀的预防

患者的自杀企图或行为往往较为隐蔽，很难预防。应当密切关注有自杀风险的患者的病情变化，加强监护。如果在院外出现自杀企图或行为，应该保证 24 h 有人陪伴监护，并尽早住院得到医疗监护和

Note

治疗。在医院精神科急诊主要是给予一级预防措施，如保证患者得到 24 h 的有效监护，取走患者身边所有可用来自杀的物品等。对于有自杀行为如自杀未遂和自杀姿态，自杀意念如自杀观念和自杀企图的患者，应该及时、积极地提供预防自杀的措施。抑郁症和精神分裂症的自杀企图患者以电抽搐治疗联合药物治疗为主，辅以心理治疗；物质滥用者如乙醇中毒和吸毒患者以戒酒、戒毒治疗为主，辅以心理治疗；器质性精神障碍患者以治疗原发疾病为主，辅以药物和心理治疗；人格障碍、分离障碍和心理因素所致的自杀企图者以心理治疗为主，辅以药物治疗。应当及时处理自杀未遂引起的躯体损害，并及时进行进一步的自杀危险性评估，采取相应措施，防止其再度自杀。

五、危机干预技巧与护理

（一）心理急救

1. 接触和参与 目标：倾听与理解。应答当事人，或者以非强迫性、富于同情心、助人的方式与当事人接触。

2. 安全确认 目标：增进当前的和今后的安全感，提供实际的和情绪的放松。

3. 稳定情绪 目标：使在情绪上被压垮或定向力失调的当事人得到心理平静、恢复定向。可采取愤怒处理技术、哀伤干预技术。

4. 释疑解惑 目标：识别出立即需要给予关切和解释的问题，立即给予可能的解释和确认。

5. 实际协助 目标：提供实际的帮助给当事人，比如询问目前实际生活中还有什么困难，协助当事人调整和接受因地震改变了的生活环境及状态，以处理现实的需要。

6. 联系支持 目标：帮助当事人与主要的支持者或其他的支持来源，包括家庭成员、朋友、社区的帮助资源等，建立短暂的或长期的联系。

7. 提供信息 目标：提供关于应激反应的信息、关于正确应对减少苦恼和促进适应性功能的信息。

8. 联系其他服务部门 目标：帮助当事人联系目前需要的或者即将需要的那些可得到服务的部门。

（二）心理晤谈

心理晤谈是指通过系统交谈来减轻压力的方法，个别或者集体进行，自愿参加。对于病房的轻症地震当事人，或医护人员、救援人员，可以按不同的人群分组进行集体晤谈。

1. 心理晤谈的目标 公开讨论内心感受；支持和安慰当事人；帮助当事人在心理上（认知上和感情上）消化创伤体验。集体晤谈时限：灾难发生后 24～48 h 是理想的帮助时间，6 周后效果甚微。正规集体晤谈，通常由合格的精神卫生专业人员指导，事件发生后 24～48 h 实施，指导者必须对小组帮助有广泛了解，指导者必须对应激反应综合征有广泛了解，在事件发生后 24 h 内不进行集体晤谈。事件中涉及的所有人员都必须参加集体晤谈。

2. 心理晤谈过程 正规分六期，非常场合操作时可以把第二期、第三期、第四期合并进行。

（1）第一期：介绍期。指导者进行自我介绍，介绍集体晤谈的规则，仔细解释保密问题。

（2）第二期：事实期。请当事人描述地震事件发生过程中他们自己及事件本身的一些实际情况；询问当事人在这些严重事件过程中的所在、所闻、所见、所嗅和所为；每一位当事人都必须发言，然后当事人会感到整个事件由此真相大白。

（3）第三期：感受期。询问有关感受的问题：事件发生时您有何感受？您目前有何感受？以前您有过类似感受吗？

（4）第四期：症状期。请当事人描述自己的应激反应综合征症状，如失眠、食欲不振、脑子不停地闪出事件的影子，注意力不集中，记忆力下降，决策和解决问题的能力减退，易发脾气，易受惊吓等；询问地震事件过程中当事人有何不寻常的体验？目前有何不寻常体验？事件发生后，生活有何改变？请当事人讨论该体验对家庭、工作和生活造成什么影响和改变？

（5）第五期：辅导期。介绍正常的反应；提供准确的信息，讲解事件、应激反应模式；应激反应的常态化；强调适应能力；讨论积极适应与应对方式；提供有关进一步服务的信息；提醒可能的并存问题（如饮酒)；给出减轻应激的策略；自我识别症状。

(6) 第六期：恢复期。拾遗收尾；总结晤谈过程，回答问题；讨论行动计划；重申共同反应；强调小组成员的相互支持；可利用的资源；主持人总结。

整个过程需 2 h 左右。严重事件后数周或数月内进行随访。

3. 心理晤谈注意事项

(1)对那些处于抑郁状态的人或以消极方式看待晤谈的人，可能会给其他当事人添加负面影响。(2)鉴于晤谈与特定的文化性建议相一致，有时文化仪式可以替代晤谈。(3)对于急性悲伤的人，如家中亲人去世者，并不适宜参加集体晤谈。因为时机不好，如果参与晤谈，受到高度创伤者可能为同一晤谈中的其他人带来更具灾难性的创伤。(4) WHO 不支持只在受害者中单次实施。(5)受害者晤谈结束后，干预团队要组织队员进行团队晤谈，缓解干预人员的压力。(6)不要强迫叙述灾难细节。

(三) 危机灾难后心理卫生工作策略

危机灾难后心理卫生工作策略是一种团体危机干预方法，可分为三个阶段。前期：先制订应对危机的组织预案，并通过演习明确各成员的具体任务与权责，进而减轻他们预期的焦虑感，建立团队信任和自信心。中期：尽可能使每位救助人员都有同伴，通过共同承担工作量、解决问题和相互交流，减轻心理压力；工作时间不超过 12 h，包含休息和活动时间，避免过多摄入咖啡和酒精；保证在间歇时间与家人交流 1～2 次，配置专业心理咨询师共同执行任务，帮助救助人员适时减轻心理压力，一天值勤任务结束后，安排每个救助人员接受一次消融疗法。后期：给每位救助人员放松一两周，尽快使他们在精神上从这次紧张的任务中脱离出来，如个别人仍觉得乏力、消沉，负责人应安排其做适当的调整，预防创伤后应激障碍症状的发生。

知识链接

关键事件应激报告法

关键事件应激报告法(critical incident stress debriefing，CISD)，最初是为了维护应激事件干预者的心身健康，现已开始用来干预遭受各种创伤的个人，成为危机干预的一种基本方法。其方针是防止或降低创伤性事件症状的激烈度和持久度，并迅速使个体恢复常态，可分为正式援助和非正式援助。非正式援助由受过训练的专业人员在现场进行急性应激干预，整个过程大约需要 1 h，而正式援助的干预则分多阶段，通常在危机发生的 24 h 或 48 h 内进行，一般需 2～3 h。具体步骤包括如下几个时期。介绍期：相互自我介绍，干预者说明 CISD 规则，强调保密性，并获得当事人的信任。事实期：要求当事人从自己的角度出发，提供危机发生的一些具体事实。感受期：鼓励当事人表露出自己对有关事件最初的和最痛苦的想法和感受，从事实转到思想，将事件人格化，让情绪表露出来。反应期：这是当事人情绪反应最强烈的阶段，当当事人谈到自己对事情的情感反应时，干预者要表现出更多的关心和理解，并鼓励他们就危机事件中最为痛苦的经历表达各自的情感。症状期：要求当事人回忆各自在危机事件中的痛苦症状，可从心理、生理、认知、情感和行为等方面来描述，并对事件产生更为深刻的认识。教育期：要求当事人认识到，在严重压力之下，其相应的生理、心理和行为的应激反应是正常的，也是可被理解的，讨论积极的适应和应对方式，提醒可能的并存问题(如过度饮酒)，并为他们提供一些如何促进更加健康的知识和技能，进行总结与完善。总之，CISD 提供了一个安全的环境让当事人用言语来描述痛苦，并有小组和同事的支持，而且在需要时能得到进一步的支持，对于减轻各类事故引起的心灵创伤、保持内环境稳定、促进个体心身恢复和健康有重要意义。

Note

小　结

心理干预是指在心理学理论指导下有计划、按步骤地对一定对象的心理活动、个性特征或心理问题施加影响，使之发生朝向预期目标变化的过程。心理干预的手段包含心理治疗、心理咨询、心理康复、危机干预等。按心理干预的技术主要分为参与性干预、影响性干预和非言语性干预。按照理论流派主要分为精神分析疗法、行为疗法、人本主义疗法和认知疗法。主要的行为疗法有系统脱敏疗法、厌恶疗法、正强化技术、生物反馈与松弛治疗，支持疗法主要使用倾听技术、共情技术等。危机干预指对处于困境或遭受挫折即处于危机状态下的个体给予关怀、支持及使用一定的心理咨询与治疗方法予以援助，使之恢复心理平衡，使其情绪、认知、行为重新回到危机前水平或高于危机前水平。

能力检测

能力检测答案

一、选择题

1. 一个测验工具，在对同一个对象的几次测量中所取得的一致程度反映了该测验的(　　)。

A. 信度　B. 效度　C. 常模　D. 精度

2. 心理评估常用的方法不包括(　　)。

A. 调查法　B. 观察法　C. 反馈法　D. 会谈法

3. 电话心理咨询比较适用于(　　)。

A. 外地求助者　B. 想要尽快获得心理咨询者

C. 急性情绪危机，濒于精神崩溃或企图自杀的人　D. 以上都是

4. 处于心理危机状态，临床上最常见和最主要应用的心理咨询的形式是(　　)。

A. 电话咨询　B. 专栏咨询　C. 现场咨询　D. 门诊咨询

5. 心理咨询主要是帮助解决人们的(　　)。

A. 精神疾病　B. 心身疾病　C. 心理问题　D. 以上都是

6. 在心理咨询中采用封闭式提问的目的不是(　　)。

A. 澄清问题　B. 避免求助者讲述无关内容，控制晤谈方向

C. 解决问题　D. 使咨询及时高效

7. 以下不是心理咨询应遵循的原则的是(　　)。

A. 保密原则　B. 时间限定原则

C. 助人自助原则　D. 重大决定及时落实原则

8. 心理护理程序的第一步骤是(　　)。

A. 心理护理计划　B. 心理护理实施　C. 心理护理效果评价

D. 心理护理实施　E. 心理护理评估

9. 以下表现不是不合理信念的特征的是(　　)。

A. 绝对化的要求　B. 过分概括化

C. 糟糕至极　D. 理性观念

10. 合理情绪疗法认为心理行为问题的症结是(　　)。

A. 情绪障碍　B. 心理应激　C. 不合理信念　D. 错误的学习

二、思考题

女性，41 岁，已婚，大学本科学历，机关干部。育有一子，家人健康，夫妻感情好，关系融洽，儿子初中尚未毕业，家庭经济情况较好。既往体健。因发现右侧乳腺肿物 3 个月，在医院门诊行局部穿刺，病理报告为恶性，遂以乳腺癌收治入院。入院前患者已获悉病理结果，入院时患者表现沉默、容易激怒，生命体征正常，查体时双侧乳房对称，无乳头凹陷，无溢乳，右乳房外上象限可触及一 2 cm×3 cm×3 cm

Note

肿物，质硬，较固定，同侧腋窝及锁骨上无触及淋巴结，对侧乳房无触及肿块，其余辅助检查均正常，入院后经完善各项准备后，送手术室在硬膜外麻醉下行右侧乳腺癌根治术，术后生命体征平稳，呼吸平顺，伤口敷料固定干净，伤口引流管引流通畅，予输液抗感染治疗，患侧上肢无肿胀。饮食及睡眠较差，护士多次与患者及家属沟通，患者仍存在悲观、对疾病知识缺乏、疼痛耐受性及自理能力低下等问题。

（1）心理护理的程序有哪些？

（2）如何对该患者实施心理评估？

（张　胜）

第六章　心理护理

学习目标

掌握：心理护理的概念和原则。
熟悉：心理护理程序。
了解：影响心理护理质量的因素。

本章 PPT

第一节　概　　述

案例导入

孕妇刘某，28 岁。2015 年 10 月与张某发生口角，争吵中张某用一小方凳砸伤处于站立位刘某的脐部，伤后 5 h 刘某出现腹痛，阵发性加剧。经医院诊断，确诊刘某胎死。次日，刘某分娩出一男性死婴，并见胎儿左侧头部凹陷，左额及眼眶周围青紫。死胎娩出半小时后胎盘自然娩出，且完整。分娩 5 天后，对刘某进行活体检验：一般情况好，心肺正常，腹壁皮肤无青紫和皮下淤血，腹软，无明显压痛和反跳痛。对死胎进行尸体检查：死胎发育好，重约 3000 g。

问题：

（1）如何理解孕妇刘某胎死腹中后的心理？

（2）如何引导她尽快地摆脱心理上的困境？

一、心理护理的概念

（一）心理护理的定义

心理护理(psychological nursing)是指护理过程中，由护士通过各种方式和途径(包括应用心理学和技术)，积极影响患者的心理活动，从而达到护理目标的心理治疗方法。狭义的心理护理是指护士针对患者现存的和潜在的心理问题、心理需要及心理状态，运用心理学知识和技术给患者关怀、支持和帮助，以使患者达成最适宜心身状态的过程。

（二）心理护理的基本要素

心理护理的基本要素，主要包括四个方面，即心理护理的主体(护士)、心理护理的客体(患者)、心理护理过程中问题解决的方法体系(心理学理论和技术)和心理护理的具体目标(心理问题)。四个基本要素相互依存，彼此相扣，构成一个环状心理护理的运转系统。其中任何一个环节的空缺，都会导致整个运转系统停止运行。

Note

1. 心理学理论和技术是科学实施心理护理的指南 临床心理护理的实施是否具有科学性，在很大程度上取决于实施心理护理的护士是否较好地掌握了可以指导实践的心理学理论和技术，它可以指导护士在临床心理护理的实施中掌握患者心理问题的一般规律；学会分析具有较大个体差异的患者发生心理失衡的不同原因；学会客观评估患者心理问题的性质及其程度；学会恰当地选择因人而异的心理护理的有效对策等。在临床护士中加强心理学知识及技术的普及和提高，是确保心理护理科学性的首要环节。

2. 心理问题的准确评估是优选心理护理对策的前提 对患者的心理问题进行准确评估，首先要解决"心理问题"概念的界定。临床上对各类患者心理问题的分析，大多停留在对患者一般的非典型的常见消极心态的描述上，如焦虑、忧郁、恐惧、担忧等。常见消极心态虽为各种患者所共有，却并非某种患者特异性，个性化的"心理特征"分析，其性质和程度上的个体差异，才能为患者心理问题的准确评估提供依据。

3. 患者的密切合作是有效实施心理护理的基础 实施心理护理时，若想取得患者的密切合作，护士除了需主动与患者沟通并得到患者的充分信任以外，还应在充分了解患者个性特征的基础上尽可能采用他们最容易接受的实施方式，如有些患者不太适应在大庭广众下接受心理护理的实施，护士就应考虑患者的习惯方式，选择实施的适宜场合；对自身心理素质较好的患者，心理护理的重点在于调动他们的内在潜力，强化他们对疾病的心理承受能力，帮助他们掌握一些积极的心理防御机制，以利其维持心理平衡；对自身心理素质较差的患者，鉴于其人格特征中对刺激敏感、反应强烈且难以排遣等倾向，实施心理护理时则应较多地考虑如何控制其周围的干扰因素，尽可能减少不良应激源给患者造成较大的心理压力。这样才有可能使患者对心理护理的实施产生较强共鸣从而密切配合，切实提高心理护理的针对性和有效性。

4. 护士积极的职业心态是优化心理护理氛围的关键 护士积极的职业心态，是指护士能在面对患者的职业角色扮演中，始终如一地保持比较稳定、健康的心身状态，能够主动、热情地投入工作，能凡事多替患者着想；在与患者交往时，举手投足之间都体现出对患者的积极影响，将心理护理的良好效应渗透到护理过程的每一个环节。护士积极的职业心态，是心理护理要素中的要素，是要素之本，要素之源。因为心理护理的效应随时都会体现在护士的职业角色行为模式中，他们有意或无意的言行举止，无时不对患者的心理状态产生影响，不是积极的就是消极的。如果护士的职业心态出现偏差，则有可能对心理护理的氛围产生负面影响，无意中给患者造成较大心理压力。要想使心理护理的实施取得良好效果，首先必须在护患之间形成一个良好的人际氛围。这种特定的心理学护理氛围的营造和优化，主要取决于护士一方积极、稳定的职业心态。只有具备了积极的职业心态的护士，才足以使她的言行举止产生一种吸引患者的人际魅力，进而赢得患者的尊重和信任；同时，积极的职业心态也是护士努力掌握心理学知识，深入研究患者心理问题，主动探索心理护理实施对策等必不可少的一种内在动力。

二、心理护理的特点

1. 广泛性 心理护理具有一定的广泛性，其广泛性主要表现在护士和患者接触的各个阶段，各项护理操作都包含着心理护理，心理护理会随时影响患者的心理状态，患者从入院到出院，其心理状态都受到了护士的影响，护士的言行举止都影响着患者的情绪。

2. 个体性 心理护理具有一定的个体性，主要就是根据患者的自身特点，根据患者的实际情况和需求，对其进行针对性的护理，对于病情较为严重的患者，他们在住院治疗的过程中不可避免地会出现情绪低落的情况，而情绪又因为每个患者的认知区别表现各异，了解患者在疾病中的个体特征，才能有针对性地采取有效的护理措施。

3. 深刻性 心理护理具有一定的深刻性，主要表现在患者的心理活动比较复杂，通常人们很难从表面判断出患者的心理活动，这就需要护士对患者进行细致的观察、分析和判断，判断难度较大，因此，心理护理具有一定的深刻性。

4. 复杂性 心理护理具有一定的复杂性，是一个复杂的影响过程，心理护理的主要目的是让患者

Note

在认识、行为和情感上发生一定的变化，患者的主观因素在此过程中起着决定性的作用，护士在护理患者的过程中，其责任主要是调动患者的积极性，心理护理对患者的心理起到有效的协调作用。

5. 心理能动性 人类是躯体和心理的复合体，从疾病的因果关系角度出发，心理因素会对躯体造成一定的影响，同时躯体也会使心理产生一定的变化，二者之间存在相互作用的关系，人对事物的反映属于主观能动的过程。护士在护理患者的过程中做好心理护理工作，能使患者在住院期间得到鼓励和安抚，并且使患者的意志增强，积极主动配合医生的治疗。

6. 前瞻性 相关研究表明，在患者治疗期间越早对患者采取心理护理措施越好，治疗效果也会越好，护士通过早期的预防性评估，对患者进行细心观察和耐心询问便能准确推断出患者的心理问题，避免因严重疾病引起的患者情绪或生理方面的并发症。

三、心理护理的原则

1. 心理护理与躯体护理的整体性 我们是心身一元论者，躯体疾病与心理疾病可以相互作用，相互转化，“因郁致病”和“因病致郁”都是常见的。特别是心身疾病，与情绪因素、社会因素有着十分密切的关系。情绪已成为躯体致病的主要原因，而躯体病症又会加重情绪反应，如此便形成恶性循环。因此，在进行护理时，要从患者的心身整体来考虑，既对患者进行躯体护理以减轻新的情绪反应，又对患者进行心理护理以减弱情绪对躯体的作用，通过阻断患者的恶性循环链，逐步建立一个心身良性循环链，达到心身整体的协调。在护理过程中，还要注意顺应患者的个性，稳定其情绪，减少应激，进而重新塑造患者的个性，从根本上预防疾病。

2. 心理护理的个性化 作为一类患者，都有某些相似的心理反应和躯体反应。但是，由于每个人的先天素质不同，后天环境和教育条件不同，个人实践和主观能动性不同，故心理活动又千差万别。文化水平的差异给疾病及治疗态度带来一定的差异；不同气质性格的患者，对疾病的承受能力、反应方式以及在病房里的表现又各不一样；另外社会角色和社会经历不同，患者对待疾病的心理活动规律也有较大的差异。护士的心理护理工作在于把握了一般心理活动规律后，对这种千差万别的个体差异实施有针对性的个别的心理护理。

3. 重视患者家属和亲友对患者的心理作用 患者住院离开他所熟悉的家庭环境，中断工作，放弃了日常的生活习惯，进入陌生的病房，遇见的都是陌生人，还要忍受疾病的折磨，甚至会面临死亡的威胁。因此，患者会产生紧张、焦虑、恐惧等各种不同的心理反应。这些心理反应既可能来自对疾病本身的担心，也可能来自对医院环境的不习惯或因家庭、经济、事业问题而加重的心理反应，过度的心理反应可破坏心理平衡，加重疾病。因此，医护人员应根据患者的心理反应和需要，注意观察其对周围环境的认识和适应，对住院的反应，对病友的态度，对家庭亲友探访的态度以及与发病有关的社会心理因素等。详细观察和了解患者的情况，可有的放矢地帮助患者适应医院环境，配合医疗护理过程，从而有利于疾病的康复。

四、心理护理的实施形式

1. 个性化心理护理与共性化心理护理 个性化心理护理是目标明确，针对患者的个性，解决个性化的心理问题。要求护士准确了解患者在疾病过程中表现的不良心理状态，采取因人而异的有效对策，如针对创伤后毁容患者的心理问题，迅速解除患者的严重心理负担。共性化心理护理用来解决患者的共性心理问题，如手术患者的心理护理、住院患者的心理护理、精神病患者的心理护理等。共性化心理护理要求护士善于归纳和掌握同类患者心理问题的规律，对潜在的心理问题进行预防性干预，防止严重心理失常。

2. 有意识心理护理与无意识心理护理 有意识心理护理是指护士自觉地运用心理学的理论和技术，通过设计的语言和行为，如有益的暗示、确切的保证、合理的解释等，实现对患者的心理支持、心理调控或心理健康教育目标。

要求实施者必须具备心理护理的主动意识和接受过专业化培训。无意识心理护理是指护理程序的每一个环节中，随时可能影响患者的一切操作和言谈举止。如建立了良好的护患关系后，无论护士本身是否已意识到，都可能发挥心理护理的积极效果，因此要求护士的一切操作和言谈举止都力求成为患者心身康复的增强剂。

五、心理护理与整体护理

长期以来，我国医疗工作都基于生物医学模式的医学观，护理工作的主要内容是协助医生诊断和治疗疾病，护理工作局限在医院，并按医疗操作、生活料理、体征观测等不同的功能分工进行操作。护理人员在护理过程中忽视了护理对象是一个心身相互作用的统一整体，只重视局部疾病的护理，而轻视对人的全面照顾。

近些年，生物-心理-社会医学模式深入人心，护理的理论和方法得到不断的发展。现阶段，护理工作以"人的健康为中心"为指导思想，护理的对象从有躯体疾病的人，已扩展为所有人、生命周期的所有阶段；护理的工作场所也不仅仅局限于医院。护理工作要求护理人员应用科学的护理工作方法——护理程序(nursing process)，对护理对象实施心身的整体护理(holistic nursing)。

整体护理的基本含义是护理人员视服务对象为一个功能整体，在进行护理服务时，提供包含对服务对象生理、心理、社会、精神和文化等方面的全面帮助和照顾。心理护理正是基于人的心身相互作用、协调统一的整体思想，有步骤有计划地使用各种心理学的理论和技术，改善护理对象的心理机能，消除或缓解其存在的或潜在的心理行为问题。心理护理对维护护理对象的心身健康有着重要意义。

(1) 心理社会因素可引起个体躯体的不适症状或病感。生物医学模式指导下的护理无法解除或缓解这些症状或病感，而通过心理护理，有助于澄清病感的性质，帮助个体调整心理社会状态。

(2) 处于不同生命周期的个体，往往具有一定的心理特点。如中年人处于知识经验日益丰富，而生理功能却逐步衰弱的状态下，他们肩负事业和家庭的双重责任，长期承受的高强度的压力威胁着他们心身健康，而一旦生病，个体往往难以放弃原有的责任，在患者角色转变过程中易出现角色冲突等不良适应状态。通过心理护理，可以促使个体角色适应，有利于疾病的康复；另外还可帮助个体出院后，塑造社会家庭的良好功能状态，达到维护心身健康的目标。

(3) 个体的躯体疾病可引起个体的各种心理反应。如外科手术患者对手术的某些错误认知、术前过度的紧张或焦虑的情绪状态，对手术的预后具有不同程度的影响。通过心理护理，促进患者形成良好的手术认知、调整情绪状态处于适当的焦虑水平，有助于促进手术患者保持适宜的心理状态、防止心身症状的恶性循环，以及发挥手术疗效。

如此，护理工作在做好躯体护理的同时，重视心理护理的开展，才能更好地促进护理对象的生理和心理机能，从而达到整体护理的要求。

第二节　心理护理的程序

20世纪50年代中期，美国的护理学者首先提出了护理程序的概念，随着护理理论与实践的发展，护理程序现已被广泛应用于各个领域的护理活动。护理程序是指在一系列护理活动中，在评估的基础上采取系统、连续的措施以实现护理目标，并使用评价和反馈来指导行为，解决患者的问题，以促进、保持及恢复服务对象的健康为目的的一系列科学、系统、动态的护理活动过程。依据护理程序，心理护理程序也可以分为五个步骤，包括心理护理评估、心理护理诊断、心理护理计划、心理护理实施和心理护理评价(图6-1)。

一、心理护理评估

Note

心理护理程序的第一步，需要通过观察、晤谈、调查、量表测查(见有关章节)，直至采用某些实验手

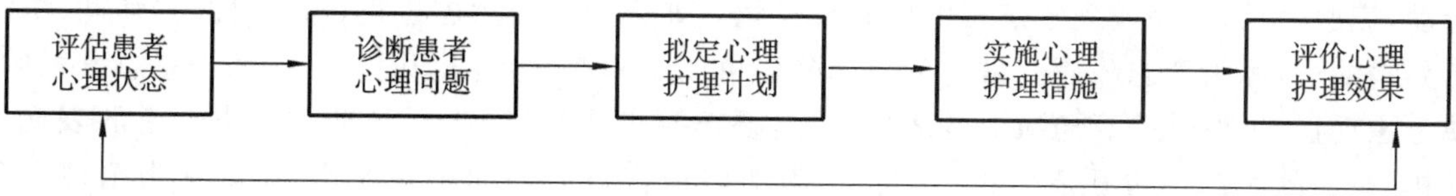

图 6-1 心理护理程序

段，对患者进行综合的信息收集工作，即评估(assessment)。

(一) 评估问题行为

评估个体存在哪些主要临床症状和体征，以及这些症状和体征最早出现的时间、持续时间、出现频率、伴随症状等临床表现。

(二) 评估整体功能状态

1. 躯体功能 评估个体的生命体征、水电解质平衡、睡眠、排泄、进食等躯体健康水平。无论是心理动力学理论、心理生理学理论，还是行为学习理论，均认为心理和生理功能之间互为作用。各种心理症状会对机体的生理功能产生不同程度的影响。常表现为交感神经功能紊乱，如面红、皮肤出汗、胸闷、气促、尿频尿急等。还往往有饮食、睡眠、体力等方面的改变。评估个体是否存在生理方面的症状和体征，这些生理的改变是否与其心理状态有关。

2. 心理功能 在良好的护患关系的基础上，通过临床观察、晤谈，结合相关的心理测验，以及采用相应的心理生理方法对个体的认知功能、情绪状态、意志和行为表现等方面的心理状态进行评估。

(1) 认知功能：认知功能由多个认知域构成，主要包括感觉、知觉、思维、注意、记忆、智力、定向力等。由各种原因引起的不同程度的认知功能损害，称为认知功能障碍。如果某一认知域的功能活动出现异常，称为该认知域的障碍，如感觉障碍、知觉障碍、思维障碍、注意障碍、记忆障碍、智力障碍、定向力障碍等。

感觉障碍主要有感觉减退、感觉增强等症状；知觉障碍主要有错觉、幻觉等症状。思维障碍主要有思维迟缓、妄想等症状；注意障碍主要有注意减退、注意转移等症状；记忆障碍主要有遗忘、错构、虚构等症状；智力障碍主要有精神发育迟滞、痴呆等症状；定向力障碍主要有环境、自我定向力障碍等症状。

评估有无错觉，错觉的种类、内容、出现时间和频率，与其他精神症状的关系。是否存在幻觉，幻觉的种类、内容，是真性还是假性，幻觉出现的条件、时间和频率，与其他精神症状的关系与影响。

评估言谈的速度和量是否正常，言谈形式和逻辑是否正常，言谈的内容是否符合现实、是否成系统、涉及范围等，以及与其他症状的关系。是否存在强迫观念及其相关的强迫行为。

评估是否存在主动注意或被动注意的强度、范围和持续时间等方面的异常。

评估瞬时记忆、短时记忆和长时记忆的完好程度，是否存在遗忘、错构、虚构等症状。

根据个体的文化教育水平，评估个体在一般常识、专业知识、计算力、理解力、分析综合能力及抽象概括能力等方面的智能水平。

评估个体对周围环境和自我状态的认识能力。

(2) 情绪状态：情感过程主要包括情绪和情感。情绪是人脑对客观事物是否符合自身需要而产生的态度的反映。情感则是情绪的高级形式，是人对社会性需要是否满足而产生的态度的体验。对情绪和情感的描述很多，如喜悦、悲伤、惊恐、愤怒、同情、失望等。情感活动的规律受到破坏，人在认识客观事物的过程中所表现出的某种态度上的紊乱，称为情感障碍。临床常见的情感障碍可表现在心境障碍或病理优势情感，如主要有焦虑、恐惧、抑郁等症状；可表现在对客观刺激发生情感反应的速度、强度与持久性方面的异常，即情感反应异常，如易激惹、情感淡漠、病理性激情等症状；可表现在情感体验与个体其他心理活动或环境的不协调性，即情感协调性的异常，如情感倒错、矛盾情绪等。

评估个体情感反应的强度、持续性和性质，确定优势情感，情感的诱发是否正常，情感是否易于起伏变动，有无与环境不适应的情感。

(3) 意志和行为表现：意志是在需要和动机的基础上自觉地确定目的，并根据目的来支配、调节自己的行动，克服困难，从而实现预定目的的心理过程。如果个体的意志过程在目的性、主动性、协调性等方面有异常的话，称为意志障碍。常见的意志障碍可以是病态的自信和固执的行动等意志增强的表现；或是缺乏主动性、进取性等意志减弱的表现；或是缺乏要求或打算、生活被动等意志缺乏的表现。行为是有动机、有目的而进行的复杂随意运动。行为动作和言语活动如果明显增多，则称为精神运动性兴奋，且按其与思维、情感活动是否协调一致进一步分为协调性与不协调性精神运动性兴奋，如果明显减少则称为精神运动性抑制。评估个体的意志行为是否符合客观情况，是否与个体的情感一致。

3. 社会功能 评估个体的社会功能是否存在缺损及其程度，是否与心理状态或生理机能有关。社会功能，体现个体的社会适应状态，主要包括个体的生活自理能力、角色功能、人际交往能力、现实检验能力等多方面。社会功能的缺损或不全，是心理健康水平的严重指标。

按临床经验标准，根据社会功能的缺损程度可分为轻度缺损、明显缺损、中度缺损、重度缺损：①轻度缺损，表现为能自理生活，在指导下能独立参加劳动；②明显缺损，表现为能自理生活，无独立劳动能力；③中度缺损，表现为生活自理能力差，经督促能刷牙、洗脸，无劳动能力；④重度缺损，表现为生活及劳动能力丧失，督促也不能料理生活。

（三）评估相关因素

收集相关资料，在护理心理学有关理论指导下，对问题行为、影响因素及其可能的机制进行分析，从而对问题性质做出综合评估。

1. 生理因素

（1）遗传因素：遗传因素在心理行为问题的发生发展中具有不同程度的作用，故需要评估个体的两系三代中有关心理行为问题的情况。

（2）躯体健康状况：如是否有发热、抽搐、昏迷、药物过敏史；是否有感染、中毒等躯体疾病史，特别是有无中枢神经系统疾病；母孕期、围生期是否有并发症等。

（3）理化因素：如是否有酗酒、吸毒、药物滥用等；是否有农药等有毒物质的接触史。

（4）其他生物学因素：如性别、年龄等。

2. 心理社会因素

（1）生长发育史：学龄期的学习生活情况，青春期的发育情况等。

（2）个性特点：判断是否有个性缺陷，如是否孤独、被动、退缩，是否敏感、多疑，是否谨小慎微、过于追求完美，是否冷酷无情，是否有易激惹、易冲动，是否过于依赖、感情用事等。

（3）认知特点：如是否存在任意的推断、选择性概括、过度引申、夸大或缩小、“全或无”的思维等认知歪曲。

（4）应对特点：个体在面临压力或困难情境时，所运用的各种适应性技巧或策略。

（5）生活事件：是否有显著的生活改变，如失去亲人、躯体重大疾病、工作调动等。

（6）社会支持情况：了解个体的家庭社会情况，家庭的一般状况，与家人的关系，平时待人接物的态度，工作性质、环境和同事的关系等。

（7）其他因素：如个体的生活习惯、宗教信仰等。

二、心理护理诊断

（一）心理护理诊断的步骤

（1）确定患者心理反应的性质：是以焦虑为主，还是以忧郁或恐惧为主；同时确定患者的心理问题是现存的，还是潜在的。

（2）确定患者心理反应的强度：如患者的心理反应是以焦虑为主，应考虑焦虑轻度、中度还是重度。

（3）确定引起患者心理反应的原因：搞清患者心理问题的原因是为了帮助患者从根本上解决问题。引起心理问题的原因很复杂，与疾病的性质、患者的性格、社会阶层、患者对疾病的态度及重要关系人对患者疾病的态度密切相关，如患病后的焦虑，一些人可能是由于患病后对疾病缺乏认识引起，一些人可能是担心经济负担而引起，另外一些人可能是担心生病后影响工作或家庭生活而引起，再如对疾病的反

Note

应，有些人认为疾病是难以忍受的，而一些孤独不幸的人可能认为只有生病时才会受到较多的关心，这些人可能对疾病的心理反应较低。

(4) 形成恰当的护理诊断：目前心理护理诊断的理论尚不完善，诊断名词尚有一定的争议。一般护士可以从NANDA所公布的社会心理方面的护理诊断中选择恰当的护理诊断，在选择护理诊断时，护士应该了解每一条诊断的确切定义及诊断依据，以做出恰当的护理诊断。

(5) 确定问题的先后次序：一个患者可能同时存在几种不同的心理问题或心理障碍，因此，护理诊断要按照心理问题的轻重缓急，以一定的先后次序排列，先解决重要的心理问题，然后再逐项解决其他的心理问题。心理问题的排序方法很多，如可以按照马斯洛的人类基本需要排序，或按照患者的心理问题的严重程度及对日常生活的影响程度排序。

(二) 心理护理诊断的陈述

在护理诊断陈述时，护士可以按照PES公式来书写，即按照问题、原因、症状体征来书写护理诊断。如患者初次被诊断糖尿病时，会出现一系列的心理反应，其护理诊断包括以下几个方面。

(1) 恐惧：与需要终生应用胰岛素及改变饮食及其他生活方式有关，表现为面部表情恐慌，自诉"我怕得要命，不知道将来会发生什么，是否生活的各方面都需要改变"。

(2) 无效否认：与对疾病的认识偏差有关，表现为不断查阅自己的病历及有关的诊断检查，并不断询问护士"我的化验单是否有问题，是否将别人的化验单与我的化验单混淆了，我怎么可能患糖尿病，肯定是别人搞错了"。

(3) 角色改变：与疾病住院有关，表现为无法接受患者的角色，不断对家人发脾气。

(4) 精神困扰：与疾病引起的生活改变及对疾病的认识不足有关，表现为不断抱怨"上帝为什么对我这样不公平"。

(5) 焦虑：与患病后家庭的经济负担加重及疾病引起的情绪改变有关，汉密顿焦虑量表测定结果显示焦虑程度为重度。

(三) NANDA 提出的与心理护理有关的护理诊断

在NANDA 128个护理诊断中，与心理护理有关的内容包括以下几个方面。

(1) 关系方面：社会障碍；社交孤立；有孤立的危险；角色紊乱；父母不称职；有父母不称职的危险；有父母亲子依恋改变的危险；家庭作用改变；照顾者角色障碍；父母角色冲突。

(2) 价值观方面：精神困扰；特定型寻求健康的行为。

(3) 选择方面：个人应对无效；防卫性应对；防卫性否认；破坏性家庭应对无效；妥协性家庭应对无效；不合作。

(4) 感知方面：自我形象紊乱；自尊紊乱；长期自我贬低；情境性自我贬低；自我认同紊乱；感知改变；无能为力；绝望。

(5) 认知方面：定向力障碍；思维过程改变。

(6) 感觉：功能障碍性悲哀；焦虑；恐惧；预感性悲哀；强奸创伤综合征；疼痛；有自伤的危险。

知识链接

NANDA 确定的128个护理诊断

一、交换(exchanging)

营养失调：高于机体需要量(altered nutrition: more than body requirements)

营养失调：低于机体需要量(altered nutrition: less than body requirements)

营养失调：潜在高于机体需要量(altered nutrition: risk for more than body requirements)

有感染的危险(risk for infection)

有体温改变的危险(risk for altered body temperature)

体温过低(hypothermia)

体温过高(hyperthermia)

体温调节无效(ineffective thermoregulation)

反射失调(dysreflexia)

便秘(constipation)

感知性便秘(perceived constipation)

结肠性便秘(colonic constipation)

腹泻(diarrhea)

大便失禁(bowel incontinence)

排尿异常(altered urinary elimination)

压迫性尿失禁(stress incontinence)

反射性尿失禁(reflex incontinence)

急迫性尿失禁(urge incontinence)

功能性尿失禁(functional incontinence)

完全性尿失禁(total incontinence)

尿潴留(urinary retention)

组织灌注量改变(肾、脑、心肺、胃肠、周围血管)(altered tissue perfusion(renal, cerebral, cardiopulmonary gastrointestinal, peripheral))

体液过多(fluid volume excess)

体液不足(fluid volume deficit)

有体液不足的危险(risk for fluid volume deficit)

心输出量减少(decreased cardiac output)

气体交换受损(impaired gas exchange)

清理呼吸道无效(ineffective airway clearance)

低效性呼吸型态(ineffective breathing pattern)

不能维持自主呼吸(inability to sustain spontaneous ventilation)

呼吸机依赖(dysfunctional ventilatory weaning response, DVWR)

有受伤的危险(risk for injury)

有窒息的危险(risk for suffocation)

有外伤的危险(risk for trauma)

有误吸的危险(risk for aspiration)

自我防护能力改变(altered protection)

组织完整性受损(impaired tissue integrity)

口腔黏膜改变(altered oral mucous membrane)

皮肤完整性受损(impaired skin integrity)

有皮肤完整性受损的危险(risk for impaired skin integrity)

调节颅内压能力下降(decreased adaptive capacity intracranial)

精力困扰(energy field disturbance)

二、沟通(communicating)

语言沟通障碍(impaired verbal communication)

三、关系(relating)

社会障碍(impaired social interaction)

社交孤立(social isolation)
有孤立的危险(risk for loneliness)
角色紊乱(altered role performance)
父母不称职(altered parenting)
有父母不称职的危险(risk for altered parenting)
有父母亲子依恋改变的危险(risk for altered parent/infant/child attachment)
性功能障碍(sexual dysfunction)
家庭作用改变(altered family process)
照顾者角色障碍(caregiver role strain)
有照顾者角色障碍的危险(risk for caregiver role strain)
家庭作用改变:酗酒(altered family process:alcoholism)
父母角色冲突(parental role conflict)
性生活型态改变(altered sexuality patterns)
四、赋予价值(valuing)
精神困扰(spiritual distress)
增进精神健康:潜能性(potential for enhanced spiritual wellbeing)
五、选择(choosing)
个人应对无效(ineffective individual coping)
调节障碍(impaired adjustment)
防卫性应对(defensive coping)
防卫性否认(ineffective denial)
家庭应对无效:失去能力(ineffective family coping:disabling)
家庭应对无效:妥协性(ineffective family coping:compromised)
家庭应对:潜能性(family coping:potential for growth)
社区应对:潜能性(potential for enhanced community coping)
社区应对无效(ineffective community coping)
遵守治疗方案无效(个人的)(ineffective management of therapeutic regimen:individual)
不合作(特定的)(noncompliance)(specify)
遵守治疗方案无效(家庭的)(ineffective management of therapeutic regimen:families)
遵守治疗方案无效(社区的)(ineffective management of therapeutic regimen:community)
遵守治疗方案有效(个人的)(effective management of therapeutic regimen:individual)
寻求健康行为(特定的)(health seeking behaviors)(specify)
口腔黏膜改变(altered oral mucous membrane)
寻求健康行为(特定的)(health-seeking behaviors)(specify)
六、活动(moving)
躯体移动障碍(impaired physical mobility)
有周围血管神经功能障碍的危险(risk for peripheral neurovascular dysfunction)
有围手术期外伤的危险(risk for perioperative positioning injury)
活动无耐力(activity intolerance)
疲乏(fatigue)
有活动无耐力的危险(risk for activity intolerance)
睡眠状态紊乱(sleep pattern disturbance)

娱乐活动缺乏(diversional activity deficit)
持家能力障碍(impaired home maintenance management)
保持健康的能力改变(altered health maintenance)
进食自理缺陷(feeding self-care deficit)
吞咽障碍(impaired swallowing)
母乳喂养无效(ineffective breast feeding)
母乳喂养中断(interrupted breast feeding)
母乳喂养有效(effective breast feeding)
婴儿吸吮方式无效(ineffective infant feeding pattern)
沐浴/卫生自理缺陷(bathing/hygiene self-care deficit)
穿戴/修饰自理障碍(dressing/grooming self-care deficit)
入厕自理缺陷(toileting self-care deficit)
生长发育改变(altered growth and development)
环境改变应激综合征(relocation stress syndrome)
有婴幼儿行为紊乱的危险(risk for disorganized infant behavior)
婴幼儿行为紊乱(disorganized infant behavior)
增进婴幼儿行为(潜能性)(potential for enhanced organized infant behavior)
七、感知(perceiving)
自我形象紊乱(body image disturbance)
自尊紊乱(self esteem disturbance)
长期自我贬低(chronic low self esteem)
情境性自我贬低(situational low self esteem)
自我认同紊乱(personal identity disturbance)
感知改变(特定的)(视、听、运动、味、触、嗅)(sensory/perception alterations)(specify)(visual,auditory,kinesthetic,gustatory,tactile,olfactory)
单侧感觉丧失(unilateral neglect)
绝望(hopelessness)
无能为力(powerlessness)
八、认知(knowing)
知识缺乏(特定的)(knowledge deficit)(specify)
定向力障碍(impaired environmental interpretation)
突发性意识模糊(acute confusion)
渐进性意识模糊(chronic confusion)
思维过程改变(altered thought processes)
记忆力障碍(impaired memory)
九、感觉(feeling)
疼痛(pain)
慢性疼痛(chronic pain)
功能障碍性悲哀(dysfunctional grieving)
预感性悲哀(anticipatory grieving)
有暴力行为的危险:对自己或对他人(risk for violence:self-directed or directed at others)
有自伤的危险(risk for self-mutilation)

Note

创伤后反应(post-trauma response)
强奸创伤综合征(rape-trauma syndrome)
强奸创伤综合征:复合性反应(rape-trauma syndrome:compound reaction)
强奸创伤综合征:沉默性反应(rape-trauma syndrome:silent reaction)
焦虑(anxiety)
恐惧(fear)

三、心理护理计划

(一)确定目标

目标确定的依据是心理护理诊断。目标可以是长期的,也可以是短期的。长期目标需要长时间(通常长于1周),而短期目标则可能只需数小时或几天就可达到。如"患者出院时焦虑程度由重度减至轻度"(长期目标)和"患者2天内焦虑程度由重度减至中度"(短期目标)。通常需要有若干个短期目标才能更好地实现长期目标。

(二)选择护理措施

选择护理措施一定要根据护理诊断中所确定的原因,如患者焦虑的原因是不了解手术结果,那么护士所采取的措施就是使患者弄清手术的结果,以减轻焦虑的程度。主要措施有以下几个方面。

1. 支持性心理治疗 这是心理治疗的基本技术,也非常适于心理护理。它具有支持和加强患者心理防御功能的特点,能使患者增强安全感,减少焦虑和不安。常用的方法有解释、鼓励、安慰、保证和暗示等。其中以解释最重要,做好解释工作,需要详细地收集资料,根据科学的原理,运用通俗易懂的语言。在解释时,尤其注意与整个医疗护理计划内容相符,如果与医生的意见不一致,易产生误会,使患者失去对医务人员的信任。解释还可以针对患者家属、亲友或单位领导,以取得他们的配合,甚至还可以动员已经被治愈的患者或有相同经历的患者现身说法,以提高效果。

2. 松弛训练 通过指导患者如何放松来消除紧张与焦虑的一种方法。护士指导患者在遇到严重的应激状态时,把注意力集中于躯体的某一部分,尽量使这部分肌肉放松,直至产生沉重和温热感,然后再把注意力引向躯体的其他部分。如此反复进行,可使心情平静,心跳规律,呼吸松弛而舒适,腹部有温热感及前额有凉爽感。

3. 治疗性沟通 一种使用沟通交流的技巧来达到治疗性作用的方法。在护理过程中,护理人员与患者的沟通非常频繁,这种沟通是有目的、以患者为中心的,故称为治疗性沟通。在治疗性沟通中,应注意沟通的方式尽量让患者感到舒适,尊重患者,态度真诚。在交谈中注意主动倾听,让患者倾诉自己的苦恼也可使其精神轻松、愉快。在治疗性沟通中,护士要确定互动的界限,因为这种关系和一般的社会关系不同,应维持一种比较客观的态度。在治疗性沟通中,护士以客观的态度来判断,以理智的态度来体会患者的感受并帮助患者。

四、心理护理实施

心理护理的实施过程总体上包括心理评估、诊断、计划、实施、评价几个方面。在整个过程中,要善于发现问题、研究问题、解决问题,并进行全程跟踪和有效监督。在实际护理过程中会遇到各种各样的问题,这些问题可以依据年龄维度来划分,也可以在性质上做大体归纳,主要包括手术前后的心理护理、急诊患者的心理护理、流行病的心理护理、病危或临终前的心理护理。

(一)术前心理护理实施过程

术前心理护理实施过程如下:首先依据医生诊断对患者进行调查和总体评估,迅速拟定初步的心理护理计划且积极认真执行,根据患者的反馈及时进行评价。具体而言,术前的心理护理包括以下内容。

Note

(1) 根据患者年龄、性格、经历、病种的不同采取不同方法，向手术患者详细讲解手术治疗的必要性、术后注意点等，通过心理护理，解除患者恐惧心理，使患者睡眠好、食欲增加，改善营养状况，提高机体的免疫功能。可以同时制订心理问题及程度的量化表来辅助观察和 记录。

(2) 做好家属工作。家属是一支不可忽视的社会力量，他们的情绪变化也会影响患者情绪，告知家属克制悲观情绪，指导他们对患者进行积极的心理安慰，有时会起到医护人员难以起到的作用。

(3) 护士要配合医生以适当方式将术前准备的目的、手术目的、意义及注意事项告知患者。与患者及其家属的交谈应该细致。这种方法要推广使用，因为一位术后患者的临床表现可影响其他术前患者的心理活动。细致的心理护理可使术前、术后患者通过相互鼓励而处于积极的心理状态。良好的术前心理护理是做好术后康复的基础。

(二) 心理护理的形式和过程

(1) 尽量掌握患者相关情况，仔细观察，细致交谈，建立良好的护患关系，做好观察和交谈记录，必要时以量表辅助调查。

(2) 换位思考及共情，并注意倾听、提问和表达。基本原则：①理解支持原则；②保密性原则；③疏导启发原则；④促进成长原则。

(三) 心理护理具体实施过程中应注意的问题

(1) 对心理护理中的心理问题应多做实质性和动态性的探讨，这主要体现在心理问题的准确判定上。有的护士对患者心理问题的判断具有很强的主观性，认为患有某种疾病的人都会有固定的心理问题，只需采取相同的心理护理即可，也有的护士从疾病的性质猜测可能的心理问题，或者和患者进行三言两语的交流就确定心理问题，或者被患者的言语行为所蒙蔽，淡化了严重的心理问题。而且，心理问题的确定大多在入院初期，但在随后的治疗过程中伴随疾病的发展(或者逐步好转或痊愈，或者逐渐恶化，甚至死亡)，患者认知和情绪会不断发生变化，新的心理问题也可能会产生，因此，对心理问题的判定要动态、及时、科学化。

(2) 心理护理效果评价方法要不断完善。医院现存的评价方法主要有两种：①护理部对患者满意度的评价；②执行心理护理的护士对心理指标的评价。

这两种评价方法都具有较强的主观性。科学的心理护理效果评价的方法包括量表评价、患者满意度评价、目标评价，并且三种方法不是孤立的，应根据患者的具体情况综合应用。

五、心理护理评价

(一) 评价心理护理疗效

评价是护理程序的一个部分，只有及时、客观地对心理护理效果进行评价，才能掌握对患者的心理问题评估的是否准确，实施后是否达到了预期目标，并根据评价结果不断地修改、调整护理措施，从而有效地解决患者的心理问题，提高心理护理质量。但怎样评价心理护理疗效目前尚无规范化的统一衡量标准及评定指标，心理护理效果的评价应包括一系列生理、心理指标的量化评定及患者的主观体验、满意程度、护理目标实现情况等方面。

1. 量表评价 量表评价是指护士借助心理测评量表来评定患者的心理健康状态，它是保证心理护理科学性、有效性的前提。临床常用的焦虑自评量表(SAS)、抑郁自评量表(SDS)、症状自评量表(SCL-90)、艾森克人格问卷(EPQ)等有较好的信度和效度及良好的自评效果。心理护理实施前后及过程中可有选择性地选用上述量表评估患者心理健康状况及情绪状态，将量表评价结果作为评价心理护理效果的依据，比较客观、公正。同时也便于护士准确了解患者心理健康状况及负性情绪性质、程度，采取有效的心理护理对策。

2. 患者满意度评价 患者的满意度是衡量护理工作质量的重要参照系数，因而可用患者满意度来评价心理护理的效果，尤其适合评价无意识心理护理的效果。如患者对护理工作满意，表明护患关系良好，护理人员的言行举止带给患者的是正面的、积极的影响。反之，则表明护理人员的言行举止带给患

Note

者的是消极的、负面的影响，应视为心理护理不成功或失败。

3. 目标评价 心理护理实施前针对患者心理问题制订相应的护理目标，通过评估患者的行为有无改变、目标是否达到来评价心理护理效果。如对焦虑、恐惧、抑郁等负面心理的患者，通过评估患者的情绪状态来评价心理护理的效果。

（二）影响因素

1. 护理人员自身素质因素 心理护理是通过护士的语言、行为、表情、态度等来影响患者心理，使其处于接受治疗的最佳心理状态。因此，护理人员自身素质对心理护理效果起决定性作用。

（1）政治素质：护士必须具备高度的责任心、充分的同理心，热爱护理事业、献身护理事业的敬业精神，急患者所急，处处关心患者，才能做好心理护理。当前由于市场经济的冲击，很多护士专业思想不牢固，工作中积极性不高，对患者态度不热情，语言生硬，言谈举止常给患者带来负面影响，影响心理护理效果。

（2）业务素质：心理学的理论与技术是科学实施心理护理的指南，心理护理的成败与否在很大程度上取决于护士是否较好地掌握了心理学理论和技术。患者的心态是千差万别的，同类疾病患者由于家庭、经济等不同，产生的心理问题也不同，因其自身人格结构的差异，心理承受能力也有所不同，这就需要护士依据心理学的理论和技术，对不同患者的心理问题做比较科学的分析，才能做到有的放矢地实施心理护理，达到预期目的。多年来，我国护士的培养一直以中专教育为主，大部分护校近几年才开设心理学课程，目前在岗护理人员大部分未接受系统的心理学课程学习，护理心理学方面知识缺乏、肤浅，技术不熟练，沟通技巧缺乏，不知道怎样与患者交流，不能正确客观地评估患者心理问题的性质、程度及原因，也就谈不上有针对性选择护理对策，这是影响心理护理疗效的主要因素。此外，多数护士心理护理意识淡薄，以为专门抽时间与患者交谈才是做“心理护理”，局限于“工作忙，没时间做心理护理”的误区，并未意识到“护理过程中护士的一切言行举止对患者都具有心理护理的效应”，因而，未能做到在患者面前对自己的职业行为加以积极调控，表情、手势、目光等运用较随意，无形中给患者增加心理压力，这是影响心理护理疗效的重要因素。

（3）心理素质：护理人员自身情绪的稳定对患者情绪起着潜移默化的作用，护士热情微笑服务，举止文静、态度谦和、操作认真，无形之中给患者一种圣洁的温馨和心理安抚，使其增加战胜疾病的信心，这本身就是一种良好的心理护理。反之，护士情绪不稳，喜怒无常，易使患者造成心理错觉，加重心理负担。护士由于工作量大，待遇低，加上频繁的轮夜班，身体及家庭生活受影响常导致情绪波动，甚至心理失衡。相当一部分护士自身存在负性情绪，心理调节能力不良，无法摆脱心灵深处潜在的焦虑不安，尽管主观上较努力，但却忽略了自身情绪反馈给患者产生的消极影响，影响了心理护理的疗效。

2. 时间因素 时间护理是指护理人员利用患者机体生理节律进行护理的一门新学科。生物学家研究发现，人体每天 9:00 至 11:00，16:00 至 17:00、19:00 至 21:00 精神活性较高，表现为精神振奋，喜欢与人接近，乐意回答和提出问题，处于最佳心理状态，此时进行心理护理，患者能较快进入角色。护士若能掌握患者心理状态与时间节律的关系，选择最佳时间为患者实施心理护理，必将起到事半功倍的效果。

3. 环境因素 随着医学模式转变，环境对人们健康的影响越来越受到重视，不良环境易使人产生紧张、焦虑等负性情绪，必将影响心理护理效果。因此，实施心理护理时应因人而异，选择安静、优美、舒适的环境以提高心理护理的效率。

4. 客观因素 患者的密切配合是做好心理护理的基础，若得不到患者的良好合作，即使护士对患者的心理问题有准确评估，选择了良好对策，最终也是“孤掌难鸣”“纸上谈兵”，难以真正获得实效。而患者对护理人员的信任程度及自身人格特征对心理护理疗效影响也很大。性格内向、固执、任性的患者心理护理疗效相对较差。此外，心理护理还受患者知识水平、接受能力及理解能力的影响。

Note

六、心理护理实例

（一）高龄产妇行剖宫产的心理护理

背景：患者，女，37周岁，自由职业。丈夫38周岁。两人结婚8年，患者2年前曾有小产史。4月2日因B超提示巨大儿，妊娠合并糖尿病收入本院。

患者主述疲乏无力、头晕、心悸，担心生产安全。焦虑，忧心忡忡，导致睡眠困难。情绪低落，烦躁不安。既往无重大躯体疾病。

1. 心理护理评估　通过观察患者的行为，对患者及其家属进行访谈，以及使用心理测验测评，全面了解患者的基本情况、不适应症、对手术的态度、家庭关系及经济状况，观察患者的个性特点，分析评估患者目前存在的心理问题。

2. 心理护理诊断

（1）焦虑：与高龄妊娠引起的母子健康受到威胁有关。

（2）抑郁：既往流产史及对产后并发症的担心。

诊断依据：生理方面表现为睡眠困难、心悸；情绪体验为担心、忧心忡忡。

3. 心理护理计划

（1）患者在入院1天内能说出引起焦虑、抑郁的原因，并能了解焦虑、抑郁对健康的影响。

（2）患者在住院1周内能恰当地宣泄焦虑抑郁情绪，减轻痛苦。

（3）患者在住院2周内能与他人建立良好的人际关系。

（4）患者在出院时能掌握有效的心理防御机制及应对技巧，增强处理压力及冲突的能力。

4. 心理护理实施

（1）建立良好护患关系：护理人员需充分了解产妇的性格特点、喜好、个人情况、心理特点以及生活习惯等，以便针对产妇的情况制订有效的护理措施。同时加强对产妇的健康教育，包括口头宣教、观看健康教育视频等，并耐心解答产妇或家属的疑惑，增加其对妊娠、分娩、剖宫产、并发症等知识的了解程度，并建立起良好、和谐的护患关系，提高其配合程度等。

（2）正确疏导，消除不良心理：高龄产妇心理承受能力通常会比适龄产妇差，且高龄产妇更容易产生严重的抑郁及焦虑。对此，护理人员应多开导产妇，可讲解一些高龄产妇行剖宫产后母子均平安的案例，以消除其顾虑，并帮助树立信心，从而增加产妇的手术安全感。

（3）教会患者积极应对：高龄产妇还容易产生顾虑重重、患得患失的负性心理，对此，护理人员应通过多种方式缓解她们的情绪，如装饰病房，多听音乐等；产前护理人员还需为产妇介绍手术过程、手术体位等知识，并讲解在生产中应如何与医生配合，有助于促进手术顺利开展，从而消除产妇的应激心理。

5. 心理护理评价　患者术后并未发生并发症，且心理状态（抑郁和焦虑评分）低于入院初期。患者情绪稳定、心情舒畅，焦虑、抑郁情绪明显减轻。

（二）慢性肾衰竭患者的心理护理

背景：患者，男，62周岁，企业退休职工。因高血压肾小动脉硬化引发慢性肾衰竭入院治疗。患者主述食欲不振、恶心、呕吐、腹胀；疲乏、失眠、注意力不集中等。情绪低落，烦躁不安。既往无重大躯体疾病。

1. 心理护理评估　当患者被告知慢性肾衰竭诊断时，常出现紧张、焦虑、甚至恐惧心理。通过观察患者的行为，对患者及其家属进行访谈，以及使用心理测验测评，全面了解患者的基本情况、观察患者的个性特点，分析评估患者目前存在的心理问题。

2. 心理护理诊断　如果慢性肾衰竭患者对这一疾病的相关知识缺乏足够的了解，那么患者更容易出现焦虑、抑郁等不良心理，容易胡思乱想，对心理和情绪的影响较差，对患者的治疗会产生负面影响，容易加速患者病情的恶化程度。

3. 心理护理计划

（1）护理人员首先需要对患者有更深入的了解，这样有利于对患者的实际心理状态进行更加准确

Note

的评估，与患者进行积极的沟通与交流，能够尽快建立起相互信任的一种护患关系，增加患者对护理人员的信任，使其能够敞开心扉，治疗期间遇到问题或者疑虑也能够及时告知护理人员，护理人员对患者的疑虑进行及时解答，消除其不良情绪，这种治疗方式会帮助更多的患者。

(2) 通过实施健康教育，可以使患者对慢性肾衰竭疾病有更多的了解，在了解的基础上，患者对治疗也会更加有信心，将自己的身体及心理状态都调整到最佳，这样治疗效果自然就会更好了。

(3) 护理人员在与患者沟通的同时，也不能忽视与患者家属进行交流。来自家庭及社会的支持对患者的治疗也是非常有帮助的，向患者家属讲解相关的疾病治疗知识，使其具有更大的耐心去照顾患者，对患者承受的痛苦更加理解，进而更好地给患者提供来自家庭、亲人的支持。

4. 心理护理实施

(1) 健康宣教：护士应详细告知患者慢性肾衰竭的发病机制、症状、治疗等相关内容，使患者对自身疾病有一个更加深入的了解，减少患者疑虑，同时，向患者展示典型的治疗案例，讲解治疗效果，让患者增强对自身疾病治愈的信心，从而在治疗过程中得到其全力配合。

(2) 心理疏导：护士应当用心和患者交流，和患者之间建立相互信任的关系，若在治疗的过程中，患者出现消极情绪，则需要依照患者的表现，进行一对一有针对性的心理治疗和疏导，在和患者沟通交流时，言行举止应该保持温柔、亲切，这样患者更加容易接受，也能够让患者体会到护理人员的关心与尊重。鼓励患者将自身真实的感受表达出来，从而防止其出现大的情绪起伏，让患者在情感上得到有力支持。

(3) 社会、家庭支持：家属是患者重要的支持者，护理人员需要对患者的主要家庭成员关系及家庭经济情况有一个大体的了解，然后做好患者家属的思想工作，使其认识到为患者提供支持的重要性，并要求家属给予患者足够的陪伴与关怀，对患者的日常生活给予照顾，让患者能够感受到家人的支持。来自家庭的支持对慢性肾衰竭患者的康复起着非常重要的作用，也有利于提高患者的生活质量。

(4) 提高患者的适应能力：护理人员需要对患者做好病房环境、医院制度、疾病知识的健康宣教，让患者能够尽快适应医院环境，帮助患者及其家属对慢性肾衰竭这一疾病有一个正确的认识，提升患者及其家属对病情变化的适应能力，在疾病发展的情况下，患者及其家属能够提前有一个心理上的预期，这样也能够防止其产生较大的情绪波动。

(5) 适当参加社交活动：在患者病情得到一定程度好转的时候应该鼓励患者适当地与同病室患者及护士、其他人员进行交流，开拓患者的视野，分散注意力，不要局限在有限的思维之中，这样有利于患者保持愉悦、轻松的心态，防止焦虑情绪的出现。

5. 心理护理评价 接受心理护理之后，患者的焦虑、抑郁评分与护理前相比，有了显著的降低，患者情绪稳定、心情舒畅，焦虑抑郁情绪明显减轻。

小　结

心理护理就是在护理过程中，护士运用心理学理论作为指导，通过其语言、行为、表情、态度、姿势等去影响和改变患者的心理和行为，帮助患者保持最佳心理状态。心理护理程序可以分为五个步骤，包括心理护理评估、心理护理诊断、心理护理计划、心理护理实施和心理护理评价。重点在于将心理护理的理论认识与心理护理的实践有机结合，难点在于理解心理护理诊断是护理诊断内容中的一部分，完整的护理诊断陈述包括三部分，即健康问题、病因、症状或体征，称 PES 公式，在护理工作中准确运用 PES 公式可以提高心理护理诊断的准确性。护士在对患者进行心理护理时，必须充分了解患者的心理活动，从患者的生理和心理两方面进行细致的观察，以自身的良好综合素质和精湛的护理技术给患者带来信任感和安全感，影响患者的心理和感知，重视对患者的全方面护理，让患者在住院期间感受到护士的关心和爱护，使患者能够适应自己的角色，以良好的心态积极主动地接受医生的检查和治疗，从而有效增强治疗的有效性。

Note

能力检测
答案

能力检测

一、选择题

1. 关于心理护理概念，以下叙述不确切的是(　　)。

A. 心理护理是指护士不拘泥于具体形式、可积极影响患者心理活动和行为的一切言谈举止

B. 心理护理是指护士处理患者现存的心理问题的过程

C. 心理护理是指护士处理患者潜在的心理问题的过程

D. 心理护理是指护士运用心理学知识和技术给患者关怀、支持和帮助，以使患者达成最适宜心身状态的过程

E. 心理护理仅指护士对患者进行的心理治疗

2. 心理护理的基本要素不包括(　　)。

A. 护士　　B. 患者　　C. 患者心理问题

D. 心理学理论及技术　　E. 患者亲属

3. 护士为取得患者的亲密合作，还应尊重患者的(　　)。

A. 个人尊严　　B. 社会地位　　C. 日常习惯　　D. 个人嗜好　　E. 以上皆是

4. 某神志清醒、正接受紧急救治的急性心肌梗死患者，目睹医护人员镇定自若的神情和井然有序的救治，依然圆睁双目、焦躁不安。此时该患者的最主要情绪反应可能是(　　)。

A. 过度焦虑　　B. 高度紧张　　C. 极度恐慌

D. 严重抑郁　　E. 创伤应激综合征

5. 心理护理的最终目标是(　　)。

A. 改变患者的不良行为　　B. 改变患者的负性情绪

C. 提高患者及家属对疾病带来的变化的适应能力

D. 促进患者的人格完善　　E. 改变患者的不良认知

6. 杨女士，46 岁，初次就诊，见到护士未主动说话，护士小刘在接待中发现患者表现出紧张情绪，护士小刘与患者沟通时应该做到(　　)。

A. 微笑和视线接触　　B. 询问患者用药史　　C. 询问患者症状

D. 倾听　　E. 以上都正确

二、思考题

王女士，25 岁，大学生，强直性脊柱炎就医。就诊时，医生发现患者患有肺结核，考虑到治疗强直性脊柱炎会对肺部造成影响，医生建议王女士治好肺结核后，再来治疗强直性脊柱炎。王女士认为医生不给她看病，随即心生不满，在门诊大声责骂医生护士。

1. 患者的内心感受是什么？

2. 怎样避免护患间冲突，建立良好护患关系？

(戴小诗)

Note

第七章　患者心理及护理

学习目标

掌握：患者的一般心理需要、患者常见的心理问题及护理要点、各类患者的心理特点和心理护理。

熟悉：患者角色的概念、患者角色的适应模式。

了解：患者的权利和义务。

本章 PPT

第一节　患者与患者角色

案例导入

张女士，40岁，因洗澡时意外发现乳房有肿块而到某基层医院就诊，医生初步诊断为“乳腺癌待查”，建议她到某上级医院进一步检查。经到某上级医院详细检查，最终确诊为乳腺癌，并转回基层医院做化疗。为此，张女士感到悲观失望，工作无精打采、生活得过且过、不配合医生完成治疗，病情日渐加重，癌细胞转移，最终出现自杀倾向，被护士及时发现救下，劝说其积极配合治疗。

问题：

(1) 张女士在住院期间有哪些心理问题？

(2) 针对张女士的护理问题我们应如何进行心理护理？

一、概述

（一）患者的概念

广义上的患者，指生理或心理上患有疾病的人。狭义上的患者，是指前来就医求诊的人。众所周知，生老病死是自然规律，但真正当一个人得知自己患了较为严重的疾病，而必须去面对的时候，患者会在原有心理背景的基础上产生各种各样的心理活动。在临床护理工作中，熟悉患者心理显得非常重要。

（二）患者角色

角色是社会期待的行为模式，每一个角色都有其特定的社会行为规范及行为模式。患者角色(patient role)又称患者身份，是处于患病状态中同时有求医的要求和医疗行为的社会角色，通过患病和康复的过程，与家庭、社会、医务人员之间产生互动。患者角色是一种社会角色，包括以下三点内容：第一，有生理或心理的异常或出现有医学意义的阳性体征；第二，应得到社会承认，主要是医生以有关医学标准确认其疾病状态；第三，处于患者角色的个体有其特殊的权利义务和行为模式。

Note

当一个人患病后，便获得了相应的患者的角色和身份，会享受到区别于其他正常人的对待，例如减轻工作量、不必承担相应的社会责任及家庭责任、可以获得相应的休息及照顾等。

二、患者的权利和义务

（一）患者的权利

当人患上疾病的时候，会成为社会的特殊人群，有其一定的心理需求，这些需求被社会认可为他们可以享有的权利，这是维持患者社会利益的标志。

1. 患者享有医疗权 作为患者有权得到医护人员及时的医疗诊断及治疗、护理的权利。

2. 患者享有隐私权及保密权 一个人一旦患病，为了能更快更好地治疗自己的疾病，不愿意把自己的病症、内心活动和感受告知自己的家人、朋友，我们医护人员要为其保密。当患者将曾患的疾病、家庭史、婚姻爱情史等相关隐私告知我们时，我们也应为患者的隐私保密。

3. 患者有知情同意权 当患者询问其患病期间所有相关的诊疗和护理时，我们应将真实的情况告知患者，涉及一些需要患者选择的治疗时，应询问患者意见，取得同意后方可执行。

4. 患者有选择权 患者在诊疗护理过程中出现需要取舍的时候，患者有权利选择相应的治疗护理过程。

5. 患者有监督和投诉权 患者在诊疗和护理过程中，对于不尊重患者权利和不负责任的医护人员，患者有权利监督和到相关部门进行投诉。

6. 患者有民族习惯和宗教信仰自由的权利 患者在住院期间，医护人员应当尊重患者的民族习惯及信仰自由。

（二）患者的义务

1. 有如实陈述病情的义务 患者在医务人员诊断疾病的过程中不可隐瞒自己的疾病史、过敏史等，应根据医务人员的要求告知真实的病情变化。

2. 有配合医疗机构和医务人员进行一切检查治疗的义务 为明确疾病，医务人员往往需要进行相应的检查，患者应配合医务人员的要求完成检查及治疗。

3. 支付医疗费用及其他服务费用的义务 医务人员在给患者进行诊疗和护理的过程中会产生相应的费用，患者有义务缴纳为其诊疗而产生的费用。

4. 有尊重医务人员的劳动及人格尊严的义务 在为患者诊疗的过程中，患者应当尊重医务人员的劳动及人格尊严，不可随意辱骂或重伤医务人员等。

5. 有遵守医疗机构规章制度的义务 患者在诊疗过程中应当遵守医院的相关规章制度，不可随意违规。

6. 有不影响他人治疗，不将疾病传染给他人的义务 患者在诊疗过程中不可将传染病传给他人，如果患有传染病应到相应的科室诊疗。

三、患者角色适应模式

从能履行社会责任的常态角色转换为患者角色需要一个适应的问题，在角色适应中患者可能出现一系列角色转换不适应的临床表现，分析和认识患者角色的变化，有利于护士对患者开展心理护理工作。

（一）角色行为缺如

角色行为缺如指患者未能进入患者角色。主要表现为意识不到自己生病了，或者知道自己患病，但是潜意识否认自己生病，其产生的原因很多，例如，患者可能怀疑医生的诊断，忽视自己患病的严重程度。患者拒绝就医或者仍然从事社会角色，但是由于疾病的影响，劳动、生活效率低下，同时疾病得不到治疗，导致病情加重甚至发生死亡，角色行为缺如的患者往往不能很好地与医护人员合作。

（二）角色行为冲突

患病后的个体应以患者角色为主，这时候原来承担的社会角色应当暂时消退，同时社会责任不需要履行，但是患者往往不愿意或者不能放弃原有的角色，不能进入患者角色安心休养，此时患者就会出现心理冲突，表现为焦躁不安、烦躁等，干扰其进入患者角色，不利于疾病的康复和其他角色的社会功能的发挥。

(三) 角色行为强化

角色行为强化指患者安于患者的角色，虽然此时患者的躯体疾病已经好转，但是患者此时仍然沉浸在患者角色所带来的便利中不愿意去承担相应的社会责任，依赖心增强，希望得到家人和朋友的关注，小病大养。

(四) 角色行为减退

患者角色行为减退与角色行为强化的情况完全相反，它主要表现为患者的疾病并未完全消退，但是由于强烈的情感需求或者是社会责任、义务的吸引，患者不顾自己的病情而从事不应承担的活动。

(五) 角色行为异常

患者由于受到疾病的折磨而产生悲观、失望的心理，对周围环境漠不关心，同时行为也出现异常，例如，出现攻击行为或者病态固执等，甚至拒绝有效的治疗方案，医护人员如果不尽快进行行为干预，严重者可因抑郁和悲观而导致自杀。

(六) 患者角色隐瞒

患者角色隐瞒是指由于某些特殊原因使得患者不能或者不愿意承担疾病所造成的影响和后果，所以患者往往采取隐瞒疾病的真相。例如，艾滋病患者害怕社会歧视，要求对自己角色保密，还有些乙肝患者为了宽慰家人，而隐瞒自己的病情不让家人担心。

(七) 患者角色假冒

患者角色假冒指患者并没有患病，但是为了逃避某些社会责任或者义务，或者为了获得某些利益，而采取假冒患者角色的行为。例如，有些患者不想上班又想获得工资，选择装病的方式假冒患者。

患者角色的变化，我们医护人员应当对此有所理解和思想准备，尽量创造条件让患者适应角色转换。

第二节　患者的一般心理需要及常见心理问题

一、患者的一般心理需要的主要内容与特点

临床医生更多注意到的是患者的情绪和行为，患者的一般心理需要常被医护人员忽视。疾病使人对需要关注的焦点从社会生活层面更多地转移到自身，患者对自我实现的需要会暂时受到压抑，而对生理、安全、归属与爱的关注会上升到主要地位。古希腊名医希波克拉底曾说过："了解什么样的人得了病比了解一个人得了什么病更为重要。"患者的一般心理需要包括以下几点。

1. 生理需要　生理需要是人的最基本的需要，求医的主要目的是解除生理和精神上痛苦和威胁。在迫切康复愿望的驱动下，患者往往希望医院为自己安排最好的医护人员，用最好的诊断治疗手段，在最短的时间内治好疾病。患者若住院，在饮食、医院空气气味、噪声、便所、睡眠环境等方面都可能出现不适应现象，医护人员应尽可能做出努力，尽量满足患者的基本需要。同时医护人员应切实增强自身素质，充分利用医患沟通技巧，多与患者沟通，为患者提供正常、畅通的信息渠道，增强患者对医护人员的信任感，使其能够积极配合治疗，为疾病的顺利康复奠定基础。

2. 确保安全的需要　安全是在人的生理需要获得满足后体现个体生存本能的需要。一般而言，人越是在安全受到威胁的时候，对安全的需要就越强烈，这也就是人在病情严重时特别关注自身安全的原因。出于对自己生命安全关心的需要，患者对所服药物的性质、副作用，对手术的范围、方式、手术风险、术后对生理功能的影响及容貌的影响都十分关注。医护人员要增强责任心，尽可能避免影响患者安全

Note

感的一切行为，使用任何诊疗手段之前做好解释工作，以消除患者的顾虑，使患者放心。

3. 爱与归属的需要 对于住院患者来说，远离了家庭和工作岗位的亲朋好友，一时之间丧失或减弱了各种社会角色，加上疾病的痛苦和折磨，他们会产生强烈的归属动机，即使平常意志坚强的人在这种情况下也难以自控地表现出情感的脆弱，出现情绪不稳、容易激惹等现象，患者往往比任何时候都渴望家庭、社会及医护人员的支持，对亲友是否探视，医护人员态度如何都特别在意。一方面他们需要得到新环境人群的接纳、认可和欢迎，需要有人与之“同病相怜”“患难与共”；另一方面他们又特别关心家庭和工作单位的情况，很想了解家庭成员和同事的有关情况。从新的医学模式的要求来看，医护人员充分利用查房、巡视的机会多与患者沟通，表达对他们病情、生活起居的关心不仅仅是义务，还是工作职责和任务。同时医护人员应帮助患者协调好病房及病区小群体的人际关系，使其能在温馨和谐的人际氛围中克服不良情绪，驱除孤独、自卑心理，树立战胜病魔的坚强信心，促使疾病能尽快康复。

4. 尊重的需要 在患病前，患者都扮演着一定的社会角色，或为领导干部、技术人员、老师、经理，或为人父母、兄长等，有自己的社会地位、荣誉和业绩，受人尊重，一旦进入患者角色时，原来的那些角色都暂时被免除或被忽视，变为一个普通的“病号”。原有的能够满足尊重需要的途径会暂时缺乏，在这样一个角色转变过程中，患者对别人对他的尊重情况较为敏感，医护人员以床号来代称患者的姓名，经常用命令式的口气跟患者讲话，其自尊心容易受到损害。因此，医院要建立完善的医疗制度，规范医护人员的行为，使之平等、礼貌、和蔼地对待每个患者，建立良好的人际关系，使患者有被尊重的感觉，这对疾病治疗效果具有重要而积极的意义。

总之，医护人员应仔细观察患者的情绪和行为，确切了解患者的心理需要，然后根据患者心理特点加以引导，尽可能地满足患者的这些心理需要。切忌对一些有“越轨”行为的患者采用简单对抗的处理方式，如“停药”“令其出院”“转病房”等。每个医护人员都要清楚地认识到，了解、满足患者的需要，是做好临床医疗工作的一个基本要求。

二、患者常见的心理问题与护理

患者常见的心理变化是在个体由原来的社会角色转化为患者角色的过程中发生的一系列心理现象，这样的心理现象往往是由多种原因造成的，但是无论是患者本身存在的疾病造成的心理问题，还是由于患者在疾病康复过程中心理转换而发生的心理问题，都会对疾病的康复造成影响，而且由于个体的差异与疾病的种类不同，每个个体所产生的心理变化、在疾病不同阶段的心理变化都是不一样的，所以医护人员应及时了解个体的心理改变，及时对患者进行心理干预。

（一）择优

患者为了满足自身对安全的需要，在确定自己患病之后，为了获得更好的治疗与护理，往往会选择到大城市的大医院进行治疗，甚至有些患者会在了解医院信息后，要求选择特定的医生为自己治疗。有关调查结果显示，80%的患者所患的疾病在当地医院就可以治愈，疑难杂症只是所患疾病中的一部分。患者的选择往往受到很多因素的制约，如患者的家庭经济情况、患病后家庭生活等相关因素。但是无论是什么情况，患者在选择救治的时候都会倾向于权威性更强，医疗水平、环境、设备、医护人员业务水平更优越的医院，这个过程就是患者择优的过程。

（二）焦虑

焦虑是指对预感到即将来临的危险产生的一种情绪反应。一般分为期待性焦虑、分离性焦虑、阉割性焦虑三种类型。

1. 期待性焦虑 由于对疾病的不明确，患者对自身患了什么病、疾病的性质和程度、疾病的预后状况都不了解，一些新入院的患者往往期待医护人员能尽快给予自己救治和护理，从而产生期待性焦虑。

2. 分离性焦虑 入院后新的环境与原有的生活完全不同，住院期间按照医院的规章制度不能与家人、朋友在一起，环境的分离、家人的分离都会使患者的情绪出现波动，尤其以老年人和儿童表现明显。

3. 阉割性焦虑 阉割性焦虑是一种自我完整性受到破坏，对预后的不适应所产生的一种心理反应，尤其以手术患者的表现最为明显，例如直肠癌术后的患者，他们需要将原本的肛门切除，用回肠做成

Note

人工肛门替代原有的生理功能，所以在此过程中患者往往感觉原有的生理功能被改变，表现出情绪低落、忧心忡忡等焦虑症状。

患者的焦虑既可能是由于其对疾病的认识不足，也可能是由于疾病导致患者出现的一系列临床表现而产生不安。大多数患者表现出焦躁不安、注意力不集中、辗转反侧难以入睡。引起此症状的主要因素：对疾病的病因不清楚、对疾病的预后不明确，过分担忧。既想了解疾病又害怕知道的矛盾心理，导致患者会反复询问，过分担忧，由此产生焦虑。常表现出自主神经系统亢进的临床表现。例如，呼吸加快、心跳迅速、血压升高、多汗、瞳孔放大等。此时患者情绪激动，易激惹。护士可了解患者焦虑的原因，多安慰患者，将疾病治愈的案例介绍给患者，加强病友间的交流，适当运用放松疗法、宣泄疗法等缓解患者的焦虑情绪，使患者早日康复。

（三）抑郁

抑郁是一种忧愁无法缓解的消极情绪状态，它往往是因丧失或可能丧失而引起的消极认知。大多数患者都会有不同程度的抑郁状态，临床上多见于危重患者，这是由于其心理应激的失控、自我价值感的丧失、自信心降低造成的。造成抑郁状态的原因很多，分娩激素的变化、病情加重、患者本身患有心血管系统疾病等，均可能造成患者出现抑郁状态或者抑郁加重。患者抑郁情绪的表现多种多样，有的性格开朗患者变得沉默寡言，有的患者对治疗失去信心，不愿意配合医生治疗，有的患者回避医护人员及家人的关心。所以护士要特别关注情绪突然变化、不愿意配合、表现出漠不关心的患者，应加强关心、用高度的责任心和同情心温暖患者，帮助患者树立战胜疾病的信心，消除负性情绪。

（四）孤独

孤独也是患者常见的心理问题。患者住进医院，离开原来的生活、工作，面对完全陌生的环境，接触陌生的人，与医护人员交流机会少，对疾病惧怕而不敢询问医护人员等，都会产生一种强烈的孤独感，临床上此类患者表现为整夜难眠，渴望亲人的关注，或者有的患者沉默不语自我封闭。有的患者表现为反复呼叫护士，渴望与人交流等。护士应让患者尽快熟悉环境，介绍同病室的病友，告知家人多探视，增强巡视，适当在病室内安排一些活动加强病友的交流，尽可能地减轻患者的孤独感。

（五）恐惧

某种具体而明确的危险可引起个人的惧怕感。患者住院期间由于医院紧张的气氛、检查手段可能存在的危害等消极的暗示都会让患者产生恐惧的心理，特别是一些亲眼看见或者经历过危重抢救的患者，更加会产生恐惧的心理。某些患者对带有危险性的检查和治疗，对诸如癌症等预后不良的疾病均可引起强烈的恐惧反应。由于恐惧，患者会产生一系列的临床表现，如血压升高、脉搏加快、面色苍白等，有些患者甚至会出现啼哭、颤抖、易激动等行为。医护人员应为患者提供有效的心理护理，加强心理指导，对于疾病的相关信息应及时全面地告知患者，表现出特有的临床专业性，必要的时候可以运用心理战术，帮助患者克服恐惧心理。

（六）退化

患者患病后会出现行为退化的临床表现，其行为的表现往往与年龄和社会身份不相匹配，有时候会表现出不可理喻的行为，特别是老年患者，高度以自我为中心，不考虑其他人的感受，强迫家人和朋友以患者自身的意志为转移，要求家人放弃社会责任来陪伴，表现出易激怒、要求增多等。包括日常能料理的事情，此时也需要家人或医护人员的照顾，过分依赖他人，情绪不稳定、反复无常。还有些患者对自身身体状况过分关注，一点不舒服就想象成疾病恶化，特别敏感。此时医护人员应该对患者耐心解释、给予关心，将疾病的变化及时反馈给患者，鼓励患者做一些力所能及的事情，日常生活尽量自理。

（七）自尊

患者虽然身体遭受了疾病，但是仍然渴望受到他人的尊重，此时一些自尊心强的患者的表现就特别明显。生病后，患者的衣食住行往往需要他人的照顾，自我价值感降低、自我评价低、容易产生挫败心理，在意他人的看法，敏感，斤斤计较，甚至产生愤怒情绪，有时他人一个不经意的眼神，患者都会觉得受到伤害，所以医护人员要注意保护患者的自尊心，注意不要在私下或公众场合讨论患者病情，不可直接

Note

用床号代替患者姓名等，做一些特殊检查时注意保护患者隐私，以高度的责任心耐心护理患者，从而使患者感觉受到尊重和重视，可以安心治疗。

（八）否认

否认心理主要是患者对疾病产生否认，不愿意承认自己患病的事实。很多患者是在没有任何思想准备的前提下突然得知自己患了疾病的，对医护人员的诊断难以接受，极力否认，往往会以自己的主观感觉来否认疾病的发生。还有一些患者则是在接受自己患病的基础上否认疾病的严重性，对医生的诊断半信半疑，产生不遵从医嘱的行为。医护人员在得知患者极力否认的时候，要耐心、细致地解释，劝说患者配合医生治疗，尽力促进疾病的康复。

（九）过高的期待

患者生病后往往期望能尽快治愈，早日出院，对医护人员有过高的期望，甚至一些癌症晚期患者觉得只要遵医行为规范，一定能痊愈。但是实际情况可能是患者在严格遵医行为后病情仍得不到改善，甚至有些患者病情加重，进而使得疗效不佳的患者采取消极的态度抵制诊疗甚至拒绝治疗。还有一些患者对医护人员的态度充满期待，希望护士能多关心自己，多与其交流，但是医护人员工作量较大，更多的时候医护人员可能是来去匆匆，只注意到疾病的变化而忽视了患者的心理期待，导致医患纠纷产生。所以对于这样的患者，护士应将病情的真实情况告知患者，态度积极，做好说服解释工作，让患者了解具体的治疗方案，使患者理解疾病的治愈需要时间，增强患者的信心，战胜疾病。

知识链接

自我效能对慢性病患者用药依从性的影响

自我效能是指对自己是否可以对某种行为的成功做出主观判断，也指个体对自己实现特定领域行为目标所需能力的信心或信念，简单来说就是自我感觉良好，预计自己可以胜任这个任务。自我效能由美国斯坦福大学的心理学家阿尔伯特·班杜拉在 20 世纪 70 年代首次提出，目前正在被广泛应用于医疗保健、管理、运动等领域。

有许多人用了很多的观点来诠释慢性病患者的用药依从行为，在此项研究中，我们可以发现自我效能对其产生的影响被广泛认同。研究显示，自我效能越高的患者，其血压控制效果越好，而自我效能较差的患者，其血压往往呈波形变化。当然影响用药依从性的因素不仅包括自我效能，还与患者的家庭支持系统、知识层面、经济能力等因素有关。但是可以从慢性高血压患者的自我效能中得出：自我效能对慢性病患者能否坚持服药有很重要的预警作用，已经被临床采用，主要用在预测慢性病患者的用药依从性的问题上。

第三节　各类患者的心理与护理

一、手术患者的心理护理

手术作为当前治疗疾病主要的方法之一，已经在医院广泛地使用，无论是什么样的手术，对患者来说都是强烈的刺激，由此患者会产生一系列的心理应激反应。手术给患者带来了希望的同时，也会对患者带来许多创伤与后遗症，严重危害机体的安全。由此，护士应及时了解手术患者的心理特点，采取相应的心理护理措施，减轻患者的疼痛，消除患者消极的心理状态，使患者顺利康复。

（一）手术前患者的心理反应

国内外的学者研究结果发现大多数患者在手术前最常见的心理状态就是焦虑，占 80%左右，国外

Note

的一些研究机构通过研究患者焦虑程度得出患者在入院 24 h 内其焦虑程度是最高的，经艾森克人格调查表(EPI)测查，情绪不稳定者焦虑程度高，而且焦虑持续的时间相对长，一般至少需要 5 天甚至更长时间。而国内关于这方面也进行了相应的研究，相关研究得出：患者因为对手术缺乏相应的了解，所以忧心忡忡，既期待手术能治愈疾病又担心手术预后，这方面的因素占到了绝大多数，离开家庭环境进入医院环境也使患者对医院环境产生恐惧。

患者对手术的效果怀疑，对手术没有信心，一般来说，女性、儿童、情绪不稳定、性格内向、文化程度较高的人，心理反应更加强烈，表现出焦虑、辗转难眠，当然，也与患者的病情有关。患者的病情越严重，其焦虑程度越重，而病情相对较轻的，焦虑程度没有那么重。越临近手术日期这种情绪的反应就会越明显，患者主要表现为心慌气短、心跳过速、血压升高、大汗淋漓、颤抖、血压下降、坐卧不安甚至休克。

其他方面的因素，包括患者对医务人员的择优，手术前患者会四处打听医护人员的情况，根据自己的实际情况选择技术经验好、护理水平高的医护人员为自己诊治，担心治疗费用，手术后害怕影响今后的工作、学习和生活等。消极情绪反应过度，必然会干扰手术及预后，但是如果手术前完全没有焦虑，手术后效果也不会特别理想。

手术前焦虑的程度与手术后效果之间存在着 U 形的函数关系。也就是说手术前焦虑水平比较高或者很低的人，手术后的心身反应越大而且由此会影响其身体恢复，恢复得比较慢，预后效果不佳；手术前焦虑水平中等者，手术后预后效果则是最好的。研究得出：焦虑水平高的，往往痛感及耐痛能力降低，从而在手术中或手术后感受到更强烈的痛苦，因此对手术的效果自我感觉不好。手术前焦虑水平低的患者，在心理上采取了逃避的对应应激，缺乏相应的心理准备，所以容易将实际的手术痛苦体验当作一种严重的打击。而只有手术前焦虑水平中等的患者，在心理上已经将手术带来的种种状况和手术后可能出现的情况均认真考虑好，有完全的心理准备，所以能更好地适应手术和手术后的种种状况，身体也能在自己的预想下恢复健康。

（二）手术后患者的心理反应

从研究结果显示，手术前焦虑程度越高的患者，其手术后仍然处于一种较高的焦虑状态，Corney 曾研究过 106 例患有子宫癌和卵巢癌的患者，研究发现这些患者手术后大多出现了严重的手术后抑郁和性心理障碍等现象。而且一般重大手术都有引起身体部分功能丧失的可能。患者首先因治愈了疾病，心身状态放松，表现出疾病解除后的轻松感，能积极配合治疗和护理。但是手术让患者躯体完整性受到不同程度的损伤，此时患者由放松状态转换为消极状态，患者往往不能自主活动，伴有切口疼痛，导致出现代谢障碍，所以很多患者产生了焦躁不安的情绪。常见的心理障碍主要有以下几种。

1. 手术后意识混乱 此现象一般出现在手术后 2～5 天，患者表现出意识不清，思维混乱，一般 1～3 周症状就可消失，但是有少数患者会发展成抑郁症。

2. 手术后心理压力过重 一些有多次手术经历久治不愈的患者，因手术后丧失生活自理能力、工作能力，需要长期卧床等因素，严重者会引发心身障碍，悲观自责、绝望无助、消极厌世甚至有自杀行为。

3. 手术后的抑郁状态 此症状多是因为躯体完整性遭破坏引起的，如乳腺癌切除术，截瘫、器官移植等。患者的主要表现为沉默不语、活动抑制、疼痛、食欲减退和失眠等，严重影响伤口的愈合，对手术后的康复极为不利。医护人员要及时关注，给予同情支持，帮助患者建立信心。

（三）手术前患者的心理护理

手术前患者的心理状态往往存在个体差异性，但是只要是需要手术的患者都会产生不同程度的焦虑、恐惧、紧张等情绪反应，害怕意外，恐惧死亡、残疾或者是毁容等。对患者来说无论手术是否重要和手术大小如何，均是较强的刺激。患者意识到了这种紧张刺激，就会通过交感神经系统的作用，使肾上腺素和去甲肾上腺素的分泌增加，引起血压升高、心率加快，护士应及时有效地进行心理护理，消除患者的焦虑情绪。

(1) 介绍手术的治疗方案的信息：许多患者临上手术台时出现四肢冰冷、脉搏细速，血压下降等生理反应，往往是因为对手术的认识不足，护士手术前应对其进行心理辅导，认真听取患者的要求和困惑，向患者及家属详细交代病情，阐述手术的重要性、必要性和安全性，运用专业知识向患者解答疑问，使患

Note

者获得安全感。而对于一些心理压力较大、表现焦虑的患者，使其了解主治医生是在反复研究其病情的情况下确定的最佳手术方案，并突出强调患者自身在手术中的有利条件等，使患者深感医护人员对手术是非常认真负责的，增强患者的安全感。

(2) 运用恰当的语言，使患者感觉轻松，缓解其紧张情绪，并在相对轻松的环境下介绍手术的真实场景及体感，再让患者参观手术后观察室，介绍手术后相应的护理措施的具体内容。这些心理上的准备，对控制手术中出血量和预防手术后感染都有很好的指导意义，并可使患者正视现实，稳定情绪，顺应医护计划。可以请同病室的病友将其治病的过程及预后的状况介绍给手术的患者，提供相关的信息，解答患者的疑惑。

(3) 应用行为控制技术：手术效果与手术前焦虑程度有很大的关系，常用的焦虑行为控制技术有放松训练、深呼吸，能有效对抗焦虑。

(4) 排解压力，护士应鼓励患者将内心的真实感受说出来，并告知患者的家庭支持系统，多探视，多与患者交流，缓解其焦虑状态。

(5) 手术室的环境：患者离开病房进入手术后，对手术的紧张氛围极为敏感，为减轻患者的焦虑情绪，手术室要整齐清洁，手术器械在患者麻醉后打开，不要有血液等刺激物。手术室单人单间，不宜几个手术台并排排列，以免产生消极暗示。手术中医护人员大方得体，应对自如，态度亲切和蔼，细心观察患者的心理变化并给予及时的心理护理，增强患者的安全感。手术中一旦发现病情变化或出现意外，医护人员要沉着冷静，不可慌张失措，以免给患者造成恐惧和紧张的心理压力。

（四）手术后患者的心理护理

1. 及时反馈 手术后患者的心理护理往往依据患者具体的病情变化和心理状态采取具体的措施。当患者一回到手术后室或从麻醉中苏醒过来时，医护人员应以亲切和蔼的态度告知手术已经顺利完成，稳定患者的情绪，并向患者多传达好的消息，例如手术顺利完成，没有发生相应的并发症等。

2. 缓解疼痛 患者手术后由于切口的原因往往会有痛苦的现象，有的患者会表现出来，有的患者则选择默默忍受，护士应从患者的行为举止中及时发现患者的问题，并报告医生，采取相应的处理，缓解患者的疼痛状态。

3. 克服消极情绪 手术后有一部分患者会出现不愿与人沟通、不愿活动、易怒、食欲不振及失眠等抑郁情绪和反应，应主动关心和体贴他们，生活不便之处要细致照顾，让患者认识到手术已顺利完成，要早日恢复健康。对预后不良的患者、手术后部分机体生理功能丧失或可能致残的患者，手术前要向其解释清楚，并给予同情、支持，鼓励患者积极对待人生，承认现实、接纳现实。

知识链接

“心理手术”——手术前焦虑干预

准分子激光治疗近视手术全过程大概需要 15 min，但是真正意义上的单眼激光操作只需要 30 s。医生首先要将患者眼表麻醉，用器械撑开眼睑，切下约 130 μm 的角膜瓣，暴露角膜基质，用激光切割、修边，再将角膜瓣复位，一般 1 天之后角膜组织就会自动愈合。

大多数患者对手术都有危险、疼痛、血腥等印象，在手术前表现出焦虑、害怕，甚至晚上失眠，为了缓解患者的紧张情绪，上海某五官科医院特意为眼科手术患者推出了一项新服务，前期可以观看手术过程以消除患者恐惧、焦虑的情绪。

一位患者安静地躺在病床上，透过玻璃窗有数名近视患者在指定的区域目睹了一场准分子激光治疗近视手术的全过程。与里面正在真正接受手术的患者不同，这些患者接受的是一种特殊的“心理手术”。

某女性患者完成了手术前的检查，具体的手术日期还没有确定。她说：“我有时会担心自己为了爱美冒险手术，眼睛会不会因此失明？”她提心吊胆好几天了，但观看了 15 min 的手术过程后感觉轻松了不少。

Note

4. 帮助患者做好出院准备 手术后大多数患者就可以出院回家，但是有些患者可能在手术后需要回家进行功能锻炼，此时护士应及时向患者讲解功能锻炼的内容及注意事项，对于一些手术带来大创伤的，例如切除子宫、截肢的患者，护士应多关注其心理变化，给予心理指导，鼓励患者进入新生活。

二、传染病患者心理特点及护理

（一）传染病患者心理特点

传染性疾病是指由病原微生物侵袭人体、感染人体后产生的具有传染性并且在一定条件下可造成大范围流行的疾病，简称传染病。患者确诊感染传染病后，不仅需要承受疾病对身体的侵袭，还会因传染病的临床特点使患者的心理需求无法满足，更重要的是成为威胁他人健康的传染源。患者的心理变化极为明显，主要表现为以下几个方面。

1. 愤怒与内疚 传染病传播途径多种多样，一旦患病，有的患者责怪自己大意，产生愤懑不平的情绪并且怨天尤人，怨恨其他患者把疾病传染给自己；有的抱怨社会和政府疏于管理；有些严重的还会出现过激行为，报复社会及他人，造成恶劣的影响，例如，由于其他疾病在治疗的过程中输血输液而感染艾滋病的患者会觉得社会监管力度不够，造成自己患有恶性传染病，进而产生憎恨社会的现象，报复社会。另外，传染病患者担心将疾病传染给自己的家人、朋友尤其是孩子。所以多数患者经常忧心忡忡、焦虑，心理始终处在不平和忧虑之中，无法严格执行隔离制度，不能安心配合医护人员住院治疗。

2. 孤独与自卑 为了达到杜绝传染源、保护易感人群的目的，通常会将传染病患者的活动限制在一定范围之内，施行隔离，并且探视要按照规定时间进行，患者不能经常与家人朋友见面，心理负担较重。例如，探视肺结核患者时必须戴口罩、穿隔离衣，儿童和体弱多病者禁止探视肝炎患者。因此，有些患者在被隔离后，感觉与他人的心理和行为距离加大，自己感觉被疏远、被抛弃，成了他人“望而生畏”的人，遭人嫌弃，自我价值丧失，产生自卑自怜的心理反应。患者生活单调乏味，爱的需要、社会交往的需要无法满足，精神空虚无聊，易产生孤独感。

3. 急躁与敏感 很多传染病具有病程长、治愈率低、易产生后遗症等特点，患者常因病情不能迅速好转而烦躁不安，因病情的反复而苦恼不已，期盼医护人员妙手回春。由此产生一系列不良情绪反应，急躁与敏感较为突出，有些患者求医心切，对周围相关的治病信息，如自我感觉、相应的检查结果、药物的疗效及不良反应等特别敏感，甚至四处拜佛求神，寻找灵丹妙药和民间偏方，以获得心理支持，战胜疾病。

（二）传染病患者心理护理

传染病不仅侵袭患者的身体健康，威胁其生命，还会以各种各样的途径将疾病传播给他人，既给患者带来了身体上的伤害，也会影响患者的正常生活和人际交往。

1. 讲解相关知识，增强对疾病的认识 传染病患者不仅自己要忍受疾病所带来的痛苦，还要承受因隔离治疗而产生的自卑、孤独、痛苦、愤懑等不良情绪的折磨，所以患者往往易激惹、脾气暴躁，不容易与人相处。医护人员应当及时了解传染病患者的心理活动特点及其情绪变化，针对不同患者的具体情况给予理解和同情，耐心给患者解释患了传染病并不可怕，只要积极配合医生的治疗是可以治愈的，但是一定要给患者讲清楚隔离的重要性，指导患者积极适应暂时被隔离的生活，例如非典时期，许多发热患者被隔离起来，但是只要积极配合医生治疗，症状解除后便可以正常生活。

2. 掌握患者性情，及时有效沟通 针对部分传染病患者因病程长、难根治而产生的急躁、悲观、敏感、猜疑等心理和情绪特点，医护人员首先应使患者安下心来积极治疗，并且耐心细致地讲述传染病的病程发展规律，另外针对传染病患者由于被隔离而导致社会交往减少的特点，加强医护人员和患者之间的沟通与交流，沟通过程中使患者感到真诚、温暖、可信、可亲、可敬，医护人员的言行会让患者感到医护人员是其精神上的依靠。当进行某项处理时，注意讲清楚目的和意义，尽量消除患者的顾虑和猜疑。

三、重症监护患者心理与护理

（一）重症监护患者的心理

重症监护患者通常起病危重而且急骤，症状明显，因而需要紧急抢救，此类患者心理反应非常突出，

Note

随时都有死亡的危险。他们迫切希望得到医护人员的救治，挽救生命。重症监护患者比较常见的心理反应及表现有以下几个方面。

1. 情绪激动 由于起病突然或病情凶险，患者往往缺乏足够的心理准备，出现复杂而强烈的心理反应，情绪不易控制、理智不足等。例如，发生车祸的患者，入院时患者神志清醒同时感受到了紧张的抢救气氛，再加上看到医护人员严肃的表情，听到仪器发出的各种声音，都会让患者出现极度的害怕、恐惧、焦虑等不良情绪。有些患者一见到医护人员，就求助般大呼小叫，并伴有纠缠医护人员的行为，以期盼得到及时准确的救治；有些患者则激惹性增高，不能自控，稍有不顺心便大发脾气；有的患者及其家属甚至无视必要的秩序，一味强调自己应优先就诊的理由，甚至与医护人员或其他患者起冲突。

2. 认知障碍 重症监护患者就医时，其认知活动狭窄，高度紧张地关注自身健康问题，对任何自认为有可能影响康复的细节都十分敏感、计较，对周围其他事物的判断更多地依靠主观感受，会通过医护人员的言语、表情来判断自己的病情变化，因此很容易出现认知错误。患者在此高应激状态下，易出现典型的应激反应，例如心肺功能衰竭的患者本身由于自身疾病折磨比较痛苦，再加上感受医院人员凝重的表情，所以会产生悲观失望的情绪，注意力较多局限于自身病情变化，表现为敏感、多疑、对事物的认知能力下降。

3. 意志减退 因患者的个体差异表现不同，重症监护患者的认知、情绪等方面的变化也会不同，但是患者的知、情、意是完整的统一体，当疾病出现不同变化时其意志、行动也会发生明显变化，一般都表现为自我约束力减弱、独立性下降、依赖性增强等。例如有的患者对亲人及医护人员态度冷漠、回避；有的患者本来是很有主见的人变得优柔寡断、犹豫不决；有的患者自感生命已到尽头，不配合抢救和检查，为了减轻家人负担甚至会产生自杀等念头。

（二）重症监护患者的心理护理

不管医学发展到什么程度，总会有部分患者因医治无效而面临死亡，近 10 年来，随着急救护理科学的形成和发生，人们越来越深刻地认识到对于重症监护患者的心理护理尤为重要。重症监护患者不仅面临躯体的残疾甚至面临生命的威胁，心理状态也是高度应激的，此时及时有效的心理护理能缓解患者的心理状态。一般来说，护理重症监护患者和安慰此阶段患者的家属，是护理上最难处理的情况。

1. 稳定患者情绪 当患者被送往重症监护室的时候，焦虑反应非常突出，他们整日惶恐不安，精神高度紧张，关注自身感觉的每一处细节变化，急于寻求不同的医生了解疾病的变化并确诊病情。其存在侥幸心理，要求医生会诊否定诊断，渴望出现奇迹，期盼逃避死亡的威胁，对于初期的重症监护患者，医护人员一般可以给予简单的心理安慰、适当的保证，减轻患者初期的恐惧心理，以尽快适应监护环境，同时做好生活上的周到护理，使患者得到心理上的满足。

2. 鼓励患者宣泄 当病情得以确诊后，患者会惊恐万分，一般患者的认知多数就是“绝症”，等于判了死刑，生命就要结束。患者可表现为心慌、眩晕、沮丧、难过、不思饮食，未免加重家人负担，有些患者甚至要求停止治疗，准备出院。有的患者也由于个别小事对家人或医护人员大发脾气，借以发泄内心的恐惧和痛苦；有的患者情绪变得烦躁易怒，常无端发火，甚至有攻击行为；有的患者绝望，产生轻生的念头和自杀行为，此时医护人员应鼓励患者宣泄自己的情绪，将负性情绪表达出来，医护人员耐心倾听，加以理解。

3. 理解患者 患者的病情严重成为既定事实，患者在情绪波动中稍冷静下来，就会表现出对疾病的无能为力、无可奈何、悲愤自怜，抱怨命运的不公，深感自己的不幸，自信心降低，自我价值感丧失。当亲人及医护人员对其关心和照顾时常常加以拒绝。针对患者这种失助自怜的心理，医护人员要谅解宽容患者，真诚相待，说服家属不要计较和难过，并与医护人员合作，帮助患者度过失助期。

随着时间的推移、病情的变化，患者接受病情危重的现实，可表现为绝望或平静的心理状态。有的患者感觉生命无望，对各种治疗方法失去信心，消极、绝望地等待生命之终结，恐惧、悲观、失望等消极情绪往往会加速一个患者的死亡，也有患者平静接受了自己的最终结局后，努力克制自己的情绪，对生命的终结能正确认识和评价，甚至表现为异常平静、有条理地安排后事，为离开这个世界默默地做准备。医护人员应当运用心理学的知识，了解患者、家属的心态，消除其思想顾虑，疏导患者的心理，减轻其精神压力，增强其战胜疾病的信心。

四、恶性肿瘤患者心理及护理

（一）恶性肿瘤患者心理

恶性肿瘤（又称癌症）已经成为严重威胁人类健康的常见病之一，而且近几年恶性肿瘤的发病率和死亡率呈上升趋势，人们现在基本是谈"癌"色变。引起恶性肿瘤发生的原因复杂，尽管医学在进步发展，对癌症的诊疗有很大的进步，但是患者往往也要面对身体和心理的巨大改变，其心理反应十分复杂，主要表现如下。

1. 否认期 恐惧和否认是一种合理的心理反应，是原始的心理抗衡机制。此时期的患者不愿承认自己患有肿瘤，"绝对不可能，那不会是我，不是真的！"对可能发生的严重后果缺乏思想准备，总希望是检查错误，或是医生诊断错误，抱有侥幸心理极力否认，此患者会四处求医，奔波于许多医疗机构之间。

2. 愤怒期 患者一旦确切知道确实患有恶性肿瘤后会表现出极度的愤怒，患者就会产生"为什么偏偏是我啊，上天为什么这么不公平！"的愤怒反应，往往会怨天尤人，表现得悲愤、烦躁、拒绝治疗，甚至敌视周围的人，或是拿家属和医护人员出气，借以发泄自身对疾病的反抗情绪。

3. 妥协期 此时期患者的心理状态显得平静、安详、友善、沉默不语，希望能延缓死亡的时间，恳求医护人员"不论用什么方法，只要可以让我活着，我都能接受！"能配合医护顺从地接受治疗，要求生理上有舒适、周到的护理，医护人员应尽量安慰患者，为患者解除疼痛，缓解症状，使患者心身舒适。

4. 抑郁期 患者知道自己生命垂危，此时的心理状态是一种心理损失感的反应，对一切都不感兴趣，自我评价过低，消极情绪增强，表现为极度伤感："我不行了，不会有希望了，听从老天的安排吧。"医护人员要同情患者，尽量满足患者的需求，尽量帮助患者解决家庭和生活中所担心的问题，消除患者的抑郁情绪。

5. 接受期 接受期是恶性肿瘤患者的最后阶段，此时患者心里十分平静，对死亡已做好充分准备"我已经没有遗憾，只有等待死神的降临。"医护人员应一直守护在临终患者身旁，让患者能安详、肃穆地离开人世，使患者、家属感到安慰。

（二）恶性肿瘤患者的心理护理

1. 发现期 此阶段患者刚发现自己患有恶性肿瘤，往往表现为极力否认，内心是抗拒的，不愿意接受疾病的确认，所以会四处寻医，求神拜佛，希望得到心理上的安慰，医护人员应及时了解患者的心理问题，耐心细致地解释，对于患者四处求医的行为表示理解，舒缓患者的情绪，帮其度过此期。

2. 确诊期 此时期的患者对于患有恶性肿瘤已经接受了，往往会表现出愤怒的情绪，所以医护人员应当安慰、鼓励缓解患者的负性情绪，消除顾虑，使患者安心治疗。

3. 疾病晚期 恶性肿瘤晚期的患者由于肿瘤的侵犯，身体的机能会初步衰退，此时患者往往面对极大的身体折磨，很多患者表现出想尽快结束生命的意愿，对于这样的患者，医护人员应尽力减轻其身体上的痛苦，多让患者的家人朋友陪伴，让患者能较安详地走完人生的最后一段路程

五、临终患者及家属心理特点及表现

（一）临终患者心理特点

临终是指死亡过程中的濒死期，患者清楚自己的生命即将结束，但是患者仍然会对生命存在依恋，对亲人和朋友有挂念等，心理活动非常复杂，而且每一个人对死亡的状态都是不一样的，一般主要会经历以下五个时期。

1. 否认与震惊 当患者得知自己的疾病已到晚期、无药可救，很快就要接受死亡时，怀疑诊断是否出了差错，所以患者此时会极力否认事实，内心拒绝接受，心存侥幸，希望其他医院能给出否定的诊断，听不进任何的劝告，这种否认是最常见的心理防御机制，使患者有更多时间来对自己进行调整，有些患者可能需要几天，有的患者可能需要几周，每个患者接受现实情况都存在个体差异性，暂时缓解压力可

Note

减缓不良信息对患者的刺激。

2. 愤怒和恐惧 否认期的时间相对是比较短暂的，在患者被确诊后，伴随着临床症状越来越明显，患者表现为情绪激动，自制力降低、烦躁不安。对生的渴求和对死的绝望交织在一起，理智减弱，一反常态，怨恨命运的不公、抱怨医护人员治疗无效，不配合医护人员的治疗，不满医院的制度、指责亲人和朋友的疏忽等，以此来宣泄心中的不满，患者种种的异常行为是愤怒和恐惧心理的极致表现，能够缓解其内心的不平。

3. 妥协与遵医行为 当患者感受到怨恨和愤怒于事无补，反而有可能加速病情时，开始向疾病妥协，试图以合作的态度和良好的表现来延长生命，所以能很好地配合医生完成诊疗工作。但是此时患者对医生的期待值过高，期待医生妙手回春，能有奇迹发生，把所有的希望寄托在医护人员的支持和治疗上，愤怒情绪逐渐减弱，尽力执行医嘱完成配合治疗和护理工作，表现为平静、安详，对生存抱有希望。这个时期对患者而言是非常有益的，正因为他们的合作有可能使生命延缓结束。

4. 抑郁与害怕 虽然患者根据医嘱积极治疗，但是患者身体情况仍然在进一步的恶化，患者自觉一切努力都是无用的。无力回天的事实让患者感觉死亡就要来临，产生很强烈的失落感、孤独感，表现为消沉压抑，悲观失望，生活萎靡，自怜怨恨等。体会到失去健康、亲人、生命的悲哀，严重的万念俱灰，对生存不抱希望，甚至有自杀行为。

5. 接受死亡 如果临终患者得到有效的帮助，主要的事情均已安排妥当，一般的患者最终都能恢复理智，显得既不痛苦也不害怕，认为自己的人生路已经走完，以平静的心态来接受现实，接受期的患者一般都经历了悲观、紧张、绝望等一系列的心理应激反应。患者有认命感，喜欢独处，平静、安详、睡眠时间增加，情感减退，静静等待生命的终结，等待与亲人最终的分别。

（二）临终患者的家属的心理反应及表现

1. 震惊与不知所措 家属往往是第一个知道患者病情的人，突然得知亲人即将离世的消息，通常第一反应是震惊，震惊之余，开始变得不知所措，表现为智力下降、思维混乱、无主见、依赖性增强，无法做出理性的判断。伴有认知活动抑制、情绪失控、行为异常，不承认事实，极力否认医生的诊断，否认眼前发生的一切，对他人的劝告充耳不闻，四处求医拜佛。如果家属将病情隐瞒选择不告诉患者，就要承受双倍的压力，在承受亲人疾病所带来压力的同时，更要抑制悲伤，忍受内心的痛苦煎熬，特别是在患者面前需要极力掩饰自己真实的情绪，以免让患者知道后增加心理负担。

2. 内疚感 临终患者家属往往会产生矛盾的心理，由于长期照顾重病的亲人，家属无论是精力上还是体力上都有着巨大的消耗，经济压力大，几乎拖垮了整个家庭。所以为了不连累全家，有时希望患者能尽快离世，有时又希望能多在世上待一段时间。一旦当患者病情发展迅速到无法挽回时，家属往往觉得在患者生病期间自己未能给予很好的照料而感到深深的愧疚和自责。甚至有的家属迁怒于医院和医护人员，责怪治疗方案不合理、医院的仪器设备不够先进，医生护士诊治不够及时等。

3. 失落感 患者在住院治疗期间，家属奔波于医院、家庭、单位之间，缺乏良好的休息和睡眠，还承受着较大的精神压力，导致家属疲惫不堪、无精打采。但是一旦亲人临终或已过世，家属反而会产生极大的失落、睹物思人、触景生情，出现伤感痛苦的情绪并伴有强烈的孤独感。

4. 解脱和重组 当家属认清亲人已逝，痛苦和折磨已经成为过去。特别是长期照顾一个重症临终患者的家属，在患者离世后首先可能会有一种解脱的感觉，然后再产生悲伤难过的情绪，这种解脱对患者来说是一种解脱，对家属也是一种解脱。患者家属开始慢慢适应，调整自己的心身状态，重新安排生活的目标，安排新的生活方向，生活重组过程的时间也是根据每个家庭的情境存在着差异，主要与家属和逝者的关系、死亡过程的情境和家属本身的性格、适应能力等有关。

六、儿童患者心理与护理

（一）儿童患者心理特点

儿童期包括乳儿期、婴儿期、幼儿期和童年期，是心身迅速发展的时期，因年龄、病理、生理上的不同，在住院期间的心理反应也是不同的，儿童患者由于疾病的原因如需住院治疗，就需要离开父母和熟悉的生活环境，常会引起明显心理反应，包括以下几个方面。

1. 分离性焦虑 儿童从4个月起就和母亲建立了一种"母子联结"的关系，儿童在整个生理时期都十分依恋母亲，一系列此种关系的建立是儿童对外部世界的信任感和安全感的主要来源。所以儿童患者（简称患儿）生病住院若与母亲分离，会感觉母爱被剥夺，分离性焦虑表现特别明显。他们往往会表现出哭闹、发脾气、拒食、睡眠不安、冷漠、拒绝治疗和服药等现象，通常以6个月至1岁半的患儿反应最为强烈。

2. 恐惧 恐惧是患儿的另一典型心理特点，由于生病患儿离开原本熟悉的家庭环境，打破原有的生活方式，加之由于疾病导致的躯体不适、各种检查、注射引起疼痛、医院陌生的陈设等，患儿的突出心理反应就是恐惧不安。表现为年龄越小的患儿越不配合，往往会大声喊叫、哭闹不止、摔东西，甚至出现逃离行为。年龄较大的患儿，更多表现为恐惧、悲伤、抑郁，甚至会根据成人的表情来判断是否给家庭带来经济负担，自己的病情是否很严重，主要表现为原本活泼的性格变为沉默寡言、唉声叹气，有的拒食、拒绝探视不接受治疗，甚至有轻生念头，联想到死亡。

3. 皮肤饥饿 父母与患儿亲密的联系是患儿获得情感需要的主要途径，人类和所有的动物一样，都有一种渴望相互间的接触和抚摸的特殊需要，心理学家认为，人体间的接触和抚摸是婴儿天生的需求，有人把这种需求称为皮肤饥饿，我们应当防止皮肤饥饿现象发生，婴幼儿生病住院后离开了母亲或其他亲人，这种需要如果得不到充分满足，就会引起哭闹不止、食欲下降、睡眠不安等一系列的皮肤饥饿反应。

4. 行为异常 患病住院对儿童来说是巨大的生活事件，给患儿情绪上带来极大负面的影响，所以很多患儿往往会出现行为上的异常。如退化行为，表现为哭闹、撒娇、拒食、尿床、尿裤、睡前依恋父母等，或对立行为，表现为哭泣、发怒、吵闹、拒绝父母离开或拒绝执行医护人员的医嘱；被动依赖，表现为事事依赖父母和护士，自己能做的事情也不去做等。

5. 交流障碍 患儿本身由于生长发育的特点，其语言表达能力不强，很难准确地表达内心的想法，特别是年龄较小的患儿，但是儿童的生理特点又决定其病情变化快，需要及时掌握疾病的基本信息，这就需要医护人员有较强的沟通技巧，能依据患儿的心理特点进行有效沟通。

（二）儿童患者的心理护理

1. 建立良好的护患关系 患儿的特点是年龄小，对疾病缺乏了解，心理活动多随活动情境而迅速变化。因病情需要而必须住院的患儿，必须有专人陪伴，一般是由母亲陪护，尤其是乳婴，孩子离开妈妈，大多恐惧、焦虑和不安，经常哭闹、拒食及不服药。当儿童出现皮肤饥饿现象，在家庭中可由父母的搂抱等方式满足，在医院时护士对他们轻拍、抚摸及搂抱，可使其大脑的兴奋和抑制变得自然协调，产生如在母亲怀中的安全感。所以护士应当建立良好的护患关系。

2. 良好有效的沟通 由于患儿身患疾病，蒙受着生理的痛苦与折磨，加上患儿病情急、变化快，又不善于表达，所以要求儿科护士要有高度的责任感，运用心理学的知识首先消除患儿紧张，及时与家属沟通掌握疾病的变化，机智灵敏，善于从观察到的细微变化中发现问题，采取措施。

3. 根据不同的情况，采取相应的心理护理 儿科护士对患儿要多加鼓励，不要训斥，保护儿童的自尊心，要成为儿童的贴心人。不同年龄的儿童个性差异极大，其心理特点也很不相同。因此，他们的心理状态只能从其言语和非言语行为（表情、目光、体态等）中仔细体会理解。所以，儿科护士是否懂得儿童心理学，应成为考核儿科护士素质的重要内容。

七、老年患者心理与护理

（一）老年患者的心理特点

我国已经进入了老年化社会，老年人的健康问题已经成为社会普遍关注的问题，人一旦进入老年期，生理各个器官出现衰老现象，发病率高。很多老年人不服老，更不愿承认自己的衰老，老年人的心理问题往往更加严重，尤其是患病后，有比较强烈的心理反应，表现如下。

1. 自尊心理 大多数老年患者自尊心强，希望被家人重视、周围人对其恭顺服从，盼望亲朋好友探望，更加不愿意承认患病的事实，不服老，不愿就医治疗，生病后为了证实自己的能力和存在的价值，仍然坚持操劳，以示无病，特别需要得到医生和护士的尊敬和关注。这些需要若没能满足，被冷落，往往表现出极度不耐烦、易怒，容易因一点小事就情绪激动，大动肝火。若需要得到满足时则表现愉悦。

2. 自卑心理 老年患者总感到自己在世上日子不多，常有无价值感和老朽感，表现为自卑自怜，对疾病悲观，痊愈信心不足，尤其以生病需住院时最为明显，如果儿女、亲友照顾不周，老年患者往往会感到更加孤独寂寞，悲观绝望，所以自杀的老年患者并不少见。

3. 退化心理 老年患者生病后有时候会表现出心理行为退化、言语和行动幼稚、自控能力较差等，即我们称为的"老小孩"。一般表现为天真幼稚、情感脆弱，常常提出一些不切实际的要求，如吃药后需要吃糖鼓励；有的老年患者则小病大养、不愿出院，稍有不顺心就责骂家人和护士，对家人和医护人员过分依赖和苛责，争强好胜，做一些力所不能及的事，如坚持原来不健康的生活习惯、晚上独自一人上卫生间、不让搀扶走路等，都有可能引起意外的发生。

4. 恐惧心理 老年患者由于年老多病，对疾病的相关知识和信息了解有限，对疾病严重程度及疾病性质不理解，容易自我想象扩大疾病的严重性，又担心无人照顾，深深感受到死亡的威胁，从而产生恐惧心理。坐卧不宁，寝食难安，对生活失去信心，而出现焦虑情绪。当病情变化日益严重时，由于躯体的痛苦常出现怕死、恐惧、抑郁等不良情绪反应，甚至引起严重并发症。

（二）老年患者的心理护理

1. 解除心理障碍、稳定情绪 当老年患者住院的时候，医护人员首先应以热情的态度积极接诊，同时向老年患者及家属详细介绍医院的环境、主治医生和责任护士，稳定患者的情绪，消除老年患者对环境的陌生感，医护人员与其交流的过程中，要耐心、细致，态度和蔼，对于一些听力不太好的老年患者，语速放慢点，音量可适当增大，耐心地听取老年患者对病情的介绍，多耐心解释治疗方案和护理措施，取得老年患者的理解和配合。消除老年患者焦虑、紧张、恐惧的情绪，用通俗易懂的语言，解除老年患者的思想负担。

2. 帮助老年患者建立信心 老年患者对疾病较敏感，躯体的任何不适都会将其放大，并会联想到死亡，往往会陷入多想、忧郁、紧张的精神状态中。让老年患者了解这样的心理状态对疾病的恢复是不利的，作为医护人员应当与患者多交流，针对不同的疾病和患者深入浅出、由表及里地解释，也可以安排同室的已经康复的患者为其解惑，消除老年患者紧张、焦虑的情绪，使其增强战胜疾病的信心，从而促进疾病的恢复。

3. 做好生活护理 对于生活不能自理的老年患者，医护人员要对其家属或照顾者做好专业知识的相关培训，包括老年患者饮食上需要注意的内容，如每日可进食半流质饮食、便于消化，对于患有心血管疾病的老年患者平日里少盐少油饮食，可嘱咐老年患者多吃些营养丰富、易消化的食物；老年患者起床、翻身时需要注意；鼓励能下床的老年患者多下床走动，力所能及地做一些简单的日常小事，从而避免对护理人员产生过度的依赖。而对于那些没有陪护的老年患者，则加强护理，做好生活护理包括老年患者的日常吃穿和基础护理，主要是疾病的相关护理，让老年患者感觉像在自己家一样温馨，从而增强老年患者战胜疾病的信心，对疾病的恢复有很大的意义。

八、急性病患者的护理和心理

（一）急性病患者的心理特点

临床中常见的急性病主要发生在外科系统，以外科疾病多见，绝大多数外科疾病都存在起病急、病情重的特点，而且对于这样的外科疾病往往以手术治疗为主。患者在遭受突发疾病的时候由于疾病和手术治疗的影响，往往会存在以下的心理反应。

1. 焦虑心理 焦虑和恐惧是患者普遍存在的心理反应，是一种心理的应激反应，产生这样的心理的主要原因是患者对疾病的认识不全面，对手术的方式、手术的安全问题存在疑问，但是由于病情进展很快，医护人员往往需要先进行救治，然后再耐心解释，让患者明白手术的意义，所以患者在一个陌生的环境中，缺乏对疾病相关知识的全面了解，再加上担心手术是否能成功、手术预后是否良好等，导致患者

Note

出现血压上升、心率加快、面色苍白的一系列的临床反应。

2. 自卑心理 外科手术往往需要根据疾病的病情切除患者一部分的器官或者是肢体，有些患者可能在发病之前躯体是完整的，出院的时候躯体的某一部分被切除，例如骨折的患者，当患者发生粉碎性骨折，有的技术无法治愈的时候可能需要截肢处理，此时由于肢体的改变给患者带来了沉重的思想负担，一些个体由于失去躯体或器官而产生自卑心理。

3. 择优心理 急性病由于发病比较急，患者往往在没有任何准备的时候突然遭遇疾病，此时为了能尽快治疗好后恢复正常的生活，往往希望选择业务水平较高、专业素养较好的医护人员为自己进行手术，此时患者表现出对医护人员极大的兴趣，多方打听医护人员的基本信息等。

（二）急性病患者的心理护理

急性病患者由于病情变化快往往面临生命威胁，有些患者在疾病治愈后会遭受躯体伤残等。心理处于高度应激状态，表现出焦虑、恐惧，希望得到及时的救助和精心的护理，以便能尽快康复，恢复正常的生活。

1. 及时、有效的抢救 急性病患者往往求医心切，对疾病的反应强烈，此时作为护士稳定患者的情绪非常重要，医护人员必须用娴熟的专业技术对患者进行抢救和护理，用权威感稳定患者的情绪，既热情接待患者又耐心解释、悉心照顾，关怀周到，给患者解释的过程中使用通俗易懂的语言，让患者能了解抢救的重要性，以便配合医护人员完成抢救工作。医护人员切不可在患者面前手忙脚乱、惊慌失措、大呼小叫。

2. 尊重患者的隐私 在急性病患者的接诊过程中，医护人员要详细了解患者的病史及发病经过，对于一些特殊或者严重的疾病，我们应注意保护患者的隐私，不可在患者面前随意谈论病情，感同身受地理解患者，对患者耐心细致地解答。对于一些不愿意配合治疗或者检查的患者，要想办法调动患者的积极性，改善患者的心理状态，使其配合完成治疗，对于抢救无效死亡的患者，要及时安抚家属，抢救的过程中与家属有效沟通，让家属有心理适应的过程，并配合家属完成死亡患者的善后工作。

3. 使患者感到安全 医护人员的医德和医术是患者获得安全感的基础。为了取得良好的治疗效果，医护人员往往需要针对不同的患者采取不同的心理干预，对于急性病患者无论其治疗效果如何，预后情况怎么样，作为医护人员，我们首先应对患者给予肯定的支持、鼓励，避免消极的暗示，加强患者社会支持系统的培训，尽力为患者提供一个舒适、安全的治疗环境，使患者身心放松，感到安全，医护人员娴熟的医疗操作技术和严谨的工作作风均可给患者最大的安全感。

九、慢性病患者的心理与护理

（一）慢性病患者的心理特点

慢性病一般指由生理、心理、社会等多种因素综合致病，其病程长、见效慢，病情易出现反复等，而患者由于长期承受疾病的折磨，常常表现出多种个性化或者说与其疾病相关的心理改变，总结如下。

1. 烦躁不安型 这类患者往往希望自己的疾病能很快被治愈，对医护人员的期待比较高，由于长期被疾病折磨，此类患者往往表现出烦躁、焦虑易怒的特点，当医护人员不能满足其心理需求的时候会表现出过激的行为，伤害自己或是他人，例如高血压患者，需要长期吃药控制病情，一旦出现漏服或者药物剂量需要调整但是患者没有及时就医的时候，血压会出现反复，再加上高血压患者情绪易激动，所以患者往往会出现烦躁不安的心理变化。

2. 漫不经心型 这类患者由于长期的作息习惯不良造成疾病的发生，此类患者很多是由急性病转变过来的，所以此类患者的生活习惯是不健康的，例如我们要求糖尿病的患者少吃甜食、少盐少油饮食、注意休息少熬夜，但是患者并没有意识到此生活习惯对自己的危害，仍然按照以前的生活方式继续生活，所以病情往往出现反复无常，所以疾病的预后较差，当病情严重时，患者可能对其生活习惯加以约束，病情好转后又继续按照之前的生活方式，对疾病表现出漫不经心，满不在乎。

3. 悲观失望型 此类患者长期遭受疾病带来的疼痛，再加上治疗效果不佳，对疾病的认识不足，悲观失望，例如中风患者，此类患者由于脑部血管破裂或阻塞，导致一侧肢体偏瘫，造成患者出现行动不

Note

便，给自己和家人带来了负担，此时表现出对周围的环境失去兴趣，心理负担很重，甚至有的患者表现出自杀倾向。

（二）慢性病患者的心理护理

慢性病在我国的发病率高，危害大，易造成残疾或影响劳动，有些疾病需要长期吃药，增加了社会和家庭的经济负担。对于慢性病的防治，我们应加强生活指导，改变不良的生活习惯，另外，对于已经患有慢性病的患者，作为医护人员应加强其心理治疗，让患者用积极的心态去面对，具体措施如下。

1. 支持疗法 对慢性病患者，医护人员首先要将其疾病特点告知患者，让患者有充分的心理准备。慢性病存在病程长、见效慢、易反复发作等特点，对于这样的疾病，我们应指导患者学会自我调节、转换心情，告知患者的家属，多鼓励多安慰患者，让患者拥有战胜疾病的信心。心理护理应结合生理护理同时进行，做到心身积极效应互相促进。例如，慢性支气管炎患者，可出现咳嗽、咳痰、喘息等临床表现，患者夜间往往被阵咳惊醒，严重干扰患者和他人的睡眠，此时医护人员应当亲切安慰，及时处理患者的临床症状，对于痰液过多的要及时抽吸痰液，保证患者的呼吸道通畅。告知患者饮食要均衡，既要保证营养又要了解疾病禁忌。经验证明，在良好的心理护理配合下，患者不仅能遵嘱就餐，而且还达到了饮食疗法的作用。

2. 创造良好舒适的治疗环境 慢性病患者往往年龄较大，此类患者空余时间比较多，应根据患者的不同情况，组织有益的活动，如欣赏音乐、绘画、看电视、听广播等，活跃病房生活。对于病情容易反复而放弃治疗的患者，应积极安慰患者，及时了解病情反复的原因，是由于疾病出现新的变化，还是由于患者没有良好的遵医行为，多安慰多鼓励患者，使患者建立战胜疾病的信心，从而有效控制病情。

3. 积极开展心理治疗 慢性病患者的心理状态往往受疾病的影响，当疾病出现好转时，患者表现出高兴，当疾病出现恶化时，表现出悲观、失望，许多患者在长期遭受疾病的折磨时，性格也会发生改变，由原本的开朗、活泼变化为敏感、多疑，不好与人相处，例如心血管疾病的患者，往往担心给家人增加困难而表现出谨小慎微，但是又害怕家人的抛弃而表现出异常依赖、敏感等。心理反应与过分关心机体病情变化有关，对于此类患者，我们应当通过认知疗法，让患者慢慢接受疾病的存在，并改变自己的适应能力，日常生活中也要学会自我调节，逐步健全常态生活，通过行为疗法、自我调整法和生物反馈疗法等，帮助患者逐步摆脱患者身份，改变不良的躯体生理状态与心理状态，鼓励患者通过锻炼缓解躯体疾病，尽快康复。

小　　结

本章的教学内容包括患者角色及心理需要的概述、患者的一般心理和常见问题、常见疾病患者的心理三个小节。具体介绍了患者与患者角色、心理需求、患者常见的心理问题及常见疾病患者的心理护理等，着重讲解了常见疾病患者一般的心理问题及包括手术前后患者、老年患者、传染病患者、恶性肿瘤患者、临终患者各类患者的心理状况，要求在掌握患者的心理需求和心理问题的情况下，能根据护理心理程序的基本方法给患者开展心理护理措施。

能力检测答案

能力检测

一、A1 型题

1. 人在社会中扮演多种角色，其行为应随时间、环境不同进行调整，这是（　　）。

A. 角色期待　　B. 角色转换　　C. 角色冲突　　D. 角色矛盾　　E. 角色缺如

2. 患者最重要的需要一般是（　　）。

A. 被社会认识和尊重　　B. 及时诊断治疗　　C. 需要得到各种信息

D. 生活规律　　E. 环境舒适清洁

3. 对老年患者的护理，应首选的护理措施是（　　）。

Note

A. 动员亲友、邻居经常来看望　　B. 鼓励交知心朋友
C. 鼓励参加社会活动充实生活　　D. 要求原单位多关心
E. 稳定患者的情绪，叮嘱患者家属多探视

4. 患者由于工作繁忙或者家庭责任不能安心治疗，这是(　　)。
A. 角色行为冲突　　B. 角色行为缺如　　C. 角色行为减退
D. 角色行为缺如　　E. 角色行为异常

5. 医生判断患者疾病已经康复，但患者本人认为自己还需要住院治疗，属于(　　)。
A. 角色行为减退　　B. 角色行为异常　　C. 角色行为强化
D. 角色行为冲突　　E. 患者角色适应

6. 关于求医行为，哪项正确？(　　)
A. 求医行为的人肯定自觉有病
B. 一个人身体出现病变时就会产生求医行为
C. 求医行为主要取决于疾病的性质
D. 求医行为受多种心理社会因素的影响
E. 求医行为主要取决于疾病的严重程度

7. 患者最常见的情绪反应是(　　)。
A. 抑郁　　B. 愤怒　　C. 焦虑和恐惧　　D. 敌意　　E. 自怜

8. 对6个月左右的婴儿心理护理特点是(　　)。
A. 患儿心理反应明显　　B. 护士多留意非言语行为
C. 允许家长陪护　　D. 护士应经常对他们轻拍、抚摸、搂抱及逗笑
E. 护士可呵斥、恐吓患儿

9. 患者患病后依赖性增强的主要原因不包括(　　)。
A. 体力消耗过多　　B. 家庭经济情况　　C. 社会角色转变
D. 疾病的痛苦　　E. 病后信心不足

10. 手术患者手术前最常见的心理反应是(　　)。
A. 担忧、焦虑　　B. 抑郁、无望　　C. 敌对
D. 愤怒　　E. 过度依赖

11. 恶性肿瘤患者心理活动分为五个连续的阶段，即(　　)。
A. 愤怒期、否认期、协议期、抑郁期和接受期
B. 否认期、协议期、抑郁期、愤怒期和接受期
C. 协议期、否认期、愤怒期、接受期和抑郁期
D. 否认期、愤怒期、协议期、抑郁期和接受期
E. 抑郁期、协议期、否认期、愤怒期和接受期

12. 患者角色的基本特征不包括(　　)。
A. 社会角色退化　　B. 自制力下降　　C. 渴望获得关注
D. 康复愿望强烈　　E. 担心经济压力

二、A2型题

13. 某冠状动脉硬化性心脏病患者需要做动脉搭桥手术，手术前患者产生了一系列心理反应，其中不正确的是(　　)。
A. 患者术前的心理反应对手术和手术后的恢复必然产生负面的影响
B. 手术前焦虑水平很高或很低者，预后不佳
C. 手术前焦虑水平适中者，术后结果最好
D. 手术前所出现的焦虑和恐惧是正常的情绪反应
E. 手术前对医生和手术抱有期望是患者的正常心理反应

14. 患者王某，女性，55 岁被确诊为乳腺癌，不属于患者的心理反应的时期是（　　）。

A. 否认-怀疑期　　B. 心理障碍期　　C. 休克恐惧期

D. 愤怒沮丧期　　E. 接受适应期

15. 某青年，20 岁，因一次交通事故，切除其右大腿，患者手术后清醒时，就不吃不喝，也从不与旁人交流。三天后自杀未遂，这属于患者角色转化中的（　　）。

A. 角色行为冲突　　B. 角色行为强化　　C. 角色行为缺如

D. 角色行为减弱　　E. 角色行为适应

16. 张先生，公司经理，已到退休年龄，正在办理交接工作，最近出现情绪不稳，易激动、失眠、头痛、健忘，不愿意与老朋友交往，对张先生的心理护理措施不正确的是（　　）。

A. 评估心理问题的程度　　B. 对患者进行有针对性的疏导和帮助

C. 与患者讨论导致心理问题的原因　　D. 鼓励患者做剧烈运动发泄

E. 指导患者运用有效的心理应对机制

（鲁婕音）

第八章　护士心理健康的维护与促进

学习目标

掌握：能说出护士角色人格的概念、要素、特质、特征。

熟悉：能学会护士角色人格培养的内容与途径。

了解：能运用所学知识制订护士心身健康自我维护的策略。

本章 PPT

人类健康需求的快速发展，对护士职业提出了越来越高的要求，社会对“好护士”的评价不再局限于护士的专业知识和技能，而更看重其是否具备良好的职业心理素质，这不仅是护理心理学学科理论的重要组成部分，也是护理专业人才的培养目标，更关系到护士的心身健康维护以及良好护患关系的建立。正确认识护士职业人格的形成过程以及影响因素，明确护士职业心理素质培养要求与途径，积极维护护士职业心理健康，不仅关系到护理心理学的学科发展，也是满足社会发展对护理学科需求的专业责任。

护理工作属于科学性、技术性、服务性行业，集高风险、人文关怀于一体。护士直接面对的是有病的弱势人群，每天直面患者的救治和护理，疾病的危重、生命的脆弱、责任的重大，都给从业人员心身带来很大的压力，因此，护士的心理健康维护十分重要。

第一节　护士心理概述

案例导入

护士小张，是一名已经工作了 6 年的护士，曾经参加过一个快速康复外科相关的短期培训班，决心应用自己的所学为患者开展快速康复护理。某年夏天，小张所在科室有一名护士休产假、一名护士外出进修学习，小张无怨无悔承担起所有工作，虽然工作强度的增加让小张备感压力，但是她仍旧尽心尽力地做好每一位患者的护理工作。而恰恰又在这个时候，科室另一护士小李遭遇婚变，导致她无法从事常规护理工作，小张又义无反顾承担了相应工作，还不断给小李提供各种心理支持。此外，科室还有一名临终的患者，小张还想尽己所能为其提供临终关怀心理护理……病房的工作依然忙碌，压力越来越大。小张感到越来越疲惫，情绪也越来越不稳定，但是她仍旧没有意识到自己已经处于危机的边缘，每天都在病房忙忙碌碌，来得最早回去得最晚，终于她撑不住了，开车到家门口久久徘徊不愿进入，放声痛哭。

问题：

(1) 小张目前的状态属于哪种角色适应不良？

(2) 如果你是小张，如何帮助自己渡过难关？

Note

一、护士角色人格的概念及特征

护士角色人格是护理心理学的特定概念，是个性心理学中“人格”、社会心理学中“角色人格”等概念的拓展。界定“护士角色人格”概念，剖析护士角色人格转换过程，不仅有助于护理专业人才培养，也为护士角色人格培养提供科学的教育依据。

（一）护士角色人格的概念

角色人格（role personality）是指具有某种特定社会地位的人们，在长期特定、重复的社会经历中所形成的比较固定、共性化的人格特征。这种人格特征的独特意义在于，千差万别的个体可以因扮演同一角色而具有相似的角色形象和行为模式。角色人格形成是一个逐步内化的过程，是个体社会化的继续和完善。角色人格一旦形成，就可被用以衡量“扮演”某角色的个体行为标准。日常生活中，人们甚至可以根据某人的言谈举止准确判断其职业角色。如教师与自律，商人与精明，艺术家与浪漫，记者与敏捷等，均是各种角色人格的典型化表现。良好的角色人格一经形成，往往有助个体确立正确的职业观，形成自觉的职业行为。

护士角色人格（role personality of nurse）又称“护士职业心理素质”，特指从事护士职业的群体，共同具备并能形成相似的角色适应性行为的心理特征总和，是在护理工作的长期实践中，逐渐形成的一系列的护理角色行为和相应心理状态，如严谨、细致、耐心、高度责任心等。定义中的“适应性”要求护士个体人格必须与角色人格相匹配，即从事护士职业者必须具有适应护士职业的行为特征。因此，它与普遍意义“角色人格”的定义有本质的区别。

知识链接

霍兰德职业兴趣理论

美国著名学者霍兰德在长期职业指导和咨询实践的基础上，首次提出职业兴趣理论，认为最理想的职业选择是使人格类型与职业类型相互协调和匹配。霍兰德提出社会中主要存在六种人格类型：现实型、研究型、艺术型、社会型、企业型和常规型。这六种人格类型又分别对应六种环境模式：现实型的职业如机械、农林、机电、维修等；研究型的职业如数学、物理、化学、生物、天文等；艺术型的职业如绘画、音乐、写作、表演等；社会型的职业如心理咨询、教育、法律、宗教和社会服务等；企业型的职业如工商与行政管理、市场营销、保险业等；常规型的职业如秘书、档案、会计、出纳、总务、数据录入等。霍兰德人格职业匹配六角图见图 8-1。

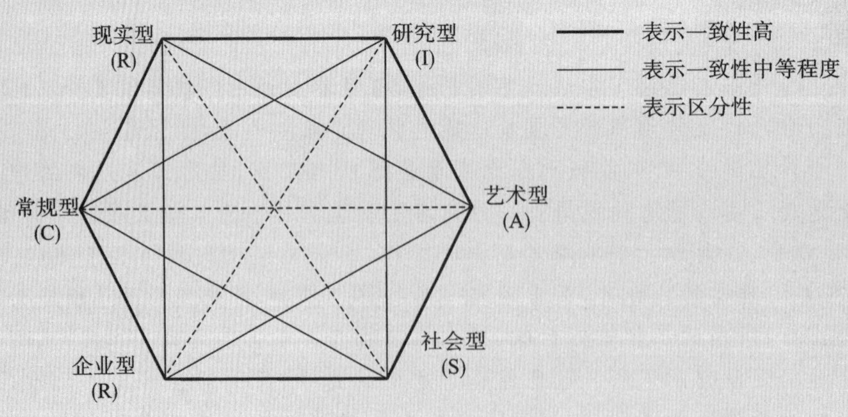

图 8-1 霍兰德人格职业匹配六角图

（二）护士角色人格的特征

护理群体的个性调查研究表明，理想的护士气质应该是多血质和黏液质两种类型的混合，具体表现如温柔、理智、情绪稳定、善于忍耐、活泼好动和反应敏捷。从性格角度来看，护士应具备三个方面的态度特征，即对工作应满腔热情、认真负责、机智、果断、沉着冷静、作风严谨、干净利落；对待同事和患者应诚恳、正直、热情、有礼、乐于助人；对自己应自信、自尊、自爱、自律、自强不息。性格良好的护理人员意志力顽强，在困难面前百折不挠，有高度的理智感，处事不惊、应对从容。

角色人格发展与完善不是与生俱来的，需要个体在扮演社会角色的过程中不断体验、巩固、发展和完善。如一个女性，在从少女到为人妻、为人母的角色转化过程中，需要不断体验、适应新的角色。护士角色的心理特征也是随着个体职业经历的丰富逐渐走向成熟的。个体人格中的稳定性特质，促进角色人格的形成和发展。

任何职业角色的适应性总是相对而言的，任何人都不可能在经历许多种职业体验之后，才选择最恰当的职业。个体除了需要具备与某些职业的角色人格较为匹配的人格特点外，还具有适应各种职业角色的内在潜能。因此，不能武断地说谁生来适合做什么，不适合做什么，人总是在职业的经历中不断形成和发展自己的职业角色人格的。总之，个体人格与职业角色人格相辅相成，个体人格是职业角色人格的基础，职业角色人格是个体人格的完善。

二、护士角色人格的形象

护士角色人格的形象，是指在护理活动中，从事护理职业的个体应具有的职业心理素质和行为模式。人格的概念比较抽象，然而一旦与个体的外在行为相联系，便栩栩如生。如可依据某人的惯常行为而对其做出人格特征判断，得出诸如“活泼”“热情”“敏感”“刻板”“冷淡”等特征。综合个体的诸多人格特质，便可形成其整体形象，职业角色人格形象就是这样形成的。“学者风范”“艺术家气质”“军人作风”等，都是对职业角色人格形象的表述。护士角色人格的形象随着时代的发展、医学模式的转变、社会进步及护士职业范围的扩大而演变。

（一）护士角色人格的历史形象

护士最初的称谓是“看护”，出现于4世纪第一所大教会病院：看护、照料患者的人逐渐形成“护士”这个新的职业群体。此后漫长的10个世纪里，护士主要有三种典型的历史形象。

1. 母亲形象 “nurse”源于希腊文“natricius”，即含有“体贴、保护、照顾”的意思，“nurse”亦可译为“乳母”。战争和瘟疫导致大批伤病员迫切需要关怀和照顾，此期的护士主要是对伤病员生活的照顾和料理，因而在民间具有了“母亲”的形象。最初护士的职业角色形象主要是展现了“温柔、慈爱”等角色人格特征。

2. 宗教形象 中世纪的欧洲受宗教影响，把照顾伤残患者与拯救人的灵魂视为同等重要。受教会的影响，被战争和瘟疫折磨的人们，认为基督是灵魂和肉体的救世主。当时，教会的神父以热情和怜悯献身于患者的护理，众多修女和基督徒直接担负起照料患者的工作。教会倡导“护士应奉行独身，久居修道院，超尘脱俗，严守纪律”，使护士以“宗教的化身”面向公众，其职业角色形象具有浓重的宗教烙印。

3. 仆人形象 此形象主要发生于16—19世纪，是护士形象最暗淡的时期。当时的宗教把“病魔”视为“对罪恶的惩罚”，把得病的人看作是“罪有应得”，连同对患者的照料、救护也是“非仁慈、卑贱”的行为。从事护士职业者大多家境贫寒，其社会、经济地位极其低下，被视为“奴仆”形象。

（二）护士角色人格的现代形象

自19世纪60年代南丁格尔创办世界上第一所护士学校，护士职业开始规范化，有了明确的职业发展目标，逐渐被公众认可，护士角色人格的形象日渐鲜明，经历了三个发展阶段。

1. 南丁格尔塑造的早期形象 南丁格尔积极倡导“从事护理工作，要有高尚的品格、相当的专业文化知识、专门的操作技能”等，她所塑造的护士角色人格形象具有以下五个特征。

(1) 高尚的道德品质：具有高尚的品德是从事护理工作的前提条件。南丁格尔指出：“从事护士职业的女性必须正直、诚实、庄重，没有这三条，就将一事无成。”她决心改变以前人们对护理工作的随意态度，在誓约中也指出：“愿吾一生纯洁忠诚服务，勿为有损无益之事，勿取服或故用有害之药。”

(2) 扎实的专业技术：经过南丁格尔的努力，护理工作提高到“专门职业”的地位，护理专业应有自身特点，护理工作的本质是为患者服务。南丁格尔曾经说过，“护理学是内、外科和公共卫生学技术的奴仆，但绝对不是有技术的内、外科医生和卫生官员的奴仆”。她强调了护士具有扎实专业技能的重要性。

（3）具备心理学知识：南丁格尔在开创躯体护理正规化时代的同时，也强调心理护理对于患者康复的重要性，认为护士必须重视患者的心理状态，把患者视为整体的人，护士需知道应通过态度和行为表达对患者的关心与支持。南丁格尔提出：“护理应为患者创立良好环境，若让患者躺在床上、两眼直盯天花板，对康复不利；而变化、颜色、鲜花、小动物等，都是很好的治疗形式，因为这些能转移患者对病情的注意力。”

（4）满足患者的需求：患者在特殊的身体条件下，会有诸多的需求，而护理工作本质上就是要满足患者各种各样的需求。如南丁格尔要求护士在工作中要保持病房的安静，甚至提出要消除护士工作时衣着的声响，强调：“护士千万不要有意或无意地惊醒患者，这是护理质量好坏的先决条件。”

（5）人类健康的使者：护士把爱心、知识和技能转化为对服务对象的关爱和照护，献身人类健康。南丁格尔指出：“护士的服务对象，不仅局限于医院里的患者，要更多地面向整个人类社会，通过社区组织预防医学工作，展开公共卫生护理。”

2. 继承南丁格尔的扩展形象 19 世纪末至 20 世纪 40 年代，两次世界大战造成无数的伤病员需要及时照护，这把护理工作推到了救死扶伤的第一线，造就了大量经验丰富的护士，同时伴随着近代医学的飞速发展，护理质量也得到了很大的提高，大量新技术的注入如消毒灭菌、无菌操作、生命体征测量等让护理质量突飞猛进，对护理学科系统理论的建设及专门技术的形成和发展均具有重要影响。世界各地的护士学校如雨后春笋般快速成长，护理队伍越发壮大，护理内容从之前“照料患者生活”为主，逐渐转向“科学技术手段服务为主”。护理人员以“擅长配合医疗工作”“具有熟练操作技巧”等的职业角色形象，获得社会的进一步认可和赞赏。护理人员角色在继承南丁格尔早期形象的同时，又扩展了专业的“技艺形象”和医生的“助手形象”两种新职业形象。

3. 近半个世纪的现代形象 伴随着全球护理学的迅速发展，护理教育层次不断提升，1980 年，我国开始在部分院校恢复护理大学专科教育，1984 年中华人民共和国教育部、卫生部联合决定恢复护理大学本科教育，随后，百余所学校相继开设了护理本科教育，护理学硕士、博士教育也蒸蒸日上，高等护理教育使护士角色人格形象呈现质的飞跃。机遇和实践造就了大批组织才能高、教育能力强、科研素质高、管理能力强的优秀护理人才。护士的知识结构和社会职能进一步拓宽，护士逐步成长为集临床护理管理、社会护理管理、家庭护理、卫生保健、健康促进、社会公益事业管理为一体的综合性人才。

（三）护士角色人格的未来形象

世界卫生组织提出全球性战略性目标“21 世纪人人享有卫生保健”，这对护士职业的发展提出了更高、更新的要求和标准。作为一名护士，不仅有协助患者恢复健康的责任，还有帮助健康人延续、保持健康的更高使命。随着人们健康需求的多样化，护士也被要求在护理工作中扮演越来越多的角色，这是每位护士职业发展的必然趋势，更是其实现人生价值的意义所在。总而言之，护士角色人格的未来形象可以概括为以下八种。

1. 生理照护的保障者 在各种健康保健机构和场所，护理人员运用扎实的专业知识和熟练的护理操作技术帮助患者减轻病痛，恢复健康，提供高水平生理照护永远是其不可动摇的第一要务，更是后续其他护理角色和功能的首要基础。因此，作为白衣天使，要养成勤奋好学、踏实肯干的优秀品质，掌握好各种专业基础知识和临床技能操作，成为优秀护理人才。

2. 心理干预的支持者 护理工作不仅仅是知识和技术的范畴，随着患者需要层次的不断变化，传达对患者的理解、支持和关怀，以及运用心理学相关理论对于患者的各种不良心理反应实施及时的干预也是未来护理工作必不可少的内容。西医之父希波克拉底曾经说过：“了解一个什么样的人得病比了解一个人得了什么病更重要。”一个人的心理状态往往对疾病的康复起着举足轻重的作用，俗话说“积极情绪治病，消极情绪致病”，这就要求护理人员必须加强对患者的心理照护，才可达到事半功倍的护理效果。

3. 医疗实践的合作者 在临床工作中，往往需要医生、护理人员、营养师、心理治疗师、社会工作

Note

者、康复治疗师等多个学科的专业人士通力合作，护士在临床实践中要努力做到“你中有我，我中有你”的默契配合，从而达到为患者提供全面协调高水平的医疗服务目的。

4. 科普教育的宣传者 护理人员具有护理理论知识、丰富临床经验，除了担任临床护理工作外，还要承担向公众宣传基础健康知识的相关职责。护士必须能够根据不同层次和需求的人们，因人而异地传播通俗易懂、实用有效的心身保健知识，能广泛开展公众的自我心身保健等普及型健康教育，达到“助人自助”的目的。

5. 科研学术的研究者 护理学科已经逐渐进入“探索学科发展前沿、研制推广先进技术”的高水平层次，这就要求护理人员必须在扎实理论知识和丰富临床经验的基础之上，能够开展专业的理论、实验研究，能独立解决学科发展的重要课题，提出有说服力的观点，丰富护理学知识体系，不断取得理论研究和技术创新的突破性进展。

6. 人际沟通的实践者 护理人员处在医疗人际关系网的核心，护士掌握了出色的人际沟通能力无疑就是掌握了人和人之间心灵相通的密码。南丁格尔曾经说过“护理既是一门科学也是一门艺术”，而这个艺术的更大成分是护士的人际沟通能力。对于护理工作者来说，沟通不仅是必需的工作方法，也是关键的工作内容，良好的沟通对于建立支持性的工作氛围、和谐满意的护患关系都有举足轻重的作用。早在 1998 年，美国高等护理教育学会就将沟通能力定为护理专业教育中的核心能力之一。

7. 临床管理的统筹者 每个护理人员在临床工作中都在执行管理的职责。如护理人员要管理患者及其相关人员，制订护理计划，组织诊疗和实施护理措施，有效控制医疗花费、安排出院事宜等。所以说，护士既是医疗的提供者又是医疗的协调者。这种协调就体现在管理层面，指护理人员为患者提供照顾、关怀和舒适的工作过程，其任务就是通过计划、组织及对人力、物力、财力资源进行指导和控制，以达到为患者提供有效而经济的护理服务目的。

8. 人文关怀的促进者 随着医学模式的转变，在护理工作中越来越强调以人为中心的整体护理，这就要求护理人员不仅要具备护理专业知识，更要具备结构合理的社会学、伦理学、美学、文化学等人文知识，在此基础上，要求护士能够更加全面整体地观察人、认识人、理解人、尊重人和关爱人，能够以人道主义精神对患者的生命和健康、权利和需求、人格和尊严提供真诚的关怀和照护。

三、护士常见的心理问题及角色适应不良

(一) 护士常见的心理问题

在了解护士常见的心理问题之前，必须先理解什么是心理健康(mental health)。同心理学的其他概念一样，心理健康没有一个公认的概念，因为它受多方面因素影响，形成非常复杂，心理的丰富性造成了解释的多样性，每一种观点都从自己的思路和角度对心理健康现象进行了分析，不同的看法在一定程度上都是成立的，不能绝对化。以下将列举一些经典概念，供读者思考、感悟。《简明不列颠百科全书》将心理健康定义为：“心理健康是指个体心理在本身及环境条件许可范围内所能达到的最佳功能状态，但不是十全十美的绝对状态。”；1946 年第三届国际心理卫生大会将心理健康定义为：“心理健康是指在身体、智能及情感上，在与他人的心理健康不相矛盾的范围内，将个人心境发展成最佳的状态。”美国健康与人力服务部将心理健康定义为：“心理健康是心理功能的成功性表现，它带来富有成果的活动，完善人际关系，有能力适应环境变化和应对逆境。”

此外，关于心理健康，不同的学派也有自己不同的看法。比如，人格特质论提出者奥尔波特认为，心理健康的人是在理性和意识水平活动的，并不受无意识力量和固有的心灵创伤及心理冲突所控制，这些人的目光永远指向当前和未来，激励他们的力量永远是他们能够意识到的，可以自我控制的，他们是自己生活的主人，掌握着自己人生的航向，积极乐观，信心满满，有明确目的性。人本主义心理学家罗杰斯则认为自我实现的需要是推动生命的基本力量，它让人更具有丰富性、自主性和使命感，从而成为心理健康的人，或者称之为“机能完善的人”，罗杰斯认为具有以下五个特点是心理健康的重要标志：“经验开放、时刻保持生活充实、对自身机体高度信任、有较强的自由感、有高度的创造性”。弗兰克认为，人在所有情境下对个人的行为都是有意识、有目的地选择的，对人生意义、价值、目的的自觉探索，可以有意识

地选择驾驭自己的生活,对自己负责,能正确归因,朝向未来,有给予爱和接受爱的能力。

心理健康与心理异常并非绝对对立的概念,而是可以相互转化的综合体,也是一个连续的统一体,是一个动态变化的过程。而在这一动态连续的体系中,心理问题便处在其中。心理问题是由现实因素激发,持续时间较短,情绪反应能在理智控制之下,不严重破坏社会功能,情绪反应尚未泛化的心理不健康状态。常常指心理异常的不严重状态或是早期症状,需要及时恰当地进行干预,以防进一步发展。

当前,关于护理人员心理健康现状的研究主要集中在以量表进行的量性研究上,常用的量表有20多种,像大家熟悉的SCL-90(症状自评量表)、PHI(心理健康测查表)、SSRE(社会支持评定量表)、CQOLI-74(生活质量综合评定问卷)、CHQ-12(一般健康问卷)、SAS(焦虑自评量表)、SDS(抑郁自评量表)等都包含在内,在这诸多的心理健康测查的量表中,使用最多的是SCL-90。虽然研究者对护士心理健康状况的切入角度、研究范围不同,但多数结论都表明护士心理健康状态不容乐观,心理健康水平普遍低于社会平均水平,护士目前常见的心理问题,集中突出表现在以下几个方面。

1. 躯体化症状突出 多数临床护理人员诉说,在高压力的工作状态下,自己经常会出现一系列的身体不适感,包括头痛、背痛、肌肉酸痛等疼痛症状,也包括像以高血压、胃溃疡、皮肤病等为主的易受心理因素干扰影响的心血管系统、消化系统、呼吸系统等的躯体症状表现。

2. 强迫症状明显 在护理人员中,存在强迫影响日常生活和工作的一些明知没必要,但又无法摆脱的无意义的思想和行为,如不可遏制的反复洗手、核对、确认等,导致不能集中注意力投入工作,遇事难以做出决定,感到难以完成任务的消极体验。

3. 人际关系敏感 在医院中,护士是医院人际关系网的核心,人际关系的敏感主要表现为在人际交往过程中明显不自在感和自卑感;在医院以外则表现为社交中羞于承认自己是护理人员,感到不被他人理解、自我价值难以实现、他人对自己不友好等。

4. 负性情绪集中 护士的负性情绪主要集中表现在抑郁、焦虑、敌对、恐惧四个方面:抑郁表现为生活兴趣减退、动力缺乏、活力丧失等,如容易哭泣、经常责怪自己,孤独或苦闷;焦虑则表现为烦躁、坐立不安、神经过敏、紧张,以及由此产生的躯体征象,如心中不踏实、发抖、无缘无故感到紧张、害怕等;敌对表现为容易烦恼和激动,经常与人争论,特别想大叫和摔东西,甚至有想打人或伤害他人的冲动等;恐惧表现为单独一人时感到神经很紧张,在人多的地方感到不自在,因为感到害怕而避开某些东西或活动等。

5. 偏执思想萌芽 主要表现为投射性思维,对人敌对不友好,猜疑心重,认为别人的谈话都与自己相关,严重者甚至猜忌谈话内容都是对自己不利的。

6. 其他 主要表现为饮食、睡眠障碍,如入睡时间长、睡眠程度浅、入睡后容易醒等;在饮食方面表现为食欲不佳或者暴饮暴食。

(二)护士常见的角色适应不良

护理专业具有独特的职业化内容、职业规范和职业行为标准,而每名护理人员在从事护理工作之前都有其不同的人生经历和个性特点,因此个体从一般的社会角色进入特殊的护士角色,更要经历一个适应的过程。有的人适应较快,有的人适应较慢;有的人适应良好,有的人适应不良等。适应良好则有益于工作保质保量完成,适应不良则会对工作和生活都带来一系列不利影响,概括起来护士的角色适应不良状态主要有以下几种类型。

1. 角色冲突 角色冲突是指由于不同的角色期望和角色规范,引起社会角色在角色扮演中的内外矛盾和冲突,妨碍了角色扮演的顺利进行。一般可以分为三种情况。

(1) 角色主体间的冲突:视野的不同,或者相互的期望和各自的认知不同,导致的不同角色主体之间产生矛盾和冲突。多数护患冲突就是典型的角色主体间冲突,如护士受过专业的医疗训练,对于医学知识的掌握处于专业水平,对医疗信息把握全面,但是患者却对此一无所知,有很多护士在为患者解释病情时依旧用一些医学专有名词,导致患者对信息的掌握云里雾里,常常是丈二和尚摸不着头脑,这就非常影响护患之间的信息流动,极易导致护患关系紧张,出现护患冲突。

(2) 个体多种角色间的冲突:所谓"忠孝难两全",就是对个体多种角色间冲突的典型描述。每个个体都同时承担多种社会角色，而不同角色的社会期望若不相容，就会产生冲突矛盾。以护士为例，她对父母来说是儿女的角色，对子女来说又是父母的角色，对于配偶来说又是妻子的角色，对于患者来说又是职业化护士的角色，而这些不同的角色之间就必然会产生一定的冲突和矛盾，导致角色主体进退两难，顾此失彼。如作为母亲和妻子，她应该在下班后尽早回到孩子和丈夫的身边，承担起贤妻良母的责任；而作为一名护理人员，下班后若有危重患者需要抢救，她又必须担负起救死扶伤的神圣使命。工作中的角色期望和家庭中的角色期望彼此矛盾，就会使她不知所措，陷入内在冲突之中。

(3) 个体某一角色内的冲突：面对同样一个角色，社会期望也是复杂的，甚至是矛盾的，免不了会引起个体某一角色内的冲突。例如，护士的职业形象要求他面对患者时，必须和蔼可亲、平易近人，与患者建立良好的情感链接，但又必须科学严谨、果断坚定，在患者中树立威信，保证各项工作的顺利进行。护士的角色规范要求她一方面是一个体贴入微、富有同情心的朋友，另一方面却是一个有距离的权威人物，这种多面化的角色如果把握不好就会令护士感到茫然。

有学者建议，面对这些角色冲突，护士要善于分析各种角色的价值，先从多种角色中挣脱出来，把时间和精力用到那些更有价值的角色上去。所以，对于护理人员来讲，不仅应该学会在各种复杂的环境里成功地扮演不同的角色，而且应当学会在角色出现矛盾冲突时认清角色的价值，从而更客观、更理性地做出最优抉择。

2. 角色混乱 所谓角色混乱指社会大众或角色的扮演者对于某一角色的行为标准不清楚，不知道这一角色应该做什么、不应该做什么和怎样去做。

随着医学模式和护理模式的转变，护士角色也在随之不断发生变化，护士角色的行为规范已经超出了他们过去习以为常的那个范围。如几十年前，护理还是以疾病为中心的护理，把患者看作疾病的架子，关注点只在疾病，而目前现代护理的理念、内涵、护理对象、服务领域、工作方式等都发生了很大的变化，护士的主要关注点已经转变为患者本身，体现出以人为中心的整体护理的重要性。作为一名护士，如果不能及时适应转换，就会出现一系列的角色混乱现象。

同时，随着社会不断发展，一些新的职业与新的社会角色会不断涌现，社会还未来得及对它的权利义务做出明确规定，角色承担者本人不清楚，其他人的看法也有分歧，角色混乱便由此产生。比如，"社区护士"这个应运而生的新角色，其工作内容、职责范围及应具备的条件还是很多人所不知的，就连有的社区护士本人也并不完全了解，这也属于是角色混乱的现象。

3. 角色缺如 角色缺如指角色的扮演者没有进入自己的角色，不承认自己的角色，不能尽职尽责地做好本职工作，缺乏应有的职业素质。

护士角色缺如主要原因是无法调节理想和现实之间的巨大差距，护理专业学生在进入护士岗位之前如果缺乏对护理工作的全面客观认识，主观神圣化相关工作，缺乏充分的心理准备，以及缺失护理职业素质培养，就会导致其进入临床之后出现护士角色缺如。

第二节 护士心理健康概述

一、护士心理健康概念

心理健康(mental health)，是指以积极有效的心理活动、平稳正常的心理状态，对当前和发展的社会、自然环境以及自我内环境的变化具有良好的适应功能，并由此不断地发展健全的人格，提高生活质量，保持旺盛的精力和愉快的情绪。

完整的健康概念包括躯体健康、心理健康和社会适应良好和道德健康四方面的健全，而不仅是没有疾病。WHO更对心理状态提出了要求：①有足够充沛的精力，能从容不迫地应对日常生活和工作的压力而不感到疲劳和紧张；②积极乐观、勇于承担责任，心胸开阔，不至于因很小的事情而耿耿于怀；③精神饱满、情绪稳定，善于休息，睡眠良好；④有较强的应变能力及自我控制能力和排除干扰的能力，反应速度快等。

心理健康的基本含义是指心理的各个方面及活动过程处于一种良好或正常的状态。心理学家认为，人的心理健康包括以下七个方面：智力正常、情绪健康、意志健全、行为协调、人际关系适应、反应适度、心理特点符合年龄。

二、护士心理健康的标准

关于心理健康标准的描述，并无一个普遍模式。许多专家提出了不同的看法，美国心理学家马斯洛和米特尔曼提出的心理健康的十条标准被公认为是"最经典的标准"：①充分的安全感；②充分了解自己，并对自己的能力进行适当的估价；③生活的目标切合实际；④与现实的环境保持接触；⑤能保持人格的完整与和谐；⑥具有从经验中学习的能力；⑦能保持良好的人际关系；⑧适度的情绪表达与控制；⑨在不违背社会规范的条件下，恰当地满足个人的基本需要；⑩在集体要求的前提下，较好地发挥自己的个性。

美国心理学家奥尔波特认为，心理健康的个性不受无意识力量的控制，也不受多年心灵创伤或冲突的控制，相反，心理健康的功能发挥是在理性和意识水平上进行的。心理健康具有七个特征，即自我意识广延，自我同他人的关系融洽，有情绪安全感，知觉客观，有各种技能和专注于工作，自我形象现实，有目的意识。我国的一些学者提出了不尽相同的看法，归纳起来，内容包括智力正常、情绪稳定、人际和谐、行为合理、人格完善、适应环境。

护士心理健康，是护士工作顺利开展的重要基础之一。标准包括以下几个方面。

1. 智力方面

(1) 敏锐的观察力：观察患者的病情及其心理状况是护士工作的重要内容之一，也是衡量护士工作质量优劣的重要标志。护士必须具备敏锐的观察能力，通过对患者各项生理指标，临床症状及指征、行为反应等的观察，了解患者的病情状况及变化，掌握患者的心理状态，洞悉患者的需求，准确拟定护理计划，以提高护理效果。敏锐的观察力不是天生的，是在掌握广泛知识的基础上，通过后天的生活实践培养出来的。在日常工作中，护士应在熟练掌握专业知识的基础上，学习各种技巧，努力培养观察力。

(2) 准确的记忆力：护理工作的对象是人，护士的各项操作，如执行医嘱、注射药物、测量生命体征等，都要做到准确无误；且护士面对的患者数量多，护理计划需要随时调整，这都需要护士具备良好的记忆素质，以避免差错事故的发生。良好的记忆有助于护士更好地掌握患者的病情和治疗康复情况，另一方面也有助于增进护士对患者的了解，赢得患者的信任。

(3) 良好的注意力：护士的注意力需要有良好的指向性和集中性，在千头万绪的工作中，具备甄别、排除无关信息干扰的能力，确保患者的医疗护理安全；同时护士应具备一定的注意广度和注意转移的灵活性，力求做到眼观六路、耳听八方，把繁杂多样的工作内容尽收眼底，做到心中有数，工作之间清清楚楚、准确无误，争取时间，提高护理效率。

(4) 独立的思维能力：现代护理的依赖功能仅占30%，而独立功能占70%，这就要求护士在工作中具备解决问题的思维能力。在面对患者千变万化的病情时，护士必须具备独立、严谨、缜密的思维能力，分析患者的情况，在有限的时间内做出准确的判断，并采取正确有效的措施。对患者由于病理状态下所引起的已存在的或潜在的行为反应，包括生理、心理、社会适应能力方面的反应，护士能独立应用护理手段加以解决或部分解决。

2. 情绪良好 护理特殊的工作性质、环境氛围等，使护士容易产生紧张、焦虑、无助等情绪问题，而特定的工作对象又要求护士始终以良好的情绪状态，为患者营造良好的情绪氛围，这就要求护士保持乐观自信，具备良好的情绪调解能力与自控能力。护士积极的情绪，能调节环境氛围，唤起患者治病的信心。而护士情绪低落、烦躁、焦虑，一方面容易影响患者的情绪状态，另一方面也容易导致护理差错的发生。因此，掌握情绪管理及调解的方式和途径，保持稳定、愉快的情绪是护士重要的心理品质，尤其是当患者病情发展迅速、病危时，护士更应该充满信心，情绪稳定，沉着冷静积极地影响患者。

3. 意志健全 护理工作繁忙、多变、琐碎、辛苦，在临床工作中，护士的意志力是通过意志的果断性、意志的自制性、意志的坚持性表现出来的。果断性表现了护士在危险紧要关头，能及时、有根据地做出理性决策。护士在实际工作中经常会遇到这种情况，一个患者突然发生了危象，需要毫不犹豫地采取急救措施，这就需要果断性，一位护士具备了果断的意志品质就更能赢得时间，赢得患者的生命。自制性表现了护士的容忍，克制态度，由于处于疾病状态的患者，其情绪和人格状态亦不稳定，往往易于激发各种冲动和非理性行为，此时，护士只有容忍患者的烦躁，克制自己的情绪和行为反应，才能促进良好的护患关系，维持自身良好的心身状态。

4. 人格完整 人格完整的主要标志是人格结构的各个要素不存在明显的缺陷和偏差，有正确的自我意识和积极进取的信念、人生观作为核心，并以此为中心统一自己的需要、愿望、目标和行为。不同年龄阶段的人有其心理行为特征，心理健康的心理年龄与多数同龄人保持一致，其心理行为也与护士的角色相符合。护士的心理健康水平除与外在的社会环境有关外，还与其所特有的个性心理特征有关，良好的个性特征有利于护士角色功能的发挥。一般说来，具有谨慎、深思、节制、平静、随和、活泼、健谈、开朗等个性特征的人，更适合从事护理职业。而临床中优秀的护士也往往更为乐观、外向、信赖、随和及心平气和。

5. 人际和谐 护理工作决定了护士需要与患者密切接触，护士是连接医院各种复杂人际关系的纽带，始终处在护患关系的中心，例如，护士除需要保持和患者及其家属的密切联系与沟通外，尚需要协助医生与患者的沟通，促进患者间的交流，协调患者与家属的关系等，这些均需要护士具备较好的人际交往及沟通能力，以尊重、信任、友爱、宽容的积极态度与他人相处，拥有广泛而稳定的人际关系。

三、护士心理健康的意义

护理工作是一项人际敏感复杂的特殊医疗服务工作，具有高度专业性和社会人文性。在医疗机构中护士是与患者接触最为密切的职业群体，不但直接面对患者承担了更为具体和实际的护理任务，随时需要对患者变化多端的病情做出准确迅速的反应，还要面对患者及其家属的各种事务性咨询和需求，为其提供包括生理、心理、社会、文化的全面照顾，从而处于医患矛盾的最前沿。因此，护士的心理健康状况将直接影响其工作状态和护理服务质量，进而影响患者的治疗和康复效果，对医院的经济和社会效益均具有重要的现实意义。

1. 护士心理健康状况影响其躯体健康和社会适应 病理学家研究表明，个体的心理健康和生理健康总是相互联系、相互作用的，心理健康每时每刻都会影响人的生理健康和社会功能，例如一个人如果长期处于高度紧张或抑郁状态下，由于其体内激素分泌，肌肉紧张度等的变化，就会导致免疫系统难以处于最佳工作状态，这时人的抵抗力就会下降，疾病也就乘虚而入。

2. 护士的心理健康状况影响患者的心理健康 临床上患者由于躯体疾病破坏了其正常的生活规律以及疼痛，躯体功能障碍等不适，容易出现情绪低落、注意力狭窄，甚至兴趣、爱好、思维方式都会发生改变，护士心理不健康，就不能正确理解患者的行为，更无法恰当、巧妙地处理患者的心理问题，轻者影响护患关系，重者则可能对患者的心身造成伤害。因此，为了更好地服务于患者，促进良好的护患关系，护士必须首先是一个心理健康的人。

3. 护士的心理健康状况影响工作效率 心理健康的护士在智力、意志力及情感等各方面都能发挥正常，从而提高工作效率，心理健康水平较高的护士，当客观环境发生变化时，能尽快地采取各种办法去适应，并以此保持心理平衡，以正确的态度和方法来对待矛盾和处理问题；对生活中的创伤和挫折，其心理康复能力也较强，并在工作实践中不断提高自信心和胜任力，其工作和学习更易达到事半功倍的效果。

4. 护士的心理健康状况影响护理工作的优劣 护理工作充满挑战与压力，当这些压力持续存在并发展到一定程度时，护士就会免疫力下降，产生焦虑、抑郁等负性情绪体验，如不及时调整，加以疏导，护理人员会出现记忆力减退，注意力不集中、身体疲惫不堪、工作热情低，直至牢骚抱怨增多，心理不平衡。护士的种种心身反应，往往使其机体的正常规律被破坏，行为效率降低，准确性下降，动作急促或过分迟缓，同时思维判断失误增加，直接导致护理质量的下降。同时，心理健康水平低者也更容易消极地对待护理工作，工作投入程度不高，对工作缺乏热情，对待患者表现为一定程度上的关爱能力缺乏，不能为患者提供良好的优质护理服务，从而使护理工作的质量受到不良影响。

第三节　护士心理健康的影响因素

一、护士的心理健康状况

随着近年来中国医疗体制改革的转型，人们不断增长的医疗保健需求与现阶段医疗护理发展不平衡之间的矛盾逐渐凸显，护理工作中的职业风险、岗位竞争以及医患关系的复杂性给护士的心身带来极大压力。护士不仅肩负着紧张繁忙的临床护理工作，还要处理与患者及其家属之间复杂的人际关系，不断更新知识体系和提高临床实践技能。人们对护理服务的高品质要求、护理工作的多变性、护患关系的多重复杂性等因素使护士这个群体成为当今职业压力最大的群体。护理工作的严谨性、细致性、重要性，使得护士在工作中需要注意力高度集中，精神高度紧张，并处于长时间高度的应激状态。过度的职业紧张对护士的心理健康状况有较大的影响，护士群体的心身健康状况并不乐观，危害护士的心理健康的潜在影响普遍存在。

目前，研究者们对护士心理健康状况的研究，大致从护士的症状自评、职业紧张、职业倦怠三个角度进行。虽然研究者对护士心理健康状况的研究角度不同，但结论都表明护士心理健康水平低于一般人群。

（一）症状自评量表(SCL-90)测量护士心理健康状况

护士的 SCL-90 量表总分及阳性项目高于常模，表明护士的心理健康状况低于全国平均水平。护士的心理健康问题主要表现在以下几个方面。

(1) 躯体化症状(somatization)：具体表现为身体不适感，包括心血管、胃肠道、呼吸和其他系统的主诉不适，以及头痛、背痛、肌肉酸痛和焦虑等其他躯体表现。

(2) 强迫症状(obsessive-compulsive)：具体表现为明知没有必要，但又无法摆脱的无意义的思想、冲动和行为。

(3) 抑郁症状(depression)：具体表现为苦闷的情感与心境，生活兴趣减退，运动力缺乏，活力丧失等。

(4) 焦虑症状(anxiety)：具体表现为烦躁、坐立不安、神经过敏、紧张以及由此产生的躯体征象，如震颤等。

(5) 人际关系敏感(interpersonal sensitivity)：具体表现为人际交往中的自卑感、心神不安，明显不自在，以及人际交流中的自我意识，消极的期待等。

(6) 恐惧症状(phobia anxiety)：恐惧的对象包括出门旅行、空旷场地、人群公共场所和交通工具。

(7) 敌对(hostility)：具体表现为厌烦的感觉、争论、摔物以及不可抑制的冲动等。

（二）护士的职业紧张

职业紧张(occupational stress)是由工作或与工作有关因素所引起的紧张，即当工作要求超过了劳动者的应变能力时，个体特征与环境之间相互作用而发生的紧张。过重的职业紧张如果持续存在，会给个体的心身健康带来不良后果，导致工作能力下降。职业紧张是护士的一种职业危害，在 130 种压力较大的职业中，护士职业名列榜首，职业紧张是导致美国护士严重短缺的主要因素之一。已有研究表明，高强度的工作压力会使护士产生工作疲惫感，表现为情绪不稳定、易激惹、对工作冷漠、工作无成就感等，职业紧张已成为影响护士心身健康的重要因素。护士高强度的职业紧张对个体的心身状况和个体的工作以及个体所在的组织产生巨大的消极影响，大致包括心理、行为、生理三方面。

1. 生理方面 护士的职业紧张在生理方面的影响主要体现在对自主神经系统、内分泌系统和免疫系统、肌肉骨骼系统的影响。研究表明护士常见的生理应激反应异常有心血管疾病、过敏和皮肤疾病、呼吸系统疾病、头痛和睡眠障碍等,例如,血压升高、脉搏呼吸加快、手足发冷、疲乏无力、紧张性头痛、难以入睡或易醒、肌肉紧张、腰背酸痛、月经紊乱等。

2. 心理方面 对心理健康的影响包括认知能力和情绪状态两个方面。护理工作的应激源可以影响护士的认知能力,表现为注意力不集中、思维能力紊乱、判断能力下降、智力降低、工作中出现犹豫不决的现象,如护士在工作中经常出现对患者病情的观察能力、临床思维判断能力低下等。在情绪方面主要表现为负性情绪状态,应激的精神效应可从轻微的主观症状发展到明显的精神病,较常见的症状有急躁不安、易激惹、紧张、焦虑、情绪低落、工作满意度下降、自我价值感降低等。长期的心理应激源存在则产生职业倦怠感。

3. 行为方面 长期处于紧张状态的护士可出现行为异常。引起有害的行为反应分为两大类。①个体行为:如吸烟、酗酒、滥用药物,不良饮食行为,对家庭成员或同事充满敌意、人际交往困难等,这些行为改变都将影响个人的心身健康,如过量食用零食可出现体重增加、肥胖,神经性厌食则导致食欲减退、体重减轻甚至引发疾病。②组织上的表现:如旷工、离职、工作失误增多、工作效率低下等,这些行为表现将给组织带来巨大的损失。

(三) 护士的职业倦怠

职业倦怠(occupational burnout)是美国精神病学家 Fredenherger 于 1974 年首次提出,用来指长期从事与人打交道工作的员工由于工作要求的持续感情付出,由于在与他人相互作用过程中所遇到的各种矛盾冲突而引起的挫折感加剧,最终导致情绪、情感、行为方面的心身耗竭状态。Maslach 从心理社会角度来探讨工作中的情感压力和工作环境与职业倦怠的关系,他认为职业倦怠是个体由于长期处于工作压力状态下而出现的一种心身消耗过度、精力衰竭的综合症状。大量研究也证实,护士是职业倦怠的高发人群。

根据 Maslach 和 Jackson 提出职业倦怠感的多维概念,职业倦怠包括情绪耗竭、去人格化、低个人成就感三个维度。情绪耗竭是指个人认为自己所有的情绪资源都已经耗尽,对工作缺乏主动性,有失败感、紧张感觉,甚至害怕工作;去人格化指刻意与工作人员保持一定的距离,对工作不投入,对自己工作的意义表示怀疑;低个人成就感指个体在工作中对自身工作能力与工作意义的低成就体验。这三个维度的职业倦怠感将会对护士的生理、心理及行为等多方面造成消极后果,影响心身健康。在躯体上表现为疲劳、头痛、睡眠问题、肌肉疼痛及慢性病等。心理上表现为抑郁、焦虑、失望无助、自尊心下降等。行为上表现为对工作厌恶、缺乏热情、无法关爱他人、迟到早退、缺勤旷工、工作满意度下降,回避朋友,减少社交,人际关系差等。

护士的职业倦怠影响护士的心身健康,降低护士的生活质量及临床护理工作质量。大量研究显示,相当多的护士出现职业倦怠症状,表现为情绪情感极度疲劳、易激惹、焦虑、注意力不集中,对待患者时消极冷漠、疏远,感觉患者是没有生命的物体,感觉工作没有价值、没有意义、没有成就感。护士职业倦怠如不能得到解决和缓解,将导致护士身体健康状况水平及护理质量下降,出现护理差错事故,严重时将导致离职。

二、影响护士心理健康的内外在因素

护士是提供医疗卫生服务的特殊群体,他们的心理健康状况直接影响着健康服务质量。维护护士的心理健康是护理管理者、教育者以及广大护士共同致力解决的课题。因此,明确护士心理健康状况,分析影响护士心理健康的内外在因素,掌握护士心理健康的干预措施,对促进护士心身健康,促进护理工作质量持续性提高具有指导意义。影响护士心理健康的因素包括外在社会与环境因素和护士内在个人因素。

(一) 外在社会与环境因素

1. 工作环境因素 护士是与患者接触最为密切的职业群体,每天置身于充满病痛的环境中,时刻面对和感受患者的痛苦，还要经常面对各种死亡，容易导致护理人员出现消极的情绪甚至麻木；护士一方面面临各种职业暴露，如锐器刺伤的风险、致病性病原微生物感染的危险，另一方面，随着近些年来护患关系的持续紧张，各种暴力伤医行为屡有发生，医院工作环境面临挑战。目前我国的大多数医院依旧处于护士缺编的状态，床护比例失调，长期超负荷工作，体力透支，护士长时间处于紧张警戒状态，其心理负荷也是长期超载，很容易导致护士心身疲惫，出现心理健康问题。

2. 组织管理因素 随着人们需求的不断提高，护士的角色范围不断扩大，护理组织管理模式也在不断变化。由于某些原因，我国目前的一些管理模式还不能满足护士角色范围扩大的要求。体现在：①一些护理组织对护士实施多头领导模式，导致其在工作中的角色和职责不明确，引起护士职业紧张程度增加；②护理组织结构中人员缺编，导致护士工作负荷增加，工作负荷与护士能力不匹配等；③护理组织激励机制不完善，晋升机会少，未充分考虑护士的各种需要；④组织变革引起的变化等。护士得到护理组织的支持和理解不够，受传统文化影响，在处置各种护理失误时，管理层倾向于对人追责，而忽视对当事人的充分尊重和信任，问题为导向的管理思维模式导致护士在面对各种差错时，恐惧紧张，得不到外界支持，而许多医院又缺乏相应的心理疏导机构，导致护理人员的负面情绪得不到疏通，容易产生恶性循环。

3. 工作性质因素 护士对患者的健康和生命承担着重大责任，其职业性质决定了护士的工作责任大、风险性高、不确定因素多，需要随时对患者变化多端的病情做出迅速的反应。"以健康为中心"护理模式需要护士为患者提供生理、心理、社会和文化的全面照顾，工作付出更多，而除临床护理工作外，还需承担大量事务性的工作，满足患者的各种合理需要，尊重患者的各种权利，避免护理差错、事故的发生。同时，护士的轮班工作导致生物钟和生理周期紊乱，引起失眠、焦虑、紧张和疲倦，使之容易出差错，增加护士的思想压力。

4. 人际关系因素 护理工作中人际关系主要包括护患关系、护护关系、护士与其他医务人员关系等，众多人际关系及其相互间的角色冲突会给护士带来压力。如一些患者及家属认为自己是最急、最重、最需要得到护士照顾的，而护士要为许多患者服务，未做出及时反应，这些都会导致护患冲突。护士在促进患者健康的过程中，往往需要其他医务人员的紧密配合，在现实工作中，由于各种原因，有时会出现医务人员之间相互推卸责任、相互埋怨、不配合等现象，这些矛盾和冲突都会影响护士的心理健康状况。

5. 价值感因素 护士的社会地位不高、专业发展空间受限，公众对护理工作的重要性及护士的职业价值认识不足，护士的职业获得感较低。另外，由于一些原因，护士在工作中能力不能充分体现，尤其是接受过高等专业教育的护士，缺乏与工作特性相对应的社会赞许、工资和奖金等方面的回报，这些因素均降低了护士的职业价值感，产生心理失落，对护士心理健康产生负面影响。

6. 社会支持因素 我国目前处于高速发展阶段，人们对诊疗及护理工作的需求也在快速增长，由于医疗技术的发展具有很强的科学性和时效性，在现实生活中，存在着一些医疗技术服务水平不能满足患者日益增长的健康需求的现象，一些人对这一现象缺乏理解和支持，甚至误导，这些因素加深了医患冲突，导致医护人员心理失衡。另外，知识的更新、激烈的竞争以及患者的需求需要护士不断学习新知识、新技术，导致护士不能很好地承担相应的家庭责任和义务，这在结婚生子的女性护士身上表现更为突出，护士角色和妻子、母亲等家庭角色之间容易出现冲突；如得不到家庭的支持，将会导致家庭生活与工作的冲突。

（二）护士内在个人因素

影响护士健康的个人因素，包括人格特征、个体应对方式等。不同人格类型的护士在情绪、行为上不同表现会对心身健康产生不同的影响。研究发现，A 型性格的人所特有的思想、信念、情感和行为更容易使其产生内部的紧张和压力，从而导致健康问题产生。护士对自己的人格特征进行有意识的察觉与认知，也会改善其对心理健康的不良影响。

护士的应对技巧对应激的发生也非常重要，工作中若护士能经常采取积极寻找解决问题的办法、适当倾诉、调整生活节奏等积极的应对措施，可降低对护士心理健康的不良影响；反之，若采取回避问题、

Note

吸烟、酗酒等消极应对的措施，则常带来高水平的应激。目前普遍认为，大多护士随着工龄、年龄的增长，其工作经验及应对技巧相应增加，其应激水平相应降低。

第四节 护患冲突与调控

一、护患冲突

（一）护患冲突的概念

护患冲突是指在护患交往过程中，由于各种原因导致护患关系发生障碍，使患者产生不满、抱怨等情绪，甚至表现出冲动或过激言行的现象。护患冲突是护患交往过程中的产物，是影响护患关系健康发展的一种客观状态。近年来，护患冲突的发生率呈上升趋势。护患冲突的发生，一方面说明患者及家属维护合法权益意识的增强，反映了社会的进步；另一方面对护理质量、护理安全和护理管理提出了更高的要求。这些问题得不到重视和解决，就将成为护患发生冲突的隐患。正确认识护患冲突，分析其发生的原因，采取正确的应对措施，减少或避免护患冲突的发生，对维护正常的工作秩序及和谐的护患关系都有重要的意义。

（二）护患冲突产生的原因

1. 护理人员方面的原因

（1）护士沟通能力不强是造成护患冲突的主要原因。患者由于对自身疾病的康复很关切，但又缺乏医学知识，提出的问题在护士看来是过于零碎、反复、无关紧要的问题。如果护士缺乏对患者及家属的理解，沟通交流不到位，表现出简单敷衍或缺乏耐心，忽视患者心理需求，致护患双方立场上的差异，则易引起护患冲突。

（2）长期超负荷工作：护士每天面对大量琐碎、繁杂的事务性工作，单独值班时还要随时去应对一些突发性的工作，引发其身体的不适、过度疲劳、情绪消沉等，也易造成护患冲突。另外，护士本身具有一定的心理问题，与患者交往过程中的人格、认知与情绪等不符合职业要求。

（3）护士的业务素质和责任心：护士的业务素质和责任心决定着护理服务的质量和水平，直接影响着患者及其家属的满意度。护士如果理论知识不扎实，技术操作不熟练，不重视学习和业务技术培训，工作经验不足，责任心不强，不遵守技术操作规程，导致发生护理差错和事故，可直接引发护患冲突。

（4）法律意识淡薄：一些护士认为法律问题离自己很远，平时不注重学习法律知识，在工作中往往不经意地忽视了患者的权利。如有的护士在不适宜的场合，谈论患者个人隐私，侵犯了患者的隐私权和保密权，引起患者不满而造成冲突。

2. 患者和家属方面的因素

（1）过度期望：当患者发觉护士的言语或行为与期望值出现差距时，就会产生不满、抱怨情绪，有的表现为不合作，有的还可能过于冲动甚至出现过激的言语。而当护士不能理解患者的过度期望或不能从自身找出引发冲突的原因，甚至表现出一种对立情绪，认为完全是患者过于挑剔时，则有可能产生护患冲突。

（2）过度维权：患者或家属把自己作为商品消费者对待，按照自己的惯性思维要求医护人员这样做或那样做，过度强调自身利益。一旦不能满足要求，就表现为过度维权，采取各种方式纠缠、闹事，辱骂护理人员，大肆渲染或无理索赔，甚至提起诉讼。

（3）逆反心理：个别患者把由于疾病缠身导致的恼怒发泄到与他们交往最为频繁的护士身上，此时患者的情绪最为激动，对于护士的善意劝说、耐心解释都听不进去，反而产生对立反感心理。护士如不能识别患者情绪反应的状态或心理问题，强行实施护理计划，必然会引发较为严重的护患冲突。

（4）社会因素：一些患者受不良社会因素的干扰及影响，对护士及护理专业有一定的偏见，阻碍了护理人员与其正常的专业交往。

3. 医院管理方面的因素 医院管理机制、后勤保障不能满足临床需求，设备维修不及时，诊室环境差，配套设施不健全等，易引发患者及家属的不满。

二、护患关系的调控

护患冲突是由于护患双方的观点、利益或需求的不相容而出现的，不仅影响个人情绪还会影响正常的治疗、护理活动，甚至影响患者的康复。只有正确对待护患冲突，找出其产生根源，采取适当的防范措施，才能减少冲突的发生。

1. 建立良好的护患关系 护患关系实质上是一种专业性的照护关系，在临床护理工作中，减少和消除发生护患冲突的各种因素，促进护患关系和谐，护士具有关键性的作用，护患关系存在三种模式。

(1) 主动被动型：传统的护患关系模式，也称支配服从型模式。此模式受传统的生物医学模式的影响，把患者看作是一个简单生物有机体，忽略了人的心理、社会属性，认为疾病是单纯的由生物或物理因素引起的，把治疗疾病的重点放在药物治疗和手术治疗方面，特点是“护士给患者做什么”。它过于强调护士权威，护士在此模式中处于专业知识的优势地位和治疗护理的主动地位，忽略了患者的主观能动作用，严重影响护理效果，且不能取得患者和家属的默契配合，很容易产生护患冲突。

(2) 指导合作型：这是近年来护理实践中发展起来的一种护患关系，它把患者看成具有生物、心理、社会属性的有机整体，认为患者是有意识、有思想和有情感活动的人。其特点是“护士告诉患者应做什么”，取得其配合，发挥两方面的积极性。护士常以“指导者”的形象出现在患者面前，护士决定护理方案和措施，指导患者掌握缓解症状、促进康复的方法。而患者则尊重护士的决定，并主动积极配合，还可以向护士提供有关自己疾病的信息，对护理方案提出建议与意见。这种模式比主动被动型前进了一步，患者仍处于消极配合状态，容易忽视患者和家属的意见，忽视患者的需要，诱发护患冲突。

(3) 共同参与型：这种模式较前两种更进了一步，这是一种以护患间平等合作为基础，共同参与治疗、护理的决策及实施过程。此模式的特点是“护士积极协助患者进行自我护理”，出发点是在医疗护理中，患者的意见和认识是有价值的，患者对自己的疾病过程有较强的参与意识。患者不仅与护士合作，还主动配合治疗、护理，积极参与护理活动，自愿向护士反映病情，与护士共同探讨疾病的护理措施和计划，在力所能及的范围内自己独立完成某些护理措施。护患之间体现了平等合作、共担风险、共享护理成果的双向作用。护患双方有同等的主动性和权利，强调护患双方平等的主体地位，增强护患之间信息交流，从而减少冲突和纠纷，所以我们应该建立共同参与型护患关系。

2. 提高自身素质适应医学模式的改变 护理模式的转变，使护士工作已从单纯的执行医嘱转移到为患者提供生理、心理、社会和文化的全面照顾，要求护士除了掌握专业技能外，还应不断坚持专业理论知识和人文科学知识的学习，还要转变工作方法、思维方式，增强服务意识，提高服务质量。同时要意识到所有的医疗行为都是与风险并存的，要严格执行护理操作规程，履行告知义务，加强培养有效的沟通交流，加强学习医疗事故处理条例等文件增强自我保护意识。护士在护理服务中要清晰定位角色，要有高度的责任心，热情、真诚、主动地为患者服务。

3. 自觉维护患者的合法权益 获得高质量的护理服务是每位患者的合法权益，而护士在维护患者的权益方面必须发挥主导作用。由于患者对健康护理方面的知识掌握相对不足，需要护士将相关的信息准确地提供给患者，并充分维护患者的知情权及参与权，使患者对自己的诊疗护理方案、费用、作用及不良反应能心中有数，并能根据自己的意愿及要求选择诊疗护理措施。

4. 建立健康的工作情绪，保持良好的工作热情，消除社会负面影响 在工作中应时刻注意自己的情绪，不要将不良的情绪因素带到工作中。在与患者交流过程中，不要将自己的观念强加给患者。护患冲突有时是不可避免的，护士与患者接触最多、关系最密切，但也最容易发生冲突。因此要把握原因所在，采取正确措施，才能最大限度地减少护患冲突的发生。

Note

第五节 护士维护与发展心理健康的策略

一、护士职业心理素质的要求

护士的职业心理素质(professional psychological quality of nurse)指护士职业群体从事护理工作时的综合心理能力的表现及稳定的心理特征，是做好护理工作的心理基础。由于护理专业具有独特的职业化内容、职业规范和职业行为标准，而每名护士都有其不同的人生经历及个性特点，所以其职业心理素质都将面对适应职业与否以及如何适应的问题。优秀护士的职业心理素质主要包括以下内容。

1. 智力素质

(1) 敏锐的观察力：观察患者的病情及其心理活动是护士工作的重要内容，护士必须具备敏锐的观察力，随时观察患者的表现。护士通过对患者各项生理指标、临床症状及指征、行为反应等的观察，了解患者的病情状态及变化，掌握患者的心理状态，洞悉患者的需要，以提高医疗诊断、评价治疗及护理的效果。

(2) 良好的注意力：“健康所系，生命相托”是对护理工作最好的诠释，再加之护士在临床工作中，需要面对患者的病情变化快的情形，这就要求护士具备良好的注意力。护士的注意力需要有良好的指向性和集中性，在千头万绪的工作中，具备甄别、排除无关的信息干扰的能力，确保患者的医疗安全；同时护士应具备一定的注意范围广度，力求做到眼观六路、耳听八方，把工作内容尽收眼底，做到心中有数。

(3) 准确的记忆力：护理工作的对象是人，护士的各项护理操作，如执行医嘱、注射药物、测量生命体征等，都要做到准确无误；且护士面对的患者数量多，护理计划需要随时调整，这都需要护士具备良好的记忆素质，以避免差错事故的发生。

(4) 独立思考的能力：护理是提供健康服务的职业，其工作的目标之一是促进健康，这就需要护士在工作中具备解决问题的思维能力。在面对患者千变万化的病情时，护士必须具备独立思考的能力，能做出准确的判断、采取正确有效的措施。

2. 情绪素质 护理特殊的工作性质、环境氛围等，使护士易产生情绪问题，而特定的工作对象，要求护士始终以良好的情绪状态，为患者营造良好的情绪氛围，这就要求护士应具备良好的情绪调节与自控能力。护士积极的情绪，能调节环境氛围，唤起患者治病的信心；而护士情绪低落、烦躁、焦虑，容易导致护理差错事故的发生，影响患者的情绪状态，使患者感到不愉快。

3. 人际交往素质 护士应具备较出色的人际沟通能力。护理工作性质决定了护士需要与患者密切接触，护士始终处在护患关系的中心，护士是连接各种复杂人际关系的纽带。例如，护士需要促进患者间的交往、协调患者与家属的关系、协助医生与患者的沟通等，这些均需要护士具备出色的人际沟通能力。

4. 道德行为素质 忠于职守，高度责任心与爱心。护理工作关系人的生命，因此，要求护士在工作中把患者利益放在首位，热爱护理职业，具备无私奉献、乐于助人的价值观，忠于职守，富有责任心和爱心。护士在护理工作中，必须自觉遵守职业守则、严格执行“三查七对”等护理操作制度，在无任何监督情况下恪尽职守。

5. 适应能力素质 护士应具备健全的社会适应能力。职业性质要求护士面对纷繁复杂的环境都能很好适应。如伴随经济迅速发展，人们日益增高的健康需求，护士必须具备健全的社会适应性，提高自身的知识水平及技能，适应社会对护士的要求。

6. 人格素质 护士需具备较适宜的气质及个性特征。一般来说，具有多血质、黏液质及各种混合型、稳定外向型和稳定内向型性格的人，具有谨慎、深思、节制、平静、随和、活泼、健谈、开朗等特征，适合从事护理职业；敏感怯懦、优柔寡断的抑郁质较不适合，冲动急躁、直率毛躁的胆汁质最不适合。某些具有非常典型及极端的性格内型，如 16-PF 人格因素中的紧张性人格特质高分者具有缺乏耐心，心神不安，过度兴奋，时常感觉疲乏，又无法彻底摆脱以求宁静，在集体中对人对事都缺乏信心，每日战战兢兢生活，不能控制自己的特点，不适合从事护士职业。

二、护士职业心理素质的培养

（一）护士职业心理素质培养原则

护理人员职业心理素质的培训和养成是护理职业教育的核心，护理职业教育是为护理领域造就专业人才的教育过程，护理人员职业心理素质的培训和养成，是形成护理人员职业角色，优化职业态度和价值观的前提，是提高护理人员职业心理素质的基础。培养一名吃苦耐劳、甘于奉献，能力突出、技能娴熟的护理人员，必须要进行护理职业心理素质培养，而护理职业心理素质培养必须符合教学过程的客观规律，并在规律的认识基础上制订必须遵守的基本要求，这就体现在培养原则上，具体展开，其原则主要表现在以下几个方面。

1. 教师主导地位与学生主体地位相结合的原则 护理学生职业心理素质培养是护士职业心理素质的预备，必须从学校抓起，而在学校教育中，师生关系又起着主要的作用。护生职业心理素质培养的效果与质量主要由教师的教学和认识水平决定，教师首先不能将目光局限于护理学知识的传授，更应重视相应职业心理素质的培养。教师的教育作用固然重要，但对于学生来说毕竟是外因，外因最终必须通过内因而发挥作用，不论是教师传播的护理知识还是施加的护理职业影响，都要通过学生的认真观察、积极思考和自觉运用，才能积累成为对职业有益的心理素质。所以，在护士职业心理素质培养过程中，教师必须根据培养目标和教学目的先搭好培养框架，教师的主导作用主要体现在对于学生学习热情和兴趣的调动上，是整个教育的背景色，而学生才是学习舞台上最亮丽的颜色，是舞台上的主角，他们自主探索，教师就像麦田里的守望者一样，只需保证他们不超越界限，在教学目的的指引之下，保证大方向的引领。

2. 间接经验和直接经验相结合的原则 护理职业要求护士具有耐心细心、无私奉献、救死扶伤等职业心理素质，但是这些素质的获得一方面是获取直接经验，即学生亲自活动获得的知识；另一方面是获取间接经验，即他人的认识成果，这两方面相辅相成，缺一不可。护士职业心理素质的培养，一方面要求护士在自己的职业实践中用心思考，耐心体会，细心总结，真正从心出发认识到这些职业素质的重要性，另一方面要求护士应以临床实践中涌现出的一些先进人物为教育榜样，以他们高度爱岗的敬业精神、高尚的品格、良好的心理素质、踏实勤奋的工作作风来引导护理人员树立献身护理事业的坚定信念，教育护理人员以榜样为标尺，找到自身差距，制订目标完善自我。

3. 显性教育与隐性教育相结合的原则 针对护理人员的职业心理素质培养，我们既要设置目的明确、计划性强的课程、讲座等显性教育，还应注意医院的物质情境（如建筑、设备、设施）、文化情境（医院制度、医院布置、医院理念）、人际关系（院风、医护关系、护护关系）等隐性教育。后者之所以称为隐性教育，是因为它常常以一种护士没有注意到的方式来施加影响，具有潜在性和不可预期性。护士职业心理素质培养过程中应把两者充分结合起来，做到以系统性、目的性见长的显性教育和潜移默化、润物无声的隐性教育的有机结合。

（二）护士职业心理素质培养方法

科技的发展、人们健康意识的转变，护理内容不断丰富、护理范围的不断扩大、护理实践环境日益复杂，要求护士必须具备良好的职业心理素质。护士职业心理素质的培养要紧随时代的发展，不断更新观念、拓展思路，结合我国国情改革创新。护士职业心理素质并不是与生俱来的，而是通过恰当的护理职业教育、岗位的科学管理、护理职业继续教育和护士个体在临床实践过程中不断磨炼逐渐培养和发展起来的。护士职业心理素质培养方法，具体包括以下几个方面。

1. 护理职业素质教育 培养良好的护理职业、心理素质，不断提升自身的职业兴趣，增强护士角色适应，减少职业角色适应不良情况的发生；建立现实的目标和期待，减少因目标和期待过高而不能实现时带来的应激。

（1）职业认同与价值观教育：护理职业认同是做好护理工作的基本条件，只有较高的职业认同，才能让护士热爱护理工作、实现人生价值，而职业态度对职业认同又起决定性的作用。职业态度是指个人职业选择的方法、工作取向、独立决策能力与选择过程的观念，简而言之，职业态度就是指个人对职业选择所持有的观念和态度，反映了人们的精神目标系统"信什么、要什么、坚持什么和追求实现什么"。

在护理职业教育中，针对职业态度的教育，就是积极引导护理人员在理解护理职业的基础上，学会自觉地挖掘潜能、着眼优势、发展强项，以理性的态度和积极的价值观来看待护理职业，提高职业认同感，使自身在护理领域有更大的发展。这就要求护理专业教学的师资应高度重视自身教学活动对护生职业认同的导向作用，在传授知识的同时，尤其应注重良好的职业心理素质、角色形象等言传身教，为护生追求理想职业发展目标起表率作用，为护生形成积极职业认同树立榜样，施加积极影响。

（2）现实与理想相符的现实教育：在职业心理素质教育过程中，教师不仅承担着树立职业理想目标责任，同时肩负着让护生充分接触和认识护理人员真实形象的使命。研究发现，护理职业适应与对护士职业的现实形象和理想形象之间的认识差距具有很高的相关性。尤其是高学历的护生，在象牙塔接受的专业教育，使他们对于以后将要从事的护理工作有着诸多美好向往，对护理职业怀有强烈的优越感和自豪感，如果不积极正确引导，让其充分了解临床护理工作，将来一旦走向护理临床，非常容易体验到挫折情绪，产生一系列消极心理效应，甚至深陷"理想破灭"的困境而不能自拔。有教育者提出，应高度重视并致力解决兼顾理想、现实职业形象的"一致教育"，帮助护生初步建立应对"职业形象反差"的充分心理准备。另外，充分利用护生临床见习、实习过程来帮助护生客观认识护理职业，这要求既要选择优质临床实习基地，临床教学经验丰富、职业心理素质优良的临床带教老师，让学生体会护士形象的伟大，又要使学生在真实的场景中去体会临床工作的琐碎，通过耳闻目睹来近距离感受护理人员职业的平凡。这种真真切切的主观体验相比于单纯的理论灌输，能够对护生的职业心理素质施加更直接、更深刻的影响。

（3）加强模拟训练与情境教育：传统职业心理素质教育模式以教师发挥主要作用的讲授法为主，传递信息密度大，效率高，单位时间可使更多人获益，但是讲授形式教条、刻板，内容单调、笼统，已不能满足护理人员职业心理素质教育的多元化要求。况且，护理人员职业的社会职能随社会发展不断增强，培养方式也要相应革新。以培养对象的需求为施教切入点，采取形式多样而灵活的新型职业教育模式，如将角色扮演法、讨论法、参观法、练习法、读书报告法积极引入课堂。实践表明，职业教育模式只有不断丰富和更新，护理人员的职业心理素质才能取得明显成效。

同样，教学方法上的多样化，更有利于教师在教学过程中将理论知识与临床实践有机结合，让学生不仅"会学"更要"会用"，尤其是一些情境教学法，通过真实场景的体验，使学生在专业学习的全过程中感悟、铭记、体会和思考。此外，随着高科技的发展，可操作性系统训练的模拟教育也被越来越广泛地应用到了护理职业教育过程中，可操作性系统训练的模拟教育主要包括职业仪容、言谈举止、情绪技巧等的强化训练和模拟情境的适应性训练。护理人员正式进入临床之前，可通过角色扮演、多媒体演示、现场摄像技术直接观察等高仿真护理情境来随时调控职业行为方式，反复多次的模拟训练使职业操作规范化、沟通技巧娴熟化、言行举止得体化。

（4）培养目标与年龄结合的分层教育：护士职业心理素质的优化，还需考虑年龄、学历、工作年限等因素，据此而制订出不同职业能力的分层应对教育目标。我国护理教育培养目标从以往单一层次扩展到现今多层次，学历设置包括中专、大专、本科、硕士及博士各个阶段，年龄跨度较大。这些差异就要求护理教育培养采用分层教育的方式。所谓"分层教育"就是教师充分考虑学生中存在的差异程度，对不同类别的学生有针对性地加强学习指导，使每个学生得到最好发展。如本科护生，具有知识面较宽、长于深思、有主见等特点，大多有较强的"自我实现"需求。故本科护生的职业教育，采取"激励教育"为主的方式，采取多样化的学习方式来充分激发其职业自豪感和使命感。并应帮助他们认清自己所处位置的优劣势，以争取更大程度的自我实现。而中专护生受教育程度略低、理解能力较弱、观念与行为易受他人影响等，故中专护生的职业教育，宜采用正面宣教为主的方式。但是，即使同一层次的护生，因家庭教育、社会文化背景等不同，其职业价值观方面所受影响也可有显著差异。因此，还需对学生进行有针对性的访谈，进行个案分析，因材施教，切勿以偏概全。

2. 科学的岗位管理

(1) 关怀激励：现在的医学模式要求以患者为中心，实施各种人文关怀护理，俗话说"进水要与出水相平衡，才不致枯竭"，要做到以患者为中心，必须先让护士感受到相应的关怀和体恤，这就要求护理管理者必须以护士为中心，用爱传递爱，贯彻以人为本、磁性护理的管理理念。研究发现，护士出现了职业倦怠，而主要原因为得到的关爱与付出的关爱不成比例。护士在临床工作中面临各种突发情况，承受体力和脑力双重压力，责任重大，工作繁重，因此容易导致心理冲突和失衡，对心身造成极大的危害。因此，要求管理者对护士多一些体恤和关心，以便激发他们更好地工作，更有热情和信心。而对于护生来说，激励教育是护生获得关爱的不错选择，为了让受教育者积极进取，健康发展，要求教育者以激励的教育行为，从外部给受教育者以适当的情感激发，使受教育者内化个体自觉行为。其本质是教师坚持以学生为本，更新教育观念，改善教育方法，善于发现学生闪光点并及时强化，充分尊重学生的主体地位。

(2) 明确责任、合理配备人力：研究表明，护士的工作责任感是影响职业应激的因素之一。例如，护士在实际工作中，对自身的角色和职责不清楚，将会导致角色混乱，增加护士应激的程度，损害护士的心理健康。所以，相关部门应明确界定护士的工作职责，配备符合标准的人力资源，保证护士的工作负荷与护士的能力及组织资源一致，保证有足够的护士、足够的物质供应和设备，良好的工作环境，以提高护士的心理健康水平。

(3) 设置机构和场所，对护士进行心理辅导：管理部门可设置供护士消除心身紧张的放松场所，让护士有机会宣泄情绪、交流情感、体会经验。开设专门的心理咨询室，有针对性地对应激症状明显、影响工作的护士进行心理咨询与辅导，并对每一位护士建立心理档案，进行定期的评估、咨询，以保证群体的职业应激控制在正常的范围之内。

3. 护士个体的自我调适

(1) 了解自身职业应激状况，学会自我评估：护士在自我评估的基础上，重新建立对应激的认知。护士对职业应激的科学认识不够，对于应激的来源、发生过程、影响、后果等缺乏系统的认识，故不能很好地选择适合个人的应对方式进行应对。因此，护士应学习职业应激的相关知识，学会对职业应激进行自我评估，努力从应激源、应激反应及人格特征、社会支持、应对方式等方面找出问题并进行思考。同时，护士应提高社会技能，努力、主动建立和维持强有力的社会支持系统，包括家属、朋友、同事、社会组织和团体等，拥有更多的选择和资源以缓解应激；主动寻求专业心理咨询机构的帮助，将不良应激反应带来的伤害减小到最小范围和最低程度。

(2) 保持身体健康，提高应对能力：身体健康是管理生活中应激及职业倦怠的基础和保障，护士可以进行常规的运动锻炼，如散步、慢跑、跳舞、各种球类活动等，经常运动不仅可以使身体保持健康，而且能够帮助个体放松，更好地与他人相处，建立和谐的人际关系，并且适当运动还能减少压力，促进心理健康。保持恰当的饮食与营养状况在应激处理中同样具有重要作用，良好的饮食习惯和恰当的营养摄入能提高个体应对应激的能力；护士还应注意养成良好的休息习惯，保证充足的睡眠，以保持充足的精力解决问题，处理应激，从而促进自身的心身健康。护士应努力学习各种解决问题的能力，一些护士常常时间管理混乱，不能有效利用时间，常感时间紧张、工作忙乱。护士应学会时间管理的方法，根据实际情况建立工作和生活任务表，决定优先处理的任务顺序等。采取积极有效的应对策略缓解护士的应激程度，对促进健康具有重要的作用。

(3) 建立良好的人际关系：人与人之间的交往是维持心理健康的重要条件，著名的心理学家丁瓒教授曾经指出："人类的心理适应，最主要的就是对于人际关系的适应，所以人类的心理病态，主要是由于人际关系的失调而来的。"护士的许多工作都需要与人打交道，若与他人无法愉快相处，会阻碍工作的顺利进行，同时增加应激的程度，心理压力也会随之而来。而良好的人际关系也是缓解应激的有效途径，友善、关怀、理解、赏识将会成为个体心理积极健康、愉快向上的动力，所以，护士在工作生活中应与他人建立良好的人际关系，学会与人交往的方法和技巧。

Note

（4）学会管理情绪：情绪管理是指有意识地调适、缓解、激发情绪，以保持适当的情绪体验与行为反应，避免或缓解不当情绪与行为反应的实践活动，是个体的情绪感知、控制、调节的过程。体察自己的情绪，是情绪管理的第一步，然后适当表达自己的情绪，以适宜的方式疏解情绪。护士应培养自己良好应对情绪的能力，做到遇到愉快之事不要忘乎所以，遇到紧急之事能处乱不惊，遇到悲伤之事不表现失常，遇到愤怒之事不勃然大怒；放松技术、深呼吸、听音乐等放松技巧能使心情放松，情绪得以及时排遣。

（5）培养兴趣爱好：良好的兴趣爱好可以陶冶人的情操，有益于心理健康。护士应合理安排自己的休闲时间，培养多种兴趣和爱好，参加各种娱乐活动，使自己的业余生活过得轻松、愉快、丰富多彩。在工作之余从事自己喜爱的活动，使注意力发生转移，可以放松疲劳的身体，愉悦心灵。

（6）寻找专业成长点：事业上的成功能给人最大限度的满足，作为护士，应肯定自己的专业地位，积极寻找专业成长点，把自我实现作为个人的最高追求，不计较一时得失，保持心理的稳定平衡。

知识链接

缓解压力十种方法

1. 放空身心　在静坐之前，设置好闹钟，避免休息过头或是中途需要确认时间，接着坐下休息，什么也不用想，放空自己，以缓解压力。

2. 聆听音乐　每个人都有自己喜欢的音乐，当感觉到压力时，听歌能帮助减缓心脏和动脉压力。

3. 不要经常看表　经常盯着表看会加剧来不及做完事情的紧张感，这同样会造成巨大的压力。

4. 回归淳朴　为了减缓压力，可以向老一辈学习，比如学习使用钢笔书写等。

5. 控制呼吸　从控制呼吸的角度来说，瑜伽、武术和冥想在缓解压力方面都可起到很大的作用。

6. 经常喝茶　茶被我们认为是最快的恢复精力的也是最具有安抚功能的一种饮料。而且在喝茶的时候将茶包留在茶壶内，并且不要加糖，这样最好不过了。

7. 放慢语速　过快的说话速度容易刺激或激怒听众，且使自己紧张。如果在说话前能做到三思，且说话时能慢条斯理，可帮助很好地放松大脑。

8. 学会幻想　不一定要躺在床上闭上眼睛才能幻想，有时只需回忆童年趣事就能很好地放松。

9. 不要过于追求完美　很多时候压力来源于自己给自己制订的许多过于理想化的目标，比如快速升职和得到丰厚的薪金，或是要求一顿完美的午餐。保持平常心才有助于远离压力。

10. 提前计划　为了避免过于忙碌的情况，应当提前计划和筹备，并将大目标分解成小目标一步步完成。

小　结

本章护士心理的教学内容包括护士心理概述、护士的心理健康、护理心理健康的影响因素、护患冲突与调控，护士维护与发展心理健康的策略五个小节。具体介绍了护士角色人格、护士角色的期待，护士应具备的职业心理素质，着重讲解了护患冲突与调控和护士维护与发展心理健康的策略两个内容。通过讲解护士职业心理素质的培养及相关的影响因素，能让学生从中学习到护士职业心理素质的重要性，能为护患关系的缓解提供理论依据。

Note

能力检测
答案

能力检测

一、A1 型题

1. 护士由于不同的角色期望和角色规范，引起其在角色扮演中的内外矛盾和冲突，妨碍了角色扮演的顺利进行，属于以下哪种护士角色适应不良的类型？（　　）

A. 角色冲突　B. 角色混乱　C. 角色缺如　D. 角色减退　E. 角色中断

2. 护士由于过度发展的责任感和使命感，对自己设立了过高的非现实目标和自我期待，从而承担超过自己能力的工作负荷，属于以下哪种护士角色适应不良的类型？（　　）

A. 角色中断　B. 角色混乱　C. 角色缺如　D. 角色强化　E. 角色减退

3. 建立良好护患关系模式最合适的是（　　）。

A. 主动被动型　B. 指导合作型　C. 共同参与型　D. 互相监督型　E. 团结协作型

4. 下列不是护士的角色期待的是（　　）。

A. 高度的责任心　B. 富有同情心和爱心　C. 耐心、细致的工作作风
D. 较强的病房管理能力　E. 具有高超的专业技术水平

5. 护士的职业要求，情绪应具备的最重要品质是（　　）。

A. 应变性　B. 两极性　C. 强烈性　D. 稳定性

6. 属于评定量表的是（　　）。

A. 洛夏墨迹测验　B. MMPI
C. SCL-90　D. H-R 成套测验

二、X 型题

7. 心理健康的标准包括（　　）。

A. 智力正常　B. 情绪良好　C. 人际和谐　D. 社会适应　E. 人格完整

（任银萍）

Note

第九章 实 训

实训一 气质类型调查分析

【目的】 学生通过气质问卷调查，能了解各自的气质类型，从而达到自我认识的目的，以便培养健康的人格。

【材料】 气质调查表。

【方法】 使用气质问卷调查表对学生进行集体问卷调查，然后根据积分计算规则，由学生自己评定出各自的气质类型。

气质类型评定标准：

(1) 如果某一类型气质得分明显高出其他三种类型，均高出 4 分以上，则可定为该类型气质；如果该类型气质得分超过 20 分，则为典型该气质；得分在 10～20 分之间，则为一般型气质。

(2) 两种气质类型得分接近，其差异低于 3 分，而且又明显高于其他两种类型 4 分以上，则可定为这两种气质的混合型。

(3) 三种气质类型得分均高于第四种，而且接近，则为三种气质的混合型。

【小结】

(1) 教师指导学生进行评定。

(2) 结合家人与朋友对自己的认识，分析自己的气质类型。

气 质 量 表

下面 60 题大致可确定人的气质类型。在回答时，若自己的情况“很符合”计 2 分，“较符合”计 1 分，“一般”计 0 分，“较不符合”计－1 分，“很不符合”计－2 分。

1. 做事力求稳妥，一般不做无把握的事。
2. 遇到可气的事就怒不可遏，把心里话全部都说出来才痛快。
3. 宁可一个人干事，不愿很多人在一起。
4. 厌恶那些强烈的刺激，如尖叫、噪声、危险镜头等。
5. 和人争吵时总是先发制人，喜欢挑衅别人。
6. 喜欢安静的环境。
7. 善于和人交往。
8. 到一个新环境很快就能适应。
9. 生活有规律，很少违反作息制度。
10. 羡慕那些善于克制感情的人。
11. 在多数情况下情绪是乐观的。
12. 碰到陌生人觉得很拘束。

Note

13. 遇到令人气愤的事，能很好地自我克制。
14. 做事总是有旺盛的精力。
15. 遇到问题总是举棋不定、优柔寡断。
16. 在人群中从不觉得过分拘束。
17. 情绪高昂时，觉得干什么都有趣；情绪低落时，又觉得什么都没有意思。
18. 当注意力集中于一事物时，别的事很难使我分心。
19. 理解问题总比别人快。
20. 碰到危险情境，常有一种极度恐惧感。
21. 对学习、工作怀有很高的热情。
22. 能够长时间做枯燥、单调的工作。
23. 感兴趣的事情，干起来劲头十足，否则就不想干。
24. 一点小事就能引起情绪波动。
25. 讨厌做那些需要耐心、细致的工作。
26. 与人交往不卑不亢。
27. 喜欢参加热闹的活动。
28. 爱看感情细腻、描写人物内心活动的文艺作品。
29. 工作学习时间长了，常感到厌倦。
30. 不喜欢长时间讨论一个问题，愿意实际动手干。
31. 宁愿侃侃而谈，不愿窃窃私语。
32. 别人总是说我闷闷不乐。
33. 理解问题常比别人慢。
34. 疲倦时只需要短暂的时间休息，就能够精神抖擞，重新投入工作。
35. 心里有话不愿意说出来。
36. 认准一个目标就希望尽快实现，不达目的誓不罢休。
37. 学习、工作同样一段时间后，常比别人更疲倦。
38. 做事有些鲁莽，常常不考虑后果。
39. 老师或他人讲授新知识、技术时，总希望讲得慢一些，多重复几遍。
40. 能够很快地忘记那些不愉快的事情。
41. 做作业或完成一件工作总比别人花的时间多。
42. 喜欢运动量大的剧烈体育活动，或者参加各种文艺活动。
43. 不能很快地把注意力从一件事转移到另一件事上。
44. 接受一个任务后，就希望迅速解决。
45. 认为墨守成规比冒风险强些。
46. 能够同时注意几件事物。
47. 当我烦闷的时候，别人很难使我高兴起来。
48. 爱看情节起伏跌宕、激动人心的小说。
49. 对工作保持认真严谨、始终一贯的态度。
50. 希望做变化大、花样多的工作。
51. 和周围人的关系总是相处不好。
52. 喜欢复习学过的知识，重复做熟练的工作。
53. 小时候会背的诗歌，我似乎比别人记得清楚。
54. 别人说我“出语伤人”，可我并不觉得这样。
55. 在体育活动中，常因反应慢而落后。
56. 反应敏捷，头脑机智。

Note

57. 喜欢有条理而不甚麻烦的工作。
58. 兴奋的事常使我失眠。
59. 老师讲新概念，常常听不懂，但是弄懂了以后很难忘记。
60. 假如工作枯燥无味，马上就会情绪低落。

气质类型计分表见表 9-1。

表 9-1 气质类型计分表

胆汁质	题号	2	6	9	14	17	21	27	31	36	38	42	48	50	54	58	总分
	得分																
多血质	题号	4	8	11	16	19	23	25	29	34	40	44	46	52	56	60	总分
	得分																
黏液质	题号	1	7	10	13	18	22	26	30	33	39	43	45	49	55	57	总分
	得分																
抑郁质	题号	3	5	12	15	20	24	28	32	35	37	41	47	51	53	59	总分
	得分																
计算结果	你的气质是																

实训二 A 型行为调查实验

【目的】 学生通过 A 型行为量表问卷调查，能了解 A 型行为模式是一种行为和情绪的复合体，它有两个特征：①试图以最少的时间获取最多的成就；②经常地持有受到遮掩和文饰的泛化性敌意。A 型行为量表主要用来评估成年人的行为模式，从而了解被试者冠状动脉粥样硬化性心脏病的易患性。

【材料】 A 型行为调查表。

【方法】 使用 A 型行为量表对学生进行集体问卷调查，然后根据积分计算规则，由学生自己评定出各自的 A 型行为。

【总结】

(1) 教师指导学生进行评定、汇总。

(2) 结合家人与朋友对自己的认识，分析自己的 A 型行为。

A 型行为量表

1. 请回答下列问题。凡是符合您的情况的就在“是”字上打个“√”；凡是不符合您的情况的就在“否”字上打个“√”。每个问题必须回答，答案无所谓对与不对，好与不好。请尽快回答，不要在每个问题上思索太久。回答时不要考虑“应该怎样”，只回答您平时“是怎样的”就行了。

	是	否
1. 我常常力图说服别人同意我的观点。	□	□
2. 即使没有什么要紧事，我走路也很快。	□	□
3. 我经常感到应该做的事情很多，有压力。	□	□
4. 即使是已经决定了的事，别人也很容易使我改变主意。	□	□
5. 我常常因为一些事大发脾气或和人争吵。	□	□
6. 遇到买东西排长队时，我宁愿不买。	□	□
7. 有些工作我根本安排不过来，只是临时挤时间去做。	□	□

8. 我上班或赴约会时,从来不迟到。 ☐ ☐
9. 当我正在做事,谁要是打扰我,不管有意无意,我都非常恼火。 ☐ ☐
10. 我总看不惯那些慢条斯理、不紧不慢的人。 ☐ ☐
11. 有时我简直忙得透不过气来,因为该做的事情太多了。 ☐ ☐
12. 即使跟别人合作,我也总想单独完成一些更重要的部分。 ☐ ☐
13. 有时我真想骂人。 ☐ ☐
14. 我做事情喜欢慢慢来,而且总是思前想后。 ☐ ☐
15. 排队买东西,要是有人插队,我就忍不住指责他或出来干涉。 ☐ ☐
16. 我觉得自己是一个无忧无虑、逍遥自在的人。 ☐ ☐
17. 有时连我自己都觉得我所操心的事远远超过我应该操心的范围。 ☐ ☐
18. 无论做什么事,即使比别人差,我也无所谓。 ☐ ☐
19. 我总不能像有些人那样,做事不紧不慢。 ☐ ☐
20. 我从来没想过要按照自己的想法办事。 ☐ ☐
21. 每天的事情都使我的神经高度紧张。 ☐ ☐
22. 在公园里赏花、观鱼等,我总是先看完,等着同来的人。 ☐ ☐
23. 对别人的缺点和毛病,我常常不能宽容。 ☐ ☐
24. 在我所认识的人里,个个我都喜欢。 ☐ ☐
25. 听到别人发表不正确的见解,我总想立即就去纠正他。 ☐ ☐
26. 无论做什么事,我都比别人快一些。 ☐ ☐
27. 当别人对我无礼时,我会立即以牙还牙。 ☐ ☐
28. 我觉得我有能力把一切事情办好。 ☐ ☐
29. 聊天时,我也总是急于说出自己的想法,甚至打断别人的话。 ☐ ☐
30. 人们认为我是一个相当安静、沉着的人。 ☐ ☐
31. 我觉得世界上值得我信任的人实在不多。 ☐ ☐
32. 对未来我有许多想法,并总想一下子都能实现。 ☐ ☐
33. 有时我也会说人家的闲话。 ☐ ☐
34. 尽管时间很宽裕,我吃饭也快。 ☐ ☐
35. 听人讲话或报告时我常替讲话人着急,我想还不如我来讲哩! ☐ ☐
36. 即使有人冤枉了我,我也能够忍受。 ☐ ☐
37. 我有时会把今天该做的事拖到明天去做。 ☐ ☐
38. 人们认为我是一个干脆、利落、高效率的人。 ☐ ☐
39. 有人对我或我的工作吹毛求疵时,很容易挫伤我的积极性。 ☐ ☐
40. 我常常感到时间晚了,可一看表还早呢。 ☐ ☐
41. 我觉得我是一个非常敏感的人。 ☐ ☐
42. 我做事总是匆匆忙忙的,力图用最少的时间办尽量多的事情。 ☐ ☐
43. 如果犯错误,我每次都愿意承认。 ☐ ☐
44. 坐公共汽车时,我总觉得司机开车太慢。 ☐ ☐
45. 无论做什么事,即使看着别人做不好我也不想拿来替他做。 ☐ ☐
46. 我常常为工作没做完,一天又过去了而感到忧虑。 ☐ ☐
47. 很多事情如果由我来负责,情况要比现在好得多。 ☐ ☐
48. 有时我会想到一些坏得说不出口的事。 ☐ ☐
49. 即使受工作能力和水平很差的人领导,我也无所谓。 ☐ ☐
50. 必须等待什么的时候,我总是心急如焚,像热锅上的蚂蚁。 ☐ ☐
51. 当事情不顺利时我就想放弃,因为我觉得自己能力不够。 ☐ ☐

Note

52. 假如我可以不买票白看电影，而且不会被发觉，我可能会这样做。 □ □
53. 别人托我办的事，只要答应了，我从不拖延。 □ □
54. 人们认为我做事很有耐性，干什么都不会着急。 □ □
55. 约会或乘车、船，我从不迟到，如果对方耽误了，我就恼火。 □ □
56. 我每天看电影，不然心里不舒服。 □ □
57. 许多事情本来可以大家分担，可我喜欢一个人去干。 □ □
58. 我觉得别人对我的话理解太慢，甚至理解不了我的意思似的。 □ □
59. 别人说我是个厉害的暴性子的人。 □ □
60. 我常常比较容易看到别人的缺点而不大容易看到别人的优点。 □ □

2. 计分及评估方法

此量表包含 60 个题目，分成三部分。①TH：25 题，表示时间匆忙感、紧迫感，做事快等。②CH：25 题，表示争强好胜、怀有戒心、敌意和缺乏耐心等。③L：10 题，为真实性纠正题。前两部分 50 题包含了冠状动脉粥样硬化性心脏病患者所具有的性格或行为表现的主要特征，L 的 10 题专门用以测试被试者回答问卷的真实性。

每题的回答与以上标准答案相符合者计 1 分。首先计算 L 量表，如积分>7 分者表示真实性不大，该问卷作废。L 量表积分≤7 分者则进一步调查其他两个量表的积分。A 型行为量表评定是以 TH 加 CH 的得分多少来计算的。得分超过 19 分为 A 型行为倾向，30～36 分为偏 A 型，37～50 分为 A 型，27～29 分为中间型，19～26 分为偏 B 型，1～18 分为 B 型。A 型行为量表计分表见表 9-2。

表 9-2 A 型行为量表计分表

TH	题号	是	2	3	6	7	10	11	19	21	22	26	29	34	38	40	总分
	得分																
	题号	42	44	46	50	53	55	58	否	14	16	30	54				总分
	得分																
CH	题号	是	1	4	5	9	12	15	17	23	25	27	28	31	32	35	总分
	得分																
	题号	39	41	47	57	59	60	否	18	36	45	49	51				总分
	得分																
L	题号	是	8	20	24	43	56	否	13	33	37	48	52	>7 分者该问卷作废			
	得分													≤7 分者则进一步调查 TH、CH			
评定	TH+CH 在 30～36 分为偏 A 型，37～50 分为 A 型，27～29 分为中间型，19～26 分为偏 B 型，1～18 分为 B 型																

实训三 心理健康量表测验

【目的】 学生通过 90 项症状自评量表评定出各自的心理健康状况。

【材料】 90 项症状自评量表。

【方法】 使用 90 项症状自评量表对学生进行集体问卷调查，然后根据积分计算规则，由学生自己评定出各自的心理健康状况。

【总结】

(1) 教师指导学生进行评分。

(2) 结合分数,分析自己的心理健康状况。

90 项症状自评量表

指导语:以下表格列出了有些人可能有的病痛或问题,请仔细阅读每一条,然后根据过去的一星期以内(或过去一段时间内)下列问题影响你或使你感到苦恼的程度,在方格内选择最合适的一格,打个"√"。请不要漏掉问题。

	从无 1	轻度 2	中度 3	相当重 4	严重 5
1. 头痛	□	□	□	□	□
2. 神经过敏,心中不踏实	□	□	□	□	□
3. 头脑中有不必要的想法或字句盘旋	□	□	□	□	□
4. 头昏或昏倒	□	□	□	□	□
5. 对异性的兴趣减退	□	□	□	□	□
6. 对旁人责备求全	□	□	□	□	□
7. 感到别人能控制您的思想	□	□	□	□	□
8. 责怪别人制造麻烦	□	□	□	□	□
9. 忘性大	□	□	□	□	□
10. 担心自己的衣饰整齐及仪态的端正	□	□	□	□	□
11. 容易烦恼和激动	□	□	□	□	□
12. 胸痛	□	□	□	□	□
13. 害怕空旷的场所或街道	□	□	□	□	□
14. 感到自己的精力下降,活动减慢	□	□	□	□	□
15. 想结束自己的生命	□	□	□	□	□
16. 听到旁人听不到的声音	□	□	□	□	□
17. 发抖	□	□	□	□	□
18. 感到大多数人都不可信任	□	□	□	□	□
19. 胃口不好	□	□	□	□	□
20. 容易哭泣	□	□	□	□	□
21. 同异性相处时感到害羞不自在	□	□	□	□	□
22. 感到受骗、中了圈套或有人想抓住您	□	□	□	□	□
23. 无缘无故地感到害怕	□	□	□	□	□
24. 自己不能控制地大发脾气	□	□	□	□	□
25. 怕单独出门	□	□	□	□	□
26. 经常责怪自己	□	□	□	□	□
27. 腰痛	□	□	□	□	□
28. 感到难以完成任务	□	□	□	□	□
29. 感到孤独	□	□	□	□	□
30. 感到苦闷	□	□	□	□	□
31. 过分担忧	□	□	□	□	□
32. 对事物不感兴趣	□	□	□	□	□
33. 感到害怕	□	□	□	□	□
34. 您的感情容易受到伤害	□	□	□	□	□
35. 旁人能知道您私下的想法	□	□	□	□	□
36. 感到别人不理解您、不同情您	□	□	□	□	□

Note

37. 感到人们对您不友好、不喜欢您 □ □ □ □ □
38. 做事必须做得很慢以保证做得正确 □ □ □ □ □
39. 心跳得很厉害 □ □ □ □ □
40. 恶心或胃部不舒服 □ □ □ □ □
41. 感到比不上他人 □ □ □ □ □
42. 肌肉酸痛 □ □ □ □ □
43. 感到有人在监视您、谈论您 □ □ □ □ □
44. 难以入睡 □ □ □ □ □
45. 做事必须反复检查 □ □ □ □ □
46. 难以做出决定 □ □ □ □ □
47. 怕乘电车、公共汽车、地铁或火车 □ □ □ □ □
48. 呼吸有困难 □ □ □ □ □
49. 一阵阵发冷或发热 □ □ □ □ □
50. 因为感到害怕而避开某些东西或活动 □ □ □ □ □
51. 脑子变空了 □ □ □ □ □
52. 身体发麻或刺痛 □ □ □ □ □
53. 喉咙有梗塞感 □ □ □ □ □
54. 感到前途没有希望 □ □ □ □ □
55. 不能集中注意 □ □ □ □ □
56. 感到身体的某一部分软弱无力 □ □ □ □ □
57. 感到紧张或容易紧张 □ □ □ □ □
58. 感到手或脚发重 □ □ □ □ □
59. 想到死亡的事 □ □ □ □ □
60. 吃得太多 □ □ □ □ □
61. 当别人看着您或谈论您时感到不自在 □ □ □ □ □
62. 有一些不属于您自己的想法 □ □ □ □ □
63. 有想打人或伤害他人的冲动 □ □ □ □ □
64. 醒得太早 □ □ □ □ □
65. 必须反复洗手、点数目或触摸某些东西 □ □ □ □ □
66. 睡得不稳不深 □ □ □ □ □
67. 有想摔坏或破坏东西的冲动 □ □ □ □ □
68. 有一些别人没有的想法或念头 □ □ □ □ □
69. 感到对别人神经过敏 □ □ □ □ □
70. 在商店或电影院等人多的地方感到不自在 □ □ □ □ □
71. 感到任何事情都很困难 □ □ □ □ □
72. 一阵阵恐惧或惊恐 □ □ □ □ □
73. 感到公共场合吃东西很不舒服 □ □ □ □ □
74. 经常与人争论 □ □ □ □ □
75. 单独一人时神经很紧张 □ □ □ □ □
76. 别人对您的成绩没有进行恰当的评价 □ □ □ □ □
77. 即使和别人在一起也感到孤单 □ □ □ □ □
78. 感到坐立不安、心神不定 □ □ □ □ □
79. 感到自己没有什么价值 □ □ □ □ □
80. 感到熟悉的东西变得陌生或不像是真的 □ □ □ □ □

Note

81. 大叫或摔东西	□	□	□	□	□
82. 害怕会在公共场合昏倒	□	□	□	□	□
83. 感到别人想占您的便宜	□	□	□	□	□
84. 为一些有关性的想法而很苦恼	□	□	□	□	□
85. 您认为应该因为自己的过错而受到惩罚	□	□	□	□	□
86. 感到要很快把事情做完	□	□	□	□	□
87. 感到自己的身体有严重问题	□	□	□	□	□
88. 从未感到和其他人很亲近	□	□	□	□	□
89. 感到自己有罪	□	□	□	□	□
90. 感到自己的脑子有毛病	□	□	□	□	□

实训四　危机干预的技能训练

【目的】

(1) 掌握危机干预的技能,能在护理工作中实施干预并取得效果。

(2) 搜集、整理、分析资料,发现问题;进行评估情绪、行为,能利用的社会资源等;通过干预措施,达到干预效果。

【准备】

(1) 学生:按护士标准穿戴帮齐,调整心态,做好定位。

(2) 场所:教室或宽敞的场所。

【过程与方法】

(1) 分组:每组学生若干,危机当事人 1 名,其余扮演危机干预护士,并选出一名组长负责。

(2) 带教老师讲解:危机干预的技能要求和相关知识,带领学生回忆课中有关内容。讲解典型案例。

①与当事人接触时的沟通技巧,并注意搜集有关生活资料。

②当事人危机状态的评估:认知、情绪、行为、意图等。

③要求当事人合作时的策略。

④解除危机的方法。

⑤对以上措施的效果评价。

(3) 按步骤演练(参阅实施危机干预的步骤)。

(4) 组织学生讨论,各组汇报体会。

【总结】

(1) 带教老师汇总各组演练情况,并进行总结。

(2) 作业:要求学生写出对实践课的体会。

案例 1:一中年男子,弟弟和妹夫在一场重大塌方事故中丧生。母亲当场晕倒,父亲心脏病复发被送进医院,妹妹哭得死去活来,他一夜未眠。第二天,性格内向的他,突然胡言乱语,到处乱跑,被亲戚和邻居送到医院。

案例 2:张某,女,25 岁,某企业白领,夫妻感情好,两个月前的一天,其新婚不久的丈夫骑摩托车接她下班,在她单位门前的十字路口与一汽车相撞,她目睹了丈夫被撞后摔下死亡的惨烈场面,当即昏倒在地,经抢救苏醒后,她反复念叨"你是来接我的,我和你一起走""你走了,我活着也没什么意思!"两个月来,还时常念叨这些话。车祸场面挥之不去,不断出现在她的眼前,常常被噩梦惊醒,不敢一人出门,并时常有自杀念头,曾两次割腕被家人劝阻。

Note

实训五　心理护理练习

【目的】

(1) 能够应用护理程序对患者进行心理问题的评估。

(2) 根据评估资料做出护理诊断。

【形式】

(1) 病案讨论。

(2) 写出文字资料。

【内容】

病案:李先生,男,47 岁,身高 175 cm,体重 90 kg,企业管理人员,其工资是家庭收入的主要来源。近日因感觉胸闷、心前区隐隐作痛,到医院就诊,经检查,确诊为“冠心病”,收住院治疗。

患者平素身体健康,有吸烟史,每天 10 支,因工作关系,经常陪客人吃饭、喝酒。性格特点:争强好胜,永不服输,虽然已到中年,但工作上一点也不想输给年轻人,但精力和体力有限,只能以消耗健康为代价。自述平素工作紧张,压力大,很少准时下班。住院后,神情紧张、顾虑重重,时刻害怕死亡的来临,所以对医护人员的治疗给予积极的配合。入院 3 天后,病情虽有所控制,但并未解除担心,表现为情绪低落、悲哀、失眠、食欲减退。

【步骤】

(1) 将班级成员按人数分成 6～8 人的学习小组。

(2) 分组讨论病案,分析病情。

(3) 写出该患者的心理问题及原因。

(4) 列出心理护理程序。

【评价】

(1) 小组派代表发言,同学给予评价。

(2) 老师就各组的发言给予综合评价,重点评价应用心理护理程序的方法是否确切。

实训六　护理人员心理品质及其培养练习

【目的】 培养学生的职业道德,注重人性化护理。

【准备】

(1) 场所:教室或护理实验室。

(2) 学生:按护士标准穿戴帮齐,调整心态,模拟扮演患者、患者家属、护士。

【内容】

护理仅有完美的机械动作是不够的

一天中午,一个男子抱着孩子气喘吁吁地跑进医院,孩子浑身是血,他把孩子抱到护士站的时候已经累得说不出话来了。紧跟在他身后的是孩子的母亲,大声痛哭,语无伦次。护士给孩子安排好病房,测量生命体征,并通知医生。一切按照规定程序,有条不紊地进行。

后来孩子的病太重,转入了 ICU 病房。ICU 病房一直是无陪护的,家属只能在病房外的走廊里等待着每天一次的探视,孩子的爷爷、奶奶、外公、外婆、爸爸、妈妈都在等候着召唤。每当有护士从 ICU

出来，他们急忙凑近，想探听孩子的消息。但是护士总是很忙很急，每次出来都有明确的事情办，几乎不多说一句话，办完事立即把门关上，仿佛病房外都是致病菌，都是传染源，多说一句话就多些感染的概率。下班时护士也是匆匆忙忙，即使搭上几句话也是边走边说，从不停留。焦躁的家属没有能力改变医院的探视制度，也不敢谴责医护人员。

一个星期过去了，孩子的病越来越重，孩子的病最终没有治好，孩子的父亲急白了头。当他们一行七八人提着大包小包离开的时候，孩子的父亲走出门又转回来沙哑着嗓子对护士长说："从我儿子入院到去世你们一直很平静。"说到这他把护士站里的每个护士都扫了一眼，接着说，"我没有说错吧，天使们？你们中间谁主动关心、主动问候过？我挑不出你们工作中的错误，但是，你们太过冷漠，你们面对的不是患者，是机器！"

这位患者家属的质疑值得我们深思。

【步骤】

(1) 将班级成员按人数分成 6～8 人的学习小组。

(2) 分组讨论。

【评价】

(1) 小组派代表发言，同学给予评价。

(2) 老师就各组的发言给予综合评价，重点评价护理过程中职业道德。

(赵　洁　刘端海)

参考文献

CANKAOWENXIAN

[1] 姜乾金. 医学心理学：理论、方法与临床[M]. 北京：人民卫生出版社，2012.

[2] 刘端海、陈礼翠、李巫熙. 护理心理学[M]. 武汉：华中科技大学出版社. 2011.

[3] 彭聃龄. 普通心理学[M]. 4 版. 北京：北京师范大学出版社，2012.

[4] 刘晓虹. 护理心理学[M]. 3 版. 上海：上海科学技术出版社，2010.

[5] 李跷雯，袁欣，张瑾. 临床常见心理问题及心理护理[M]. 北京：人民军医出版社，2008.

[6] 陈素坤，周英. 临床护理心理学教程[M]. 北京：人民军医出版社，2007.

[7] 郭国际. 实用心理卫生与精神医学[M]. 北京：中国医药科技出版社，2007.

[8] 吴玉斌，郎玉玲. 护理心理学[M]. 2 版. 北京：高等教育出版社，2007.

[9] 车文博. 心理咨询大百科全书[M]. 杭州：浙江科学技术出版社，2001.

[10] 杨丽娟. 李振香. 现代危重症临床护理[M]. 济南：山东科学技术出版社，2009.

[11] 杨艳杰. 护理心理学[M]. 3 版. 北京：人民卫生出版社，2012.

[12] 曹新妹，黄乾坤，金小丰. 护理心理学(临床案例版)[M]. 武汉：华中科技大学出版社，2015.

[13] 李丽华. 护理心理学基础[M]. 2 版. 北京：人民卫生出版社，2014.